Hefte zur Zeitschrift „Der Unfallchirurg"

Herausgegeben von:
L. Schweiberer und H. Tscherne

234

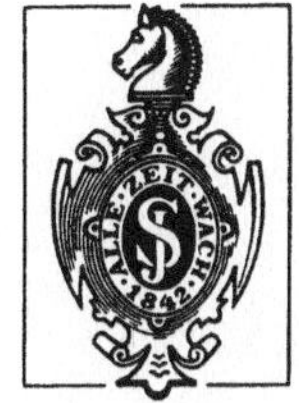

Lutz Claes (Hrsg.)

Die wissenschaftlichen Grundlagen des Bandersatzes

Mit 104 Abbildungen und 36 Tabellen

Springer-Verlag

Berlin Heidelberg New York
London Paris Tokyo
Hong Kong Barcelona
Budapest

Reihenherausgeber

Professor Dr. Leonhard Schweiberer
Direktor der Chirurgischen Universitätsklinik München Innenstadt
Nußbaumstraße 20, D-80336 München

Professor Dr. Harald Tscherne
Medizinische Hochschule, Unfallchirurgische Klinik
Konstanty-Gutschow-Straße 8, D-30625 Hannover

Bandherausgeber

Professor Dr. Lutz Claes
Abteilung für Unfallchirurgische Forschung und Biomechanik
Universität Ulm, Helmholtzstraße 14, D-89081 Ulm

ISSN 0945-1382
ISBN-13: 978-3-540-57361-6

Die Deutsche Bibliothek – CIP-Einheitsaufnahme
Die wissenschaftlichen Grundlagen des Bandersatzes: mit 36 Tabellen / Lutz Claes (Hrsg.). – Berlin ;
Heidelberg; New York; London; Paris; Tokyo; Hong Kong; Barcelona; Budapest: Springer 1994
(Hefte zur Zeitschrift „Der Unfallchirurg" ; 234)
ISBN-13: 978-3-540-57361-6   e-ISBN-13: 978-3-642-85042-4
DOI: 10.1007/978-3-642-85042-4
NE: Claes, Lutz (Hrsg.); Hefte zur Unfallheilkunde

Satz: Fa. M. Masson-Scheurer, D-66424 Homburg/Saar
24/3130-5 4 3 2 1 0 – Gedruckt auf säurefreiem Papier

Vorwort

Die Anzahl der chronischen Kniegelenksinstabilitäten durch Kniebandverletzungen nimmt stetig zu.

In den letzten 3 Jahrzehnten wurde eine nahezu unübersehbare Anzahl verschiedener chirurgischer Verfahren zur Stabilisierung des Kniegelenks angegeben. Nachdem die intra- und extraartikulären Bandplastiken mit autogenen Ersatzmaterialien nicht die erhoffen Ergebnisse erbracht hatten, wurden große Hoffnungen in den künstlichen Bandersatz gesetzt.

Leider konnten auch mit den Bandprothesen aus Polymeren, Kohlenstoffasern und allogenen Materialien auf Dauer nicht die erwünschten Resultate erzielt werden.

In den letzten Jahren hat man deshalb vermehrt versucht, die Insuffizienz der autogenen Ersatzplastiken durch eine temporäre oder dauerhafte Verstärkung mit einem Implantat zu vermeiden (Augmentation).

Die Erfahrung der letzten Jahrzehnte hat jedoch gezeigt, daß trotz neuer Kenntnisse und Operationsverfahren die wissenschaftlichen Grundlagen des Verhaltens von Sehnentransplantaten und Bandprothesen nicht ausreichend bekannt sind.

Aus diesem Grund haben sich die führenden deutschen Arbeitsgruppen auf dem Gebiet des Bandersatzes zu einem Workshop auf der Reisensburg zusammengefunden, um vor allem ihre experimentellen Ergebnisse darzustellen und zu diskutieren. Alle wichtigen Verfahren zur Kniegelenkstabilisierung wie frische Bandnähte, autogene und allogene Bandplastiken, Bandprothesen und Augmentationstechniken wurden dargestellt und diskutiert.

Die Beiträge der Autoren bieten damit einen sehr guten Überblick über den derzeitigen Stand der Forschung zu den wissenschaftlichen Grundlagen des Bandersatzes.

Darüber hinaus geben die im Buch beschriebenen Zusammenfassungen der Diskussionen Empfehlungen für die Therapie, zukünftige Forschungsziele, Standardisierung von Materialprüfkriterien für alloplastischen Bandersatz und für Kriterien zur Effektivitätsprüfung von Bandersatzoperationen.

Ulm im Dezember 1993   L. Claes

Inhaltsverzeichnis

Autorenverzeichnis

---

* Seite, auf der der Beitrag beginnt. Die Adresse ist auf der ersten Seite des Beitrages angegeben.

Langzeitergebnisse nach autologem Kreuzbandersatz – Methodenvergleich und Kritik

R. Gradinger[1], R. Ascherl[1], J. Träger[2], C. Kinast[2] und E. Hipp[2]

[1] Orthopädische Universitätsklinik Lübeck, Ratzeburger Allee 160, D-23538 Lübeck
[2] Orthopädische Klinik und Poliklinik der Technischen Universität München,
Ismaninger Straße 22, D-81675 München

Einleitung

Die Rekonstruktion und die Verfahrenswahl bei Kreuzbandverletzungen sind nach wie vor umstritten. Grundlage der Diskussion sind zumeist kurz- oder mittelfristige Verläufe.

Erstmals wurde eine Kreuzbandruptur von Stark (1850) beschrieben. Battle (1900) berichtet über die erste Naht eines akut gerissenen vorderen Kreuzbandes. Der Beginn des Kreuzbandersatzes ist mit dem Namen Hey Groves verbunden, welcher 1917 als Kreuzbandersatz einen autologen Fascia-lata-Streifen verwendete und 1920 über postoperative Ergebnisse berichtete. In den letzten beiden Jahrzehnten nahm die Literatur zu diesem Thema lawinenartig zu. So verdoppelten sich die Veröffentlichungen im 5-Jahres-Rhythmus seit 1970.

Für den autologen Kreuzbandersatz stehen eine Vielzahl von gelenknahen Strukturen zur Verfügung (Patellarsehne, Quadrizepssehne, Semitendinosus- und Grazilissehne sowie Fascia-lata-Streifen).

Eine Vielzahl von Operationsmodifikationen wurde angegeben und in übersichtlicher Weise von Blauth u. Schuchardt (1986) zusammengestellt. Auf unsere eigene modifizierte Operationstechnik haben wir bereits früher hingewiesen (Gradinger 1987; Hipp et al. 1986).

Mittlerweile hat sich das freie Patellarsehnentransplantat mit anhängendem Knochen aus Tuberositas tibiae und Patella als „golden standard" durchgesetzt (Abb. 1). Das freie Patellarsehnentransplantat wird bei uns bei allen veralteten Instabilitäten sowie bei akuten mittigen intraligamentären Rupturen verwendet. Als Alternative sehen wir nach wie vor das gestielte Semitendinosussehnentransplantat (Abb. 2), wenn die vordere Kreuzbandruptur intraligamentär femurnah eingetreten ist und somit eine Augmentation mit gleichzeitiger Reinsertion des vorderen Kreuzbandes femoralseitig möglich ist.

Wegen der Problematik der Traumavarianz, der individuellen Patientenvariation (z.B. Alter, Geschlecht, Vorschaden, Aktivitätsgrad, etc.) und unterschiedlicher Bewertungskriterien ist eine fundierte international vergleichbare Ergebnisauswertung bis heute nicht gegeben. An Untersuchungsmethoden stehen uns die manuelle klinische Untersuchung, die Evaluierung mit Instabilitätstestgeräten sowie die MR-Tomographie zur Verfügung. Arthroskopische Nachuntersuchungen verbieten sich unseres Erachtens aus ethischen Gründen. Um unerläßliche Verbesserungen von Operations-

Hefte zu der Unfallchirurg, Heft 234
L. Claes (Hrsg.)
© Springer-Verlag Berlin Heidelberg 1994

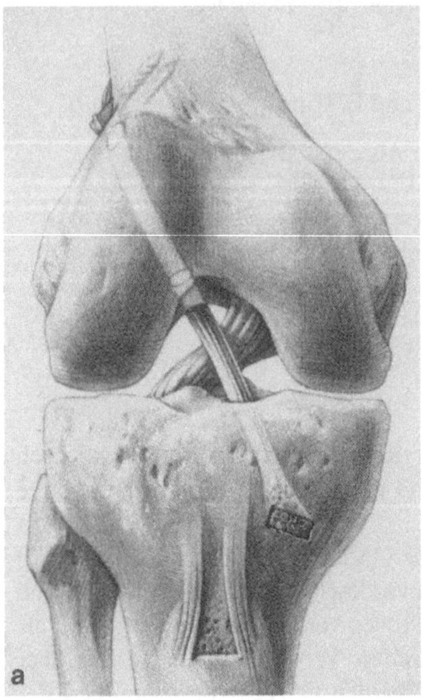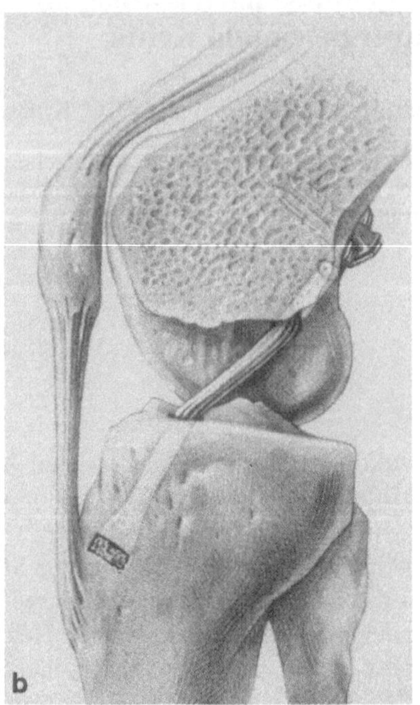

Abb. 1 a, b. Freies Patella-Sehnen-Transplantat mit anhängendem Knochen aus der Tuberositas tibiae und der Patella. Beachte: Tibiale Fixation ohne Osteosynthesematerial durch keilförmige Gestaltung des Knochenblockes aus der Tuberositas tibiae. Femorale Fixation durch Metallstaple proximal des lateralen Femurkondylus und damit proximal des intraossären kondylären Bandverlaufes. Dadurch sind MRT möglich! (Aus: Karpf PM, Aigner R, Gradinger R (1986) Verletzungen des Kniegelenkes. In: Lange M, Hipp B (Hrsg.) Lehrbuch der Orthopaedie und Traumatologie. Bd III, Traumatologie. Enke, Stuttgart)

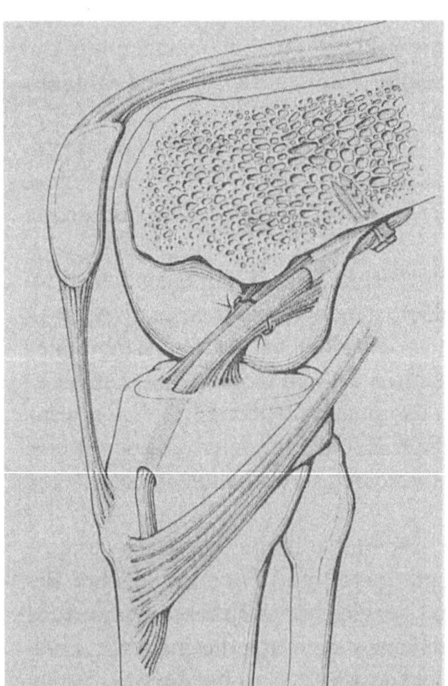

Abb 2. Semitendinosussehnentransplantat distal gestielt zur Augmentation von intraligamentären, femurnahen Rupturen des vorderen Kreuzbandes bei gleichzeitiger Reinsertion femoralseitig

techniken unter Verwendung von autologen Transplantaten zu erreichen, ist deshalb auch heute noch der Tierversuch unerläßlich.

Betrachtet man die Anatomie des vorderen Kreuzbandes (Appel u. Gradinger 1989) sowie immunhistochemische Untersuchungen (s. Beitrag Bosch et al., S. 81), so ist eindeutig zu folgern, daß mit einem Kreuzbandersatz keine absolute Wiederherstellung des Kreuzbandes erzielt werden kann. Im folgenden soll versucht werden, durch klinische, MR-tomographische und tierexperimentelle Ergebnisse den heutigen Stand der autologen vorderen Kreuzbandersatzplastik aufzuzeigen und zu werten.

Klinische Studie

Material und Methode

Da immer wieder Langzeitergebnisse nach rekonstruierten Kreuzbandläsionen gefordert werden, um den definitiven Erfolg oder Mißerfolg der gewählten Operationsverfahren feststellen zu können, haben wir uns entschlossen, an einer beschränkten Patientengruppe eine klinische Nachuntersuchung mindestens 10 Jahre nach durchgeführter Operation vorzunehmen. Die durchschnittliche Nachuntersuchungszeit betrug 11,2 Jahre. Untersucht wurden 54 Patienten, welche mit einem freien Patellarsehnentransplantat versorgt worden waren, sowie 47 Patienten, die bei einer akuten vorderen Kreuzbandläsion eine Augmentationsplastik mittels Semitendinosussehne erhalten hatten. Das durchschnittliche Alter der Patienten zum Zeitpunkt der Operation betrug 29,7 Jahre. Die klinische Untersuchung wurde nach dem OAK-Score (Müller et al.

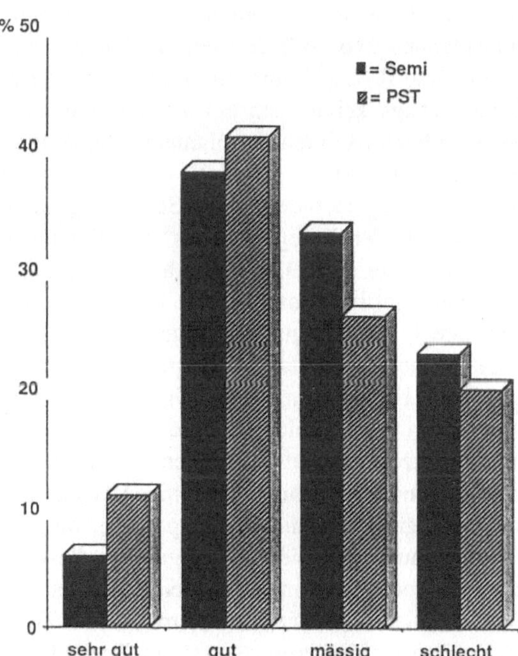

Abb. 3. 10-Jahres-Ergebnisse von Patellarsehnen- und Semitendinosussehnentransplantaten nach dem OAK-Score

4

1988) durchgeführt. Zusätzlich wurde das Stabilitätstestgerät CA 4000 (Knee motion Analyser, Orthopaedic Systems Inc. Hayward C.A.) eingesetzt. Mit diesem Gerät ist es möglich, reproduzierbare Messungen bei 25°-Flexion des Kniegelenkes (Lachman-Test) durchzuführen, wobei eine eingehende Schulung des Testers an dem Gerät notwendig ist. Zum Vergleich wurde die Bewertung der Ergebnisse nach dem Lysholm-Score (Lysholm u. Gillquist 1982) durchgeführt, wobei hier vor allem subjektive Bewertungskriterien erfaßt werden.

Ergebnisse

Die Auswertung nach dem OAK-Score (Abb. 3) ergibt für die freien Patellarsehnentransplantate in 52% sehr gute und gute Ergebnisse, für die Semitendinosusaugmentation zeigen sich in 44% sehr gute und gute Ergebnisse. Ein negativer Pivot-Shift-Test lag bei 65% der freien Patellarsehnentransplante bzw. bei 66% der Semitendinosusaugmentation vor. Eine geringfügige Desintegration der Gleitbewegung, welche als Pivot-Shift-Grad-I gewertet werden kann, zeigte sich bei 19% der freien Patellarsehnentransplantate bzw. 17% der Semitendinosussehnenplastiken.

Ein eindeutig positiver Pivot-Shift-Test lag bei 10% der Patellarsehnentransplantate bzw. bei 13% der Semitendinosussehnentransplantate vor. Ein Reversed-Pivot-Shift, welcher auf eine bestehende posterolaterale Rotationsschublade hinweist, wurde bei 6% der Patellarsehnentransplantate und 4% der Semitendinosussehnentransplantate gefunden. Die Analyse mit dem CA-4000-Gerät (Lachman-Test) zeigte für 74% der Patellarsehnentransplantate bzw 70% der Semitendinosussehnentransplantate eine Differenz zum unverletzten Kniegelenk von 0–2 mm. Eine Grad-I-Instabilität (Schublade 3–5 mm im Seitenvergleich) wurde bei 19% der Patellarsehnentransplantate und 16% der Semitendinosussehnentransplantate gefunden. Eine Instabilität Grad II (Lachman) mit einer Schublade von mehr als 5 mm bei 25°-Flexion des Kniegelenkes zeigte sich bei 7% der Patellarsehnentransplantate und bei 14% der Semitendinosussehnentransplantate. Die aufgewendete Kraft für diese Schubladentestung betrug 90 N, entsprechend 20 pounds der KT-1000-Messung. Betrachtet man die Bewertung nach dem OAK-Score insgesamt (Abb. 3), so zeigen sich ähnliche Ergebnisse in der Kategorie „gut" für Patellarsehnentransplantate und Semitendinosusaugmentationen. Die Anwendung des Lysholm-Scores (Abb. 4) am gleichen Patientengut zeigt insgesamt bessere Ergebnisse, wobei die Patellarsehnentransplantate in der Kategorie „sehr gut" günstiger abschneiden. Bessere Ergebnisse für das freie Patellarsehnentransplantat im Vergleich zum Semitendinosussehnentransplantat ergeben sich auch bei isolierter Beurteilung der Stabilitätsmessungen. Im Vergleich zu den von uns früher vorgelegten Untersuchungen (Gradinger 1987) zeigt sich jetzt bei einer durchschnittlichen Nachuntersuchungszeit von etwa 40 Monaten eine sehr ähnliche Tendenz, wobei die Unterschiede zwischen der Patellarsehnen- und Semitendinosussehnengruppe zu diesem Zeitpunkt etwas deutlicher schienen.

Im Rahmen der hier vorgelegten Studie kann die Überlegenheit des einen (Patellarsehne) oder des anderen (Semitendinosussehne) Transplantates nicht verifiziert werden. Dies liegt sicherlich zum größten Teil an den zusätzlich eingesetzten extraartikulären Stabilisierungsverfahren. Es sind allenfalls Tendenzen festzustellen.

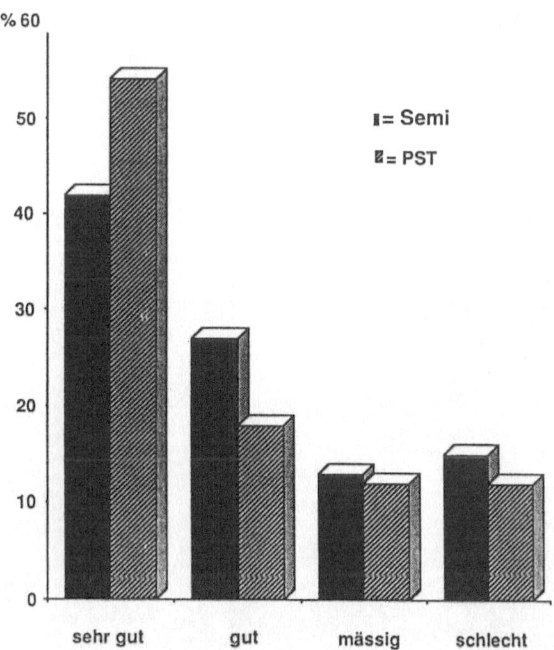

Abb. 4. Vergleichende Ergebnisse (Patellarsehnen-Semitendinosus-Transplantat) nach dem Lysholm-Score

MR-tomographische Studie

Material und Methode

Nach entsprechenden Studien zur normalen MR-Morphologie des vorderen Kreuzbandes sowie zur Darstellung von Verletzungen des vorderen Kreuzbandes (Sensibilität 100%, Spezifität 94,7%, Validität 99%) führten wir eine MR-tomographische Untersuchung nach Rekonstruktion des vorderen Kreuzbandes durch (Gradinger et al. 1991; Träger et al. 1992).

150 Patienten (91 Frauen, 59 Männer, Durchschnittsalter 29 Jahre) mit Rekonstruktionen des vorderen Kreuzbandes (freies Patellarsehnentransplantat = 76, Augmentation mit Semitendinosussehne = 50 und reine Bandnähte = 21) mit einer durchschnittlichen Nachuntersuchungszeit von 2,9 Jahren (1–16 Jahre) wurden klinisch und MR-tomographisch untersucht. Die kernspintomographischen Untersuchungen erfolgten an 0,5- und 1,0-Tesla-Geräten der Firma Philips. Die Darstellung der Bandrekonstruktion erfolgte in 2 Ebenen (sagittal und gekippt koronar in T1- und T2-gewichteten Spinechosequenzen. Bei der Lagerung wurde auf eine leichte Außenrotation von 20° und eine Flexion von 20° geachtet, da sich in dieser Position das vordere Kreuzband von der Kortikalis des interkondylären Raumes besser abgrenzen läßt, da es sich etwas abhebt (Abb. 5).

Für die Beurteilung der rekonstruierten Bänder wurde eine Einteilung in 3 Gruppen vorgenommen:

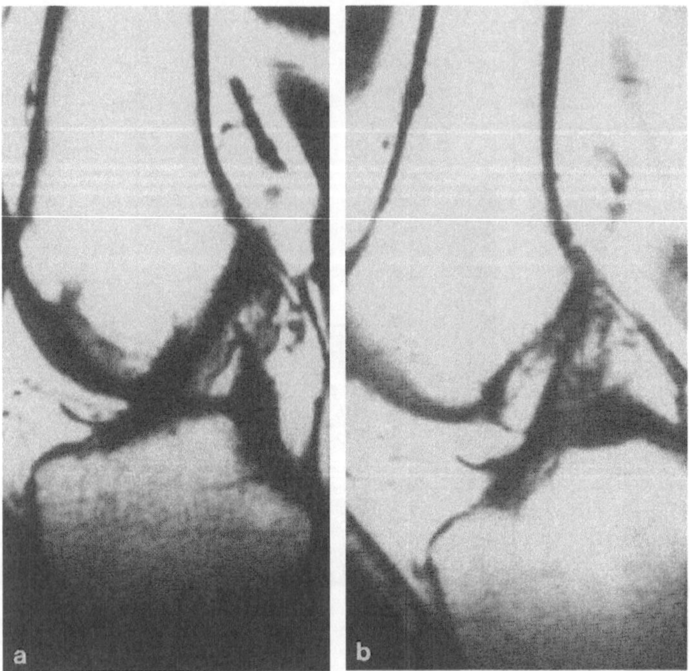

Abb. 5 a, b. Vergleichende kernspintomographische Darstellung des vorderen Kreuzbandes in Neutralrotation und Streckung (**a**) sowie in 20°-Außenrotation und 20°-Flexion (**b**). (SE, TR 450, TE 15). Beachte die Abgrenzbarkeit des vorderen Kreuzbandes in Abb **b**!

Typ 1:   Kräftige homogene Bandstruktur von niedriger Signalintensität,
Typ 2:   dünne, inhomogene Bandstruktur, intermediäre Signalintensität,
Typ 3:   keine nachweisbare durchgehende Bandstruktur.

Die MRT-Befunde wurden mit den klinischen Ergebnissen in Relation gesetzt. Dabei wurde eine Stabilität bzw. Instabilität von 4 Stufen unterschieden, wobei stabile Kniegelenke keinerlei Rotationsschubladen, einen negativen Lachman- und einen negativen Pivot-Shift-Test zeigten. Die Instabilität Grad I ist definiert mit einem positiven Lachman-Test-Grad-I mit hartem Anschlag sowie einer positiven Außenrotations- und Neutralrotationsschublade bei 90° Beugung von Grad I, mit hartem Anschlag und negativem Pivot-Shift-Test. Die Instabilität Grad II weist eine positive Außenrotationsschublade bis zum Grad II und eine positive Neutralrotationsschublade bis zum Grad I auf. Der Lachman-Test ist hier Grad I–II mit hartem Anschlag positiv, der Pivot-Shift-Test ist negativ, wobei allenfalls eine leichte Desintegration zu bemerken war. Die Instabilität-Grad-III zeigt bei allen Rotationsschubladen keinen harten Anschlag in 90°-Flexion, ebenso einen positiven Lachman – ohne harten Anschlag und einen positiven Pivot-Shift-Test.

Ergebnisse

Insgesamt konnten 77mal MR-tomographische Typen 1 (Abb. 6), 55mal MR-tomographische Typen 2 und 18mal MR-tomographische Typen 3 (Abb. 7) verzeichnet werden. Setzt man den kernspintomographischen Befund mit der klinischen Stabilität

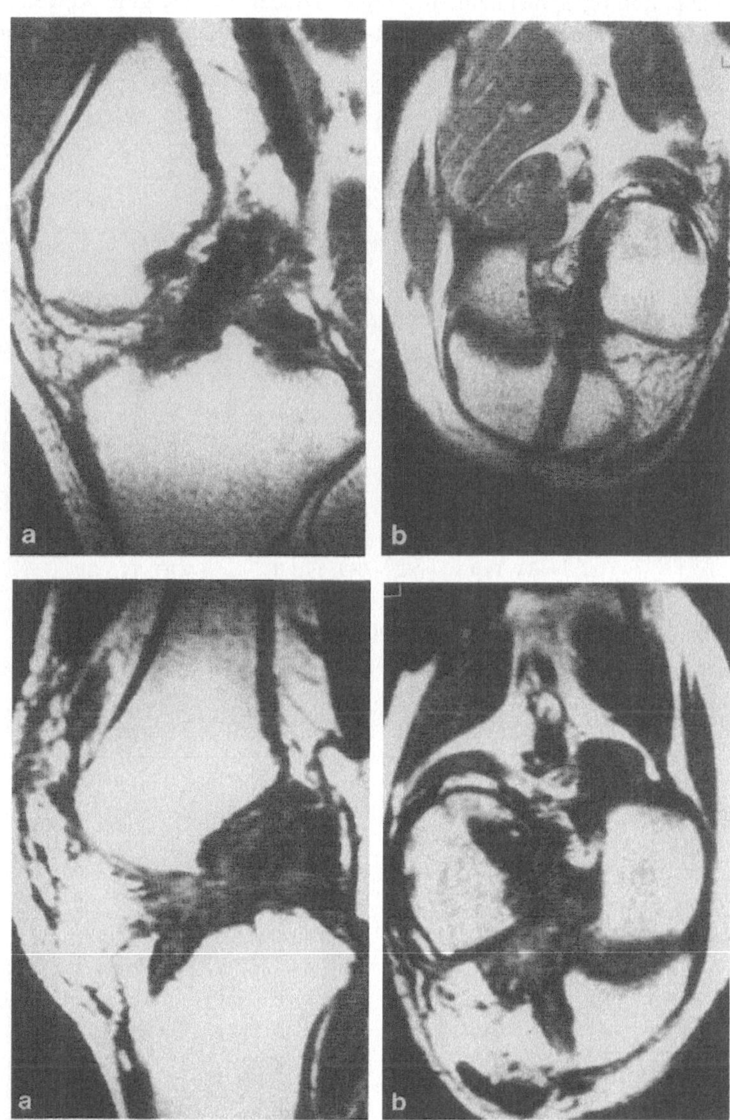

Abb 6 a, b *(oben)*. MR-Typ-I: 5 Jahre nach Patellarsehnentransplantat: dunkle kräftige durchgehende Bandstruktur in der *sagittalen* (**a**) und *schräg koronaren* Ebene (**b**) (TE, TR 500, TE 15)

Abb. 7 a, b *(unten)*. MR-Type-III: Freies Patellarsehnentransplantat, 2 Jahre postoperativ. Fehlende durchgehende dunkle Bandstruktur in beiden Abbildungsebenen (SE, TR 550, TE 15)

in Korrelation, so zeigt sich, daß die Bänder vom MR-tomographischen Typ 1 einen relativ hohen Stabilitätsgrad aufweisen, wo hingegen Bandstrukturen vom Typ 3 mit einer hohen klinischen Instabilität einhergehen (Abb. 8). Schwierig erscheint die Zuordnung der MRT-Bänder-Typ-2 zu sein. Es überwiegen zwar auch hier die positiven klinischen Ergebnisse, dennoch scheint eine weitergehende Unterteilung hier in Zukunft notwendig zu werden. Der umgekehrte Bezug zwischen Stabilitätsgrad und kernspintomographischem Bild ergibt wiederum eine gute Korrelation, da bei stabilem und instabilem Grad I die MR-Typen 1 deutlich überwiegen (Abb. 9).

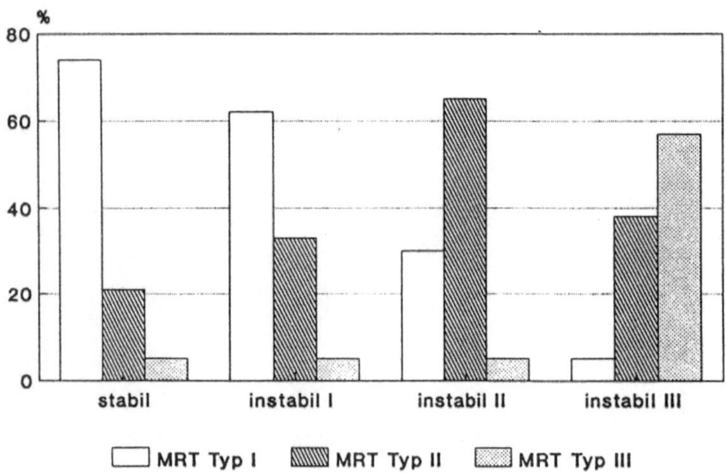

Abb. 8. Korrelation von Stabilität und MRI-Grading

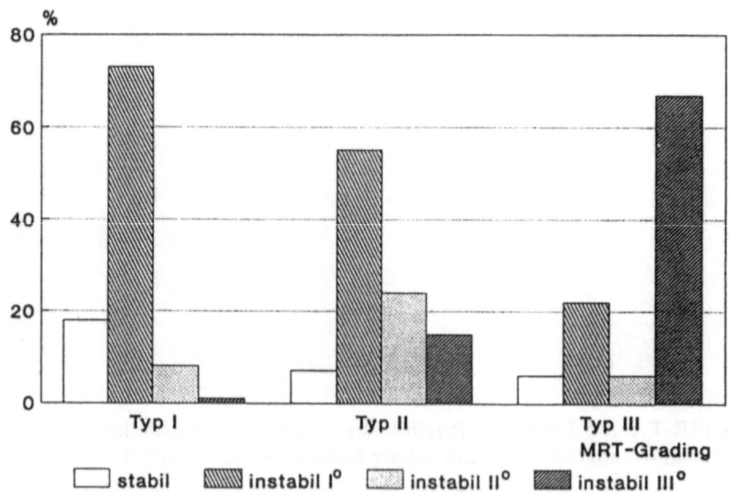

Abb. 9. Korrelation von MR-Grading und Stabilität

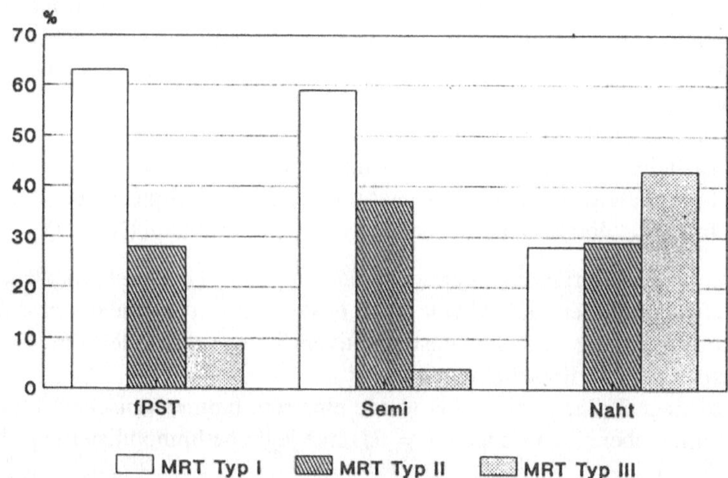

Abb. 10. Korrelation von Operationsverfahren und MR-Typisierung (*fPST*: freies Patellarsehnentransplantat, *Semi*: distal gestieltes Semitendinosustransplantat, *Naht*: alleinige Bandnähte)

Vergleicht man die gewonnenen Ergebnisse mit dem verwendeten Operationsverfahren, so ergibt sich hier eine Überlegenheit des freien Patellarsehnentransplantates gegenüber dem Semitendinosussehnentransplantat, welche allerdings nicht sehr ausgeprägt erscheint. Deutlich abfallend dagegen stellt sich die reine Bandnaht des vorderen Kreuzbandes dar (Abb. 10). Verbesserte MR-Techniken mit 3-D-Datensätzen und höherem Auflösungsvermögen (< 1 mm) werden hier noch eine weitere Verbesserung der Aussagekraft zulassen (Träger et al 1992).

Experimentelle Studie

Im Rahmen von klinischen Studien lassen sich Verbesserungen der Operationstechniken nur unzureichend bezüglich ihrer Relevanz untersuchen, da die Ergebnisse von zu vielen Varianzen beeinflußt werden. Da nach unseren klinischen Untersuchungen das Lig. patellae zumindest tendenziell am besten abschnitt, wurden die tierexperimentellen Untersuchungen auf den vorderen Kreuzbandersatz mit Hilfe des Lig. patellae fokussiert.

Vor allem sollte mit tierexperimentellen Methoden versucht werden, eine Verbesserung dieses Tranplantates herauszuarbeiten.

Material und Methode

Für die erste Versuchsserie wurden 27 Merinoschafe mit einem Alter von durchschnittlich 2 Jahren und einem Gewicht von 50 kg verwendet. Die Tiere standen unter veterinärärztlicher Aufsicht. 11 Tiere wurden zur mikroangiographischen und mikroskopischen Untersuchung verwendet. 16 Tiere waren für die biomechanischen Untersuchungen notwendig. Die biomechanischen Reißversuche wurden 24 Wochen nach Operation durchgeführt. Bei den Operationstechniken waren 4 verschiedene Rekonstruktionen des vorderen Kreuzbandes mit freiem Patellarsehnentransplantat durchgeführt worden.

1. Freies Patellarsehnentransplantat mit Synovialisierung (N = 3),
2. gestieltes Patellarsehnentransplantat in der Technik nach Jones (N = 7),
3. freies Patellarsehnentransplantat mit Hoffa-off-Stellpunkt (N = 4),
4. freies Patellarsehnentransplantat mit Hoffa-Resektion (N = 2).

Postoperativ wurde das operierte Bein mit einem Dynacast-Oberschenkel-Hülsenapparat versorgt, der nach Ablauf der 4. postoperativen Woche entfernt wurde.

Innerhalb der 6. bis 7. postoperativen Woche belasteten die Tiere die operierte Extremität ohne Einschränkung.

In einer 2. Serie (N = 14) wurde eine rein biomechanische Untersuchung durchgeführt, wobei eine Gruppe (N = 7) ohne jegliche Immobilisierung blieb.

Ergebnisse

Diese können hier nur summarisch dargestellt werden. Die tierexperimentelle Fragestellung, ob durch unterschiedliche Operationstechniken bei Verwendung des gleichen autologen Materials Verbesserungen möglich sind oder auch eine Beeinflussung durch die Nachbehandlung (Ruhigstellung oder nicht) verifiziert werden kann, kann unseres Erachtens durch die tierexperimentellen Ergebnisse positiv beantwortet werden. Die histologischen und mikroangiographischen Untersuchungen lassen nur tendenzielle Aussagen zu. Es zeigte sich eine beschleunigte Revitalisierung der synovialisierten Transplantate. Histologisch drückt sich dies in kräftigeren Bandstrukturen und einer früheren Rückkehr der Querstreifung im Polarisationsmikroskop aus. Mikroangiographisch zeigten sich früher gerichtete Gefäße bei den synovialisierten Transplantaten. Dieser Zeitgewinn beträgt mindestens 2 Wochen. Von wesentlicher Bedeutung ist, daß auch bei den nicht-synovialisierten Transplantaten die Revaskularisierung in hohem Maße vom Hoffa-Fettkörper ausgeht.

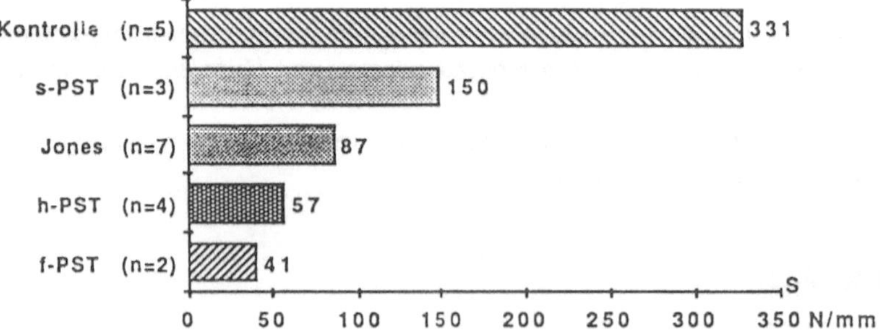

Abb. 11. Steifigkeit in Newton/mm (*S-PST* synovialisiertes freies Patellarsehnentransplantat, *Jones* distal gestieltes Patellarsehnentransplantat, *h-PST* freies Patellarsehnentransplantat mit Hoffa-Aufsteppung, *f-PST* freies Patellarsehnentransplantat mit Resektion des Hoffa-Fettkörpers)

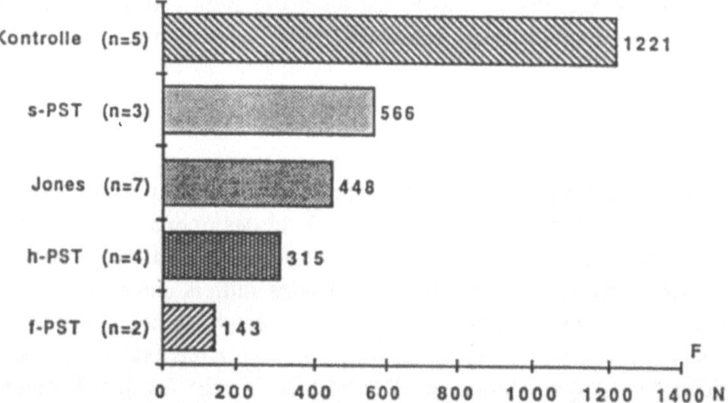

Abb 12. Absolute Reißfestigkeit in Newton (*S-PST* synovialisiertes freies Patellarsehnentransplantat, *Jones* distal gestieltes Patellarsehnentransplantat, *h-PST* freies Patellarsehnentransplantat mit Hoffa-Aufsteppung, *f-PST* freies Patellarsehnentransplantat mit Resektion des Hoffa-Fettkörpers)

Als Konsequenz ergibt sich daraus, daß dieser intraoperativ besonders schonend zu behandeln ist.

Die Ergebnisse der Reißversuche zeigen sowohl bei der absoluten Reißfestigkeit (Abb. 12) als auch bei der Steifigkeit (Abb. 11) eine deutliche Überlegenheit der synovialisierten Patellarsehnentransplantate gegenüber den anderen Operationsmethoden, wobei hervorzuheben ist, daß bei Resektion des Hoffa-Fettkörpers die Ergebnisse eindeutig am schlechtesten ausfallen. Als überraschendes Ergebnis war beim Vergleich der mobilisierten zu nicht-mobilisierten Tieren zudem festzustellen, daß bei

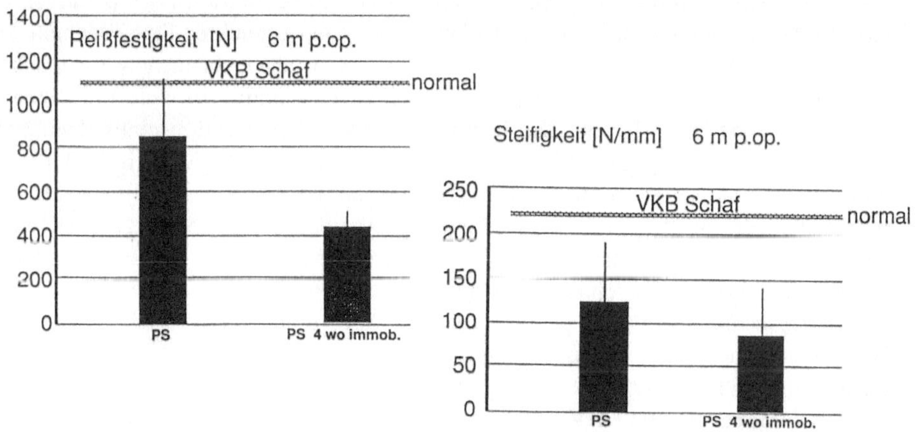

Abb. 13 *(links).* Reißfestigkeit immobilisierter und nicht-immobilisierter freier Patellarsehnentransplantate im Vergleich

Abb. 14 *(rechts).* Steifigkeit immobilisierter und nicht-immobilisierter freier Patellarsehnentransplantate im Vergleich

letzteren sowohl die Steifigkeit als auch die Reißfestigkeit deutlich bessere Ergebnisse aufwiesen als bei den immobilisierten Tieren (Abb. 13 und 14).

Diskussion

Der operative Ersatz des vorderen Kreuzbandes stellt uns nach wie vor vor große therapeutische Probleme, was sowohl die Wahl des operativen Eingriffes, die Durchführung desselben sowie die Nachbehandlung betreffen. Als „golden standard" wird heute der Ersatz des vorderen Kreuzbandes mittels eines freien Patellarsehnentransplantates angesehen. Trotz aller z.T. vielversprechenden Versuche konnte ein adäquates Kunstband für den Ersatz des vorderen Kreuzbandes bis heute nicht realisiert werden. Die Augmentation mit Kunstbändern steht vor dem Problem des gesteuerten Load-sharing, was bis heute noch nicht sicher gelöst ist, obwohl es erste Hinweise für Lösungsmöglichkeiten gibt (Riel et al. 1991).

Klinische Untersuchungsmöglichkeiten einschließlich der apparateunterstützten Stabilitätsmessung können über den Wert eines bestimmten Operationsverfahrens nur sehr grob Auskunft geben. Dies kann auch durch die Einführung von international anerkannten Untersuchungsscores nicht wesentlich verbessert werden. Bezüglich der apparativen Stabilitätstestung ist hervorzuheben, daß diese eine exakte Schulung des Untersuchers notwendig macht, da in diesen Untersuchungsmethoden erhebliche Fehlermöglichkeiten liegen. Es ist deshalb unseres Erachtens sinnvoll, weiter nach einer Verbesserung der bildgebenden Verfahren, insbesondere der MRT zu suchen, um damit eine möglichst objektive Methode zu erlangen, mit der die Darstellung postoperativer Ergebnisse sicher möglich wird.

Insbesondere bei Verwendung von verbesserten MR-Techniken mit 3 D-Datensätzen, welche sich durch ein hohes Auflösungsvermögen und niedrige Schichtdicke (bis zu 0,8 mm) auszeichnet, ist bereits heute ein wesentlicher Fortschritt erkennbar. Bereits die mit herkömmlichen Spinechosequenzen durchgeführten postoperativen Untersuchungen ergaben eine gute Korrelation zwischen erreichter Stabilität und MR-Befund. Der Wert operationstechnischer Variationen läßt sich nach wie vor nur im Tierexperiment erarbeiten, da bei deren klinischer Anwendung zu viele Varianzen das Gesamtergebnis beeinflussen. Die Revitalisierung und Integration eines Kreuzbandtransplantates kann in Zukunft mit größter Sicherheit durch die MRT in 3-D-Technik hinreichend untersucht werden, wobei zur Erarbeitung von Standards tierexperimentelle Untersuchungen unerläßlich sein dürften. Aus den uns zur Verfügung stehenden heutigen Kenntnissen ziehen wir den Schluß, daß für den Ersatz des vorderen Kreuzbandes das freie Patellarsehnentransplantat mit anhängendem Knochen aus der Tuberositas tibiae und Patella am geeignetsten ist. Eine zusätzliche Synovialisierung oder Hoffa-Fettkörper-Aufsteppung auf das Transplantat führt zur beschleunigten Revitalisierung und im Halbjahrestierversuch zu einer erhöhten Steifigkeit und Reißfestigkeit. Die im tierexperimentellen Versuch festgestellte Verbesserung der biomechanischen Eigenschaften des Patellarsehnentransplantates bei Unterlassung einer Immobilisation ist ein wichtiger Hinweis auf mögliche Verbesserung durch die postoperative Behandlung. Ob sich dieses Vorgehen bei komplexen Instabilitäten im klinischen Alltag bewährt, ist zumindest derzeit jedoch fraglich. Zumindest bei isolierten Kreuzbandläsionen erscheint dieses Vorgehen jedoch eine sinnvolle Verbesserungsmöglichkeit zu sein. Die Verwendung der Semitendinosussehne als Augmentation bei reinserierten Kreuzbandresten (femurnahe intraligamentäre vordere Kreuzbandruptur) kann für diese Indikation durch unsere Ergebnisse (klinisch und MR-tomographisch) empfohlen werden. Für alle anderen Indikationen (frische mittige Kreuzbandläsion, veraltete Kreuzbandläsion) ziehen wir den Ersatz des vorderen Kreuzbandes mit dem freien Patellarsehnentransplantat vor.

Zusammenfassung

Als „golden standard" für die Rekonstruktion des vorderen Kreuzbandes hat sich das freie Patellarsehnentransplantat mit anhängenden Knochenblöcken aus der Tuberositas tibiae und Patella bewährt. Die klinischen und MRT-Untersuchungen zeigen eine tendenziell bessere Einheilung des freien Patellarsehnentransplantates im Vergleich zur Semitendinosussehne. Bei differenzierter Indikation (Semitendinosussehne bei femurnahen intraligamentären Rupturen mit guter Reinsertionsmöglichkeit) sind die Ergebnisse als gleichwertig anzusehen. Da die reinen Bandnähte sowohl klinisch als auch MR-tomographisch die schlechtesten Ergebnisse eindeutig aufwiesen, haben wir dieses Verfahren bereits seit über 10 Jahren verlassen. Operationstechnische Verbesserungen und Variationen lassen sich auf ihren Wert nur im Tierexperiment untersuchen. Es ergeben sich hierbei Hinweise darauf, daß eine gestielte Synovialisierung oder eine Hoffa-Fettkörper-Aufsteppung zu einer beschleunigten Revitalisierung und biomechanisch besseren Ergebnissen führt. Eine Verbesserung ist zudem biomechanisch möglich, wenn postoperativ keine Immobilisation durchgeführt wird. Die Umsetzung in den klinischen Alltag ist jedoch hierbei nur mit Einschränkung möglich.

Literatur

Appel M, Gradinger R (1989) Die Architektur des Kreuzbandaufbaus. Prakt Sport-Traum Sportmed 1:12–16

Battle WH (1900) A case after open section of the kneejoint for irreducible traumatic dislocation. Clin Soc London Trans 33:232–233

Blauth W, Schuchardt G (1986) Orthopädisch-chirurgische Operationen am Knie. Thieme, Stuttgart New York, S 1857–1873

Gradinger R (1987) Der autologe Ersatz des vorderen Kreuzbandes. Habilitationsvorschrift, TU München

Gradinger R , Ascherl R, Kinast C, Scheyerer M, Rechl H, Hipp E (1991) Die Rekonstruktion des verletzten Kreuzbandes – Klinischer und magnetresonanztomographischer Langzeitverlauf. Hefte Unfallheilkd 220:93–94

Hey Groves EW (1920) The crucial ligaments of the kneejoint: Their function, rupture and the operative treatment of the same. Br J Surg 7:505–515

Hipp E, Gradinger R, Aigner R, Biehl T, Karpf PM (1986) Unsere Grundsätze zur Versorgung der vorderen Kreuzbandruptur. Prakt Sport-Traum Sportmed 1:17–22

Lysholm J, Gillquist J (1982) Evaluation of the knee ligament surgery results with emphasis on use of a scoring scale. Am J Sports Med 10:150

Müller W, Bieder R, Hefti F, Jakob RP, Munzinger U, Stäubli HK (1988) OAK Knee evaluation. A new way to access knee ligament injuries. Clin Orthop 232:37–50

Riel KA, Ulm K, Bernett P (1991) Die Bedeutung der synthethischen (Kennedy-LAD) Augmentation beim vorderen Kreuzbandersatz. Unfallchirurg 94:351–354

Stark J (1850) Two cases of ruptured crucial ligaments of the kneejoint. Edinb Med Soc 74:267–271

Träger J, Gradinger R, Glas K, Breit A, Hipp E (1992) Arthroskopisch kontrollierte Studie zur Überprüfung der Wertigkeit hochauflösender 3 D-Bildgebung in der kernspintomographischen Diagnostik von Knorpel-, Meniskus- und Kreuzbandstrukturen. Arthroskopie 5:115–121

Mechanische Eigenschaften verschiedener Bandprothesen und Bandaugmentationsmaterialien*

L. Dürselen und L. Claes

Abteilung für Unfallchirurgische Forschung und Biomechanik, Universität Ulm, Helmholtzstraße 14, D-89081 Ulm

Einleitung

Bandprothesen und Augmentationen müssen auf Grund ihrer spezifischen Belastung im Kniegelenk verschiedenen mechanischen Beanspruchungsarten widerstehen [3]. Ein natürliches Kreuzband und somit auch sein Ersatz ist schon bei passiver Kniegelenkbeugung Zugbelastungen ausgesetzt, da der Abstand der Bandfaserinsertionen an Femur und Tibia nicht über den gesamten Beugebereich konstant ist. Die Höhe dieser Zugkräfte hängt nicht nur von der Lage der Insertionspunkte, sondern auch entscheidend von der Steifigkeit des Prothesenmaterials ab. Sie steigen beim Gehen und Laufen an und können in extremen Situationen durch Einwirkung äußerer Kräfte und Momente (z.B. Varus-Valgus- bzw. Außenrotation-Innenrotation) zum Zerreißen der Bandstruktur führen. Dauernde Zugbelastung führt bei den meisten Bandprothesenmaterialien aufgrund ihrer viskoelastischen Eigenschaften zu einer nicht-reversiblen Verlängerung durch sog. Materialkriechen. Ein Auslängen der Prothese ist natürlich unerwünscht, da hierdurch die introperativ erzielte Gelenkstabilität mit der Zeit wieder aufgehoben werden kann. Weiterhin werden Bandprothesen im Kniegelenk auf Biegung beansprucht, da sie meist durch Bohrkanäle gezogen und an den natürlichen Bandinsertionen ins Gelenk geführt werden, wo eine Biegung um den knöchernen Bohrlochrand stattfindet [5]. Ebenso tritt insbesondere an den Eintrittsstellen ins Gelenk Reibung zum einen zwischen der Prothese und dem Bohrlochrand, zum anderen zwischen den Fasern der Bandprothese selbst auf. Sukzessiver Verschleiß bis zum Riß des Materials ist dann die Folge [2]. Außerdem entstehen dabei Abriebpartikel, die entzündliche Veränderungen im Gelenk hervorrufen können [4, 6].

Die wichtigsten mechanischen Eigenschaften von Bandprothesen und Augmentationen sind demnach Steifigkeit, Reißkraft, Kriechbeständigkeit und Biege- sowie Verschleißfestigkeit.

Die klinische Erfahrung zeigt, daß mit Bandprothesen und Bandaugmentationen sehr unterschiedliche Ergebnisse erzielt werden können. Das Spektrum der Resultate reicht von frühem Versagen durch Riß des Materials über chronische Synovitis bis hin zu reizlosem Einheilen des Materials bei guter funktioneller Stabilität des Kniegelenks. Ein Grund für diese Diskrepanz könnte in den unterschiedlichen mechanischen Eigenschaften der Bandprothesen- und Augmentationsmodelle zu finden sein.

---

* Die vorliegende Arbeit wurde vom Bundesministerium für Forschung und Technologie unterstützt (BMFT 01 ZQ 251 und 01 ZQ 8601).

Ziel dieser Studie war es, verschiedene auf dem Markt befindliche Bandprothesen und Augmentationsmaterialien unter gleichen Bedingungen hinsichtlich derjenigen mechanischen Eigenschaften zu untersuchen, die für ihre Funktion als Bandersatz von Bedeutung sind.

Material und Methoden

Materialien

Es wurden 4 der gängigsten Bandprothesen und 2 Augmentationsmaterialien getestet. Leider standen von einigen Prothesenmodellen nur wenige Exemplare zur Verfügung, so daß die Tests z.T. nur einmal durchgeführt werden konnten. Im einzelnen wurden untersucht:

Tabelle 1. Prothesen- und Augmentationsmodelle

Name	Hersteller	Material	Struktur
LaFil	Braun	Kohlenstoffaser	geflochten
Dacron	Stryker	Polyethylenglykolterephtalat	gewoben
Gore-Tex	Gore	Polytetrafluorethylen	geflochten
Leeds-Keio	OEC	Polyethylenglykolterephtalat	gewoben
PDS-Band	Ethicon	Polydioxanon, resorbierbar	gewoben
Kennedy LAD	3M	Polypropylen	geflochten

Belastungsarten und Meßparameter

In einem statischen Zugversuch bis 200 N wurde das Kraft-Dehnungs- und das Kriechverhalten der Bänder untersucht. Ein anschließender Reißtest ermittelte die maximale Zugbelastbarkeit. In einem dynamischen Kriechtest wurde die Verlängerung der Materialien über der Zeit registriert, um so das viskoelastische Verhalten unter Wechsellasten zu quantifizieren. Der Dauerbiegeschwelltest ergab die Anzahl der Biegezyklen bis zum Riß des Materials.

Statische Tests bis 200 N

Die statischen Zugversuche erfolgten in einer Materialprüfmaschine Zwick 1454. Zu diesem Zweck wurden die Proben in einer speziellen Prüfvorrichtung montiert, indem sie beiderseitig um einen Zylinder (ø 20 mm) herumgewickelt und auf dessen Umfang geklemmt wurden (Abb. 1). Die Tastspitzen eines Instron-Dehnungsmeßaufnehmers wurden anschließend zwischen die Fasern der Prüfmaterialien gespießt, um so eine genau Dehnungsmessung unabhängig von Verformungen der Einspannvorrichtung und des Lastrahmens zu gewährleisten. Die Belastungsgeschwindigkeit

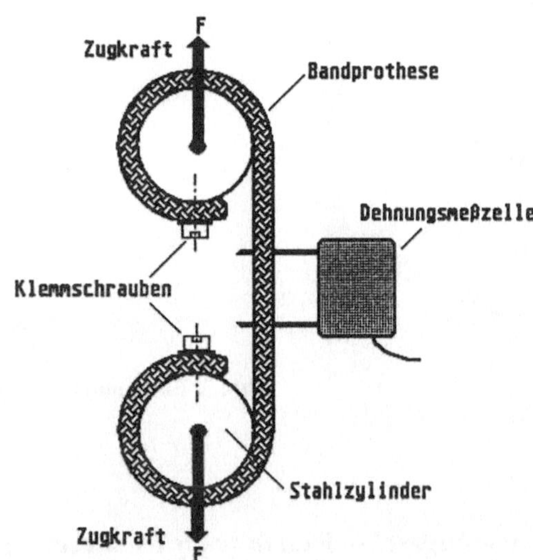

Abb. 1. Einspannung der Proben
im Zugversuch

wurde bei allen Versuchen mit 10% Dehnung/min konstant gehalten. Der Lastbereich
bis 200 N wurde gewählt, da bei normalen täglichen Aktivitäten keine höheren Kräfte
in einem Kreuzband auftreten. Die Bänder wurden sowohl unter feuchten als auch
unter trockenen Bedingungen getestet.

In einem einfachen Zugversuch bis 200 N wurde die Steifigkeit der Materialien
bestimmt. Das statische Kriechverhalten wurde getestet, indem eine konstante Zuglast
von 200 N auf die Prüflinge aufgebracht, deren Verlängerung über eine Dauer von 2 h
gemessen und protokolliert wurde.

Reißtest

Beim Reißtest wurden die Proben in derselben Prüfmaschine bei gleicher Dehnungs-
geschwindigkeit von 10%/min bis zum Riß gezogen. Dabei wurde auf den Instron-
Dehnungsaufnehmer verzichtet, da die hohen Reißdehnungen außerhalb des Meßbe-
reichs des Dehnungmeßinstrumentes lagen.

Dynamischer Test

Um eine physiologischere Belastungscharakteristik zu erzeugen, wurden die Proben
mit der auf S. 17 beschriebenen Einspannvorrichtung in einer Hydropulsanlage
(Schenck PSA) sinusförmigen Zuglasten zwischen 30 und 200 N unterzogen. Dabei
wurde die Zunahme der maximalen Dehnung bei 200 N Last über 7 Mio Lastzyklen
registriert und so ein Maß für dynamisches Kriechen ermittelt.

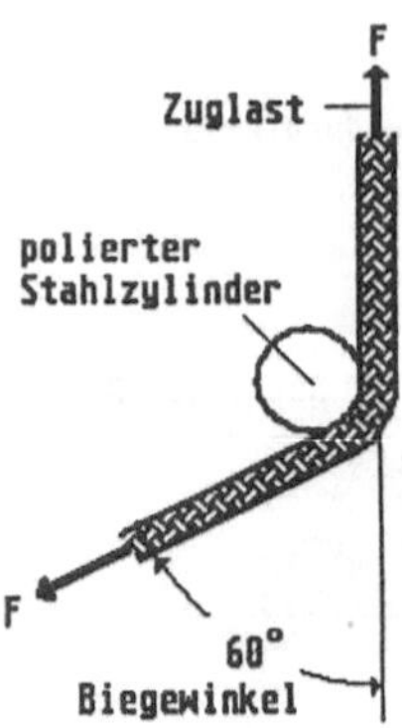

Abb. 2. Einspannung der Proben im Biegeversuch

Dauerbiegeschwelltest in spezieller Biegeprüfmaschine

Um die Biegefestigkeit der Materialien zu ermitteln, wurde eine spezielle Prüfapparatur entwickelt. Dieses Gerät ermöglichte es, zu gleicher Zeit 4 Proben zwischen 0 und 60° um einen polierten Stahlzylinder (ø 8 mm) unter wahlweise 40- oder 120-N-Zugbelastung zyklisch zu biegen (Abb. 2). Dabei wurde durch Feststellen des Biegezylinders ein zusätzlicher Reibungseffekt zwischen Bandmaterial und Zylinderoberfläche erzielt. Während des Tests wurden die Proben ständig mit Aqua destillata beträufelt, um feuchte Prüfbedingungen zu erzielen. Elektromechanische Zähler registrierten die Anzahl der Biegezyklen bis zum Riß der Materialien.

Ergebnisse

Statische Tests

Die Bandprothese mit der höchsten Steifigkeit (größte Steigung im Zugkraft-Dehnungsdiagramm) war das Kohlenstoffaserband (Abb. 3). Ihm folgten die Dacron-, Gore-Tex- und Leeds-Keio-Bandprothesen. Die beiden Augmentationsmaterialien Kennedy-LAD und PDS zeigten wesentlich geringere Steifigkeiten. Es konnten nur sehr geringe Unterschiede zwischen trockener und feuchter Testung festgestellt werden.

Im statischen Kriechtest erwies sich die Kohlenstoffaserprothese als die kriechbeständigste (Abb. 4). 1% und weniger Verlängerung nach 2 h zeigten außerdem Leeds-Keio, PDS (trocken), Gore-Tex und Dacron. Das resorbierbare PDS riß nach etwa 1 h unter feuchten Bedingungen. Lediglich das Kennedy-LAD kroch in diesem Versuch stärker und zeigte auch nach 2 h noch eine zeitlich linear zunehmende Länge.

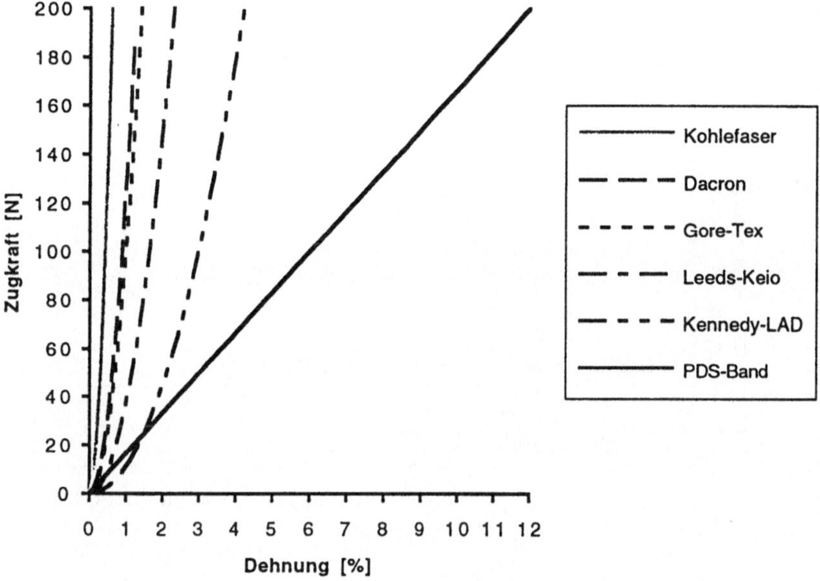

Abb. 3. Kraft-Dehnungskurven im unteren Lastbereich bis 200 N

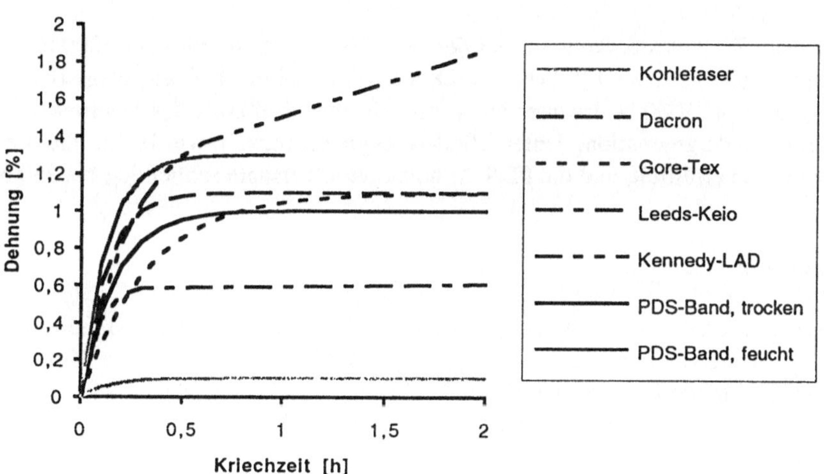

Abb. 4. Probenverlängerung über der Zeit unter konstanter Zuglast von 200 N

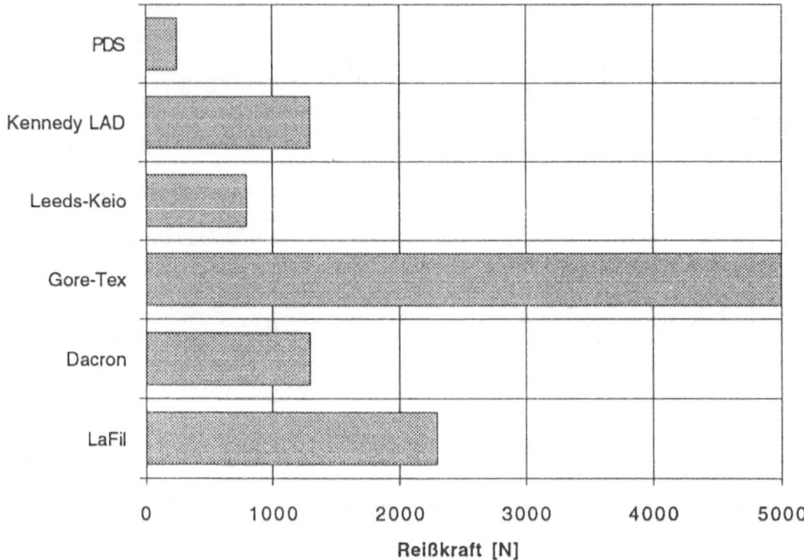

Abb. 5. Reißkräfte der Proben

Reißtest

Die höchste Zugbelastbarkeit war bei der Gore-Tex-Prothese mit über 5000 N zu beobachten (Abb. 5). Etwa 1/2 dieser Reißkraft wurde bei der Kohlenstoffaserbandprothese gemessen. 1000 N darunter lagen mit gleicher Reißkraft das Dacronband und die Kennedy-Augmenation. Unter 1000-N-Zugbelastbarkeit wurde für die Leeds-Keio-Prothese ermittelt, und die PDS-Augmentation versagte schließlich bei 250 N.

Dynamischer Test

Die geringste Längenzunahme zeigte in diesem Test das Leeds-Keio-Band (Abb. 6). Unter 1% Kriechdehnung nach 7 Mio Lastzyklen blieben auch hier das Kohlenstoffaserband sowie die Dacron- und Gore-Tex Prothese. Beim Kennedy-LAD zeigte sich wiederum eine starke Längenzunahme, die auch nach ca. 6 Mio Lastzyklen noch nicht zum Stillstand kam. Das resorbierbare PDS zeigte die geringste Kriechbeständigkeit unter dynamischer Belastung und versagte schon nach weniger als 1 Mio Lastwechsel.

Dauerbiegeschwelltest

Unter 40-N-Zugbelastung ertrug das Dacronband die meisten Biegewechsel (Abb. 7). Über 1 Mio Biegezyklen wurden auch von der Gore-Tex- und Leeds-Keio-Prothese toleriert. Das Kennedy-Augmentationsband erwies sich in diesem Test als das

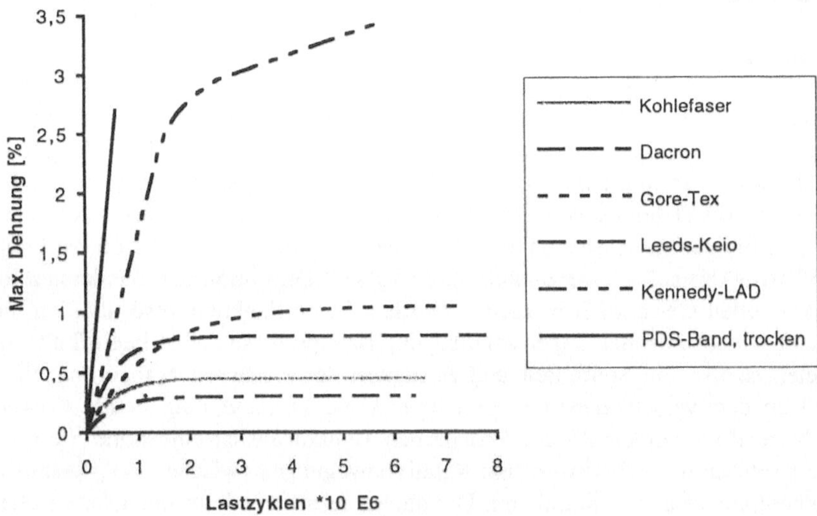

Abb. 6. Probenverlängerung über der Zeit unter sinusförmiger Zuglast zwischen 30 und 200 N

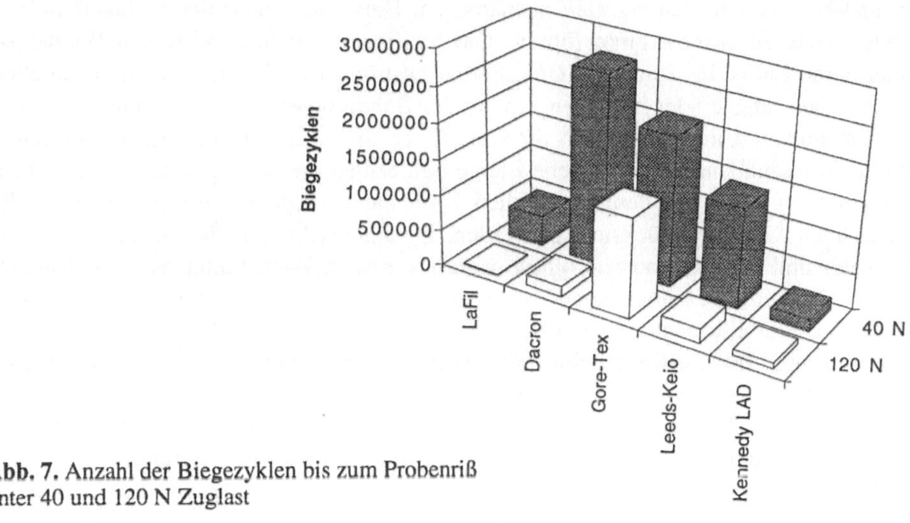

Abb. 7. Anzahl der Biegezyklen bis zum Probenriß
unter 40 und 120 N Zuglast

schwächste. Unter 120 N axialer Belastung schnitt mit Abstand die Gore-Tex-Prothese am besten ab. Die übrigen Materialien blieben unter 200.000 Biegezyklen. Das Kohlenstoffaserband war hier mit 14.000 Biegewechseln am schlechtesten. Die PDS-Augmentation wurde nicht in die Ergebnisgraphik eingebunden, da sie aufgrund ihrer Resorbierbarkeit an der Luft extrem schnell an Festigkeit verlor, was eine unzureichende Simulation der In-vivo-Verhältnisse bedeutete.

Diskussion

Steifigkeit

Keines der getesteten Bandprothesen- und Augmentationsmodelle zeigte eine Steifigkeit im Bereich eines natürlichen Kreuzbandes. Lediglich das PDS-Augmentationsband wies zwar eine ähnliche Steifigkeit, aber ein für ein natürliches Band untypisches lineares Dehnungsverhalten über den gesamten Lastbereich (bis 200 N) auf. Die übrigen Bänder erwiesen sich alle als wesentlich steifer. Es stellt sich die Frage, welche Steifigkeit sollte eine Bandprothese haben? Dazu muß der Bandersatz in seiner funktionellen Gesamtheit betrachtet werden. Seine Funktion wird nämlich nicht nur von den mechanischen Eigenschaften der Bandprothese selbst beeinflußt, vielmehr spielen ebenso die Steifigkeit und Festigkeit der Prothesenverankerung und das in vivo an den verschiedenen Lokalisationen die Prothese umgebende Gewebe eine wichtige Rolle. Innerhalb der knöchernen Bohrkanäle ist eine hohe Steifigkeit der Bandprothese wünschenswert, um Relativbewegungen zwischen Bohrkanalwand und Prothesenmaterial zu minimieren. Die daraus resultierende mechanische Ruhe würde den knöchernen Einbau begünstigen. Der intraartikuläre Bereich sollte dagegen eine Steifigkeit im Bereich eines natürlichen Kreuzbandes aufweisen. Zu hohe Steifigkeit kann dazu führen, daß die Prothese bei nicht isometrischer Implantation, was der klinischen Realität entspricht, in Teilabschnitten der Kniegelenkbeugung gar nicht und in anderen Abschnitten zu stark gespannt ist. Dies kann einerseits zu Instabilitäten, andererseits zu Kontrakturen führen. Die Steifigkeit der hier getesteten Bänder ist über deren Länge hin konstant. Unmittelbar postoperativ, also vor einem eventuellen knöchernen oder bindegewebigen Einbau der Bandprothese weist ein Bandersatz mit ca. 100 mm und mehr (230 mm für Gore-Tex) im Vergleich mit einem natürlichen vorderen Kreuzband eine 3–8fache Länge auf. Sollen die Steifigkeiten des gesamten Bandersatzsystems mit dem natürlichen Kreuzband verglichen werden, müssen die wirksamen Längen berücksichtigt werden. Daraus ergibt sich für die Kohlenstoffaserband- und für die Dacronprothese trotz einer wirksamen Länge von ca. 100 mm eine Steifigkeit, die immer noch weit über der des vorderen Kreuzbandes liegt. Die Gore-Tex-Prothese, welche von Öse zu Öse eine Länge von 230 mm hat, liegt dagegen weit unter der Steifigkeit eines Kreuzbandes. Dieser Steifigkeit kommt ein Bandersatz mit Leeds-Keio am nächsten. Nach einem idealen knöchernen Einbau der Bandprothese reduziert sich allerdings die wirksame Länge auf etwa die des normalen Kreuzbandes, und somit wären alle Prothesen wieder wesentlich steifer.

Was die Augmentationsmaterialien angeht, so kann kaum eine Aussage über deren Eignung gemacht werden, da bisher nicht bekannt ist, ob und in welchem Maße die Verstärkung eines Sehnentransplantats durch ein künstliches Band vorteilhaft ist.

Kriecheigenschaften

Bezüglich der Kriecheigenschaften liegen die meisten Bandmaterialien in einem unkritischen Bereich. Sowohl im statischen als auch im dynamischen Test blieben alle Prothesenmodelle unter 1% bleibender Verlängerung. Das bedeutet z.B., daß es im

Falle einer Auslängung einer Prothese von 1% bei einer wirksamen Länge von 100 mm zu einer Verlängerung des Bandersatzes von 1 mm kommt. Dies würde eine vordere Schublade um etwa 1,5 mm erhöhen, was unserer Ansicht nach unkritisch ist.

Die Augmentationen zeigten stärkere Kriechverhalten. Insbesondere fällt auf, daß das Kennedy-LAD aus Polypropylen selbst nach 6 Mio Lastzyklen noch immer an Länge zunahm. Diese Eigenschaft sollte auf jeden Fall bei einem klinischen Einsatz bedacht werden.

Reißkräfte

Die gemessenen Reißkräfte erwiesen sich in fast allen Fällen als ausreichend, in einem Fall sogar als zu hoch. Grundsätzlich ist zur Reißfestigkeit zu sagen, daß es sich hier nicht um die wichtigste Eigenschaft einer Bandprothese handelt. Kräfte von 800 N und mehr (Gore-Tex: 5000 N) treten nur in traumatischen Situationen auf. Zu hohe Reißkräfte können in Kombination mit hohen Verankerungsfestigkeiten aber eher zu knöchernen Ausreißungen als zu einem Riß der Bandprothese führen, d.h. Bandprothesen sollten nicht für das Trauma, sondern für alltägliche Anforderungen konzipiert werden, da es für den Patienten besser erscheint, im Extremfall mit einer neuen Bandprothese als mit einer Osteosynthese versorgt zu werden.

Biegetest

Der Dauerbiegetest zeigte die sehr unterschiedliche Empfindlichkeit der Materialien gegen Zuglasterhöhung von 40 auf 120 N und in den meisten Fällen eine zu geringe Dauerbiegeschwellfestigkeit. Geht man von durchschnittlich 1 Mio Schritten im Jahr aus, so zeigen die Ergebnisse (Abb. 7), daß die Bandprothesen theoretisch nur zwischen 2 Monaten und 2,7 Jahren (bei 40-N-Zuglast) überleben. Bei 120-N-Belastung wären es sogar nur wenige Tage bis 1,4 Jahre. Diese, wenn auch nur In-vitro-Ergebnisse zeigen schon deutlich, daß hinsichtlich der Biege- und Abriebfestigkeit noch ein großer Entwicklungsbedarf besteht.

Einschränkungen

Von den meisten untersuchten Bandprothesen konnte aus Kostengründen nur 1 Probe je Test geprüft werden. Eine statistische Aussage ist daher nicht möglich. Jedoch kann man davon ausgehen, daß die Bänder keine extremen Schwankungen in ihren Materialeigenschaften aufweisen, so daß der Fehler durch Berücksichtigung nur 1 Probe gering sein dürfte.

Die Ergebnisse des Dauerbiegetests zeigten keine gute Korrelation zu den Versagensfällen, die klinisch und in verschiedenen Tierversuchen beobachtet werden konnten. So waren z.T. Prothesen, die in vitro eine hohe Biegezyklenzahl ertrugen, in vivo häufiger gerissen als solche, die in vitro schlechte Ergebnisse erzielten. Es ergab sich z.B. im Falle der Implantation einer Dacronprothese in Schafkniegelenke eine 50%ige Rupturrate nach 1 Jahr [4]. Klinisch konnten nach 18 Monaten Implantation

24

54% gerissene Dacronbänder gefunden werden [1]. In vitro zeigte dieses Material
unter 40-N-Zuglast jedoch 2,7 Mio Lastzyklen bis zum Bruch, was etwa der doppel-
ten Lebensdauer entspricht. Im Gegensatz dazu stehen Ergebnisse mit Kohlenstoffa-
serbändern. In vitro zeigten sie nur eine sehr geringe Dauerbiegeschwellfestigkeit. Im
Tierversuch [4] waren nach 1 Jahr nur 12,5% der Bänder gerissen, und klinische
Nachuntersuchungen [7] ergaben nach durchschnittlich 27 Monaten Implantationszeit
75% sehr gute bis befriedigende Fälle, bei denen man davon ausgehen kann, daß die
Bandprothese noch intakt war. Ein Grund für diese Diskrepanz zwischen In-vitro-
und In-vivo-Ergebnissen könnte die unzureichende Simulation der In-vivo-Verhältnisse sein. Insbesondere können Effekte, die von der Zeit abhängen, nicht simuliert
werden. So kann Bindegewebe, das sich während der Einheilungszeit um die Prothese
herum, zwischen den Fasern der Prothese selbst und an den Biegestellen entwickelt,
zu einer Verminderung der Reibungsbelastung führen und auf diese Weise die Lebensdauer beträchtlich erhöhen. Umgekehrt können Osteophyten an den Bohrlochrän-
dern entstehen und die Scherbelastung der Prothese extrem erhöhen und schneller
zum Riß der Prothese führen als unter den beschriebenen zeitlich konstanten In-vitro-
Bedingungen des Biegetests.

Anwendung der Ergebnisse

Da alle getesteten Bandprothesen und Augmentationen in einer oder mehreren mechanischen Eigenschaften Mängel aufwiesen, scheint die Anwendung von alloplastischem Bandersatz nach wie vor kritisch zu sein. Empfohlen werden kann der klinische Einsatz für mehrfach voroperierte Fälle als Methode der letzten Möglichkeit. Bei
entsprechender Operationstechnik, die geeignet ist, die Beanspruchung des Ersatz-
materials, z.B. durch Abrunden der Biegestellen herabzusetzen, kann solchen Patienten zumindest für eine begrenzte Zeit eine Verbesserung der Lebensqualität geboten
werden.

Literatur

1. Brade A (1987) Ergebnisse der Kreuzbandplastiken mit Dacron-Bändern unter arthroskopi-
   scher Sicht. Vortrag Arbeitstagung: Alloplastischer Bandersatz aus Trevira hochfest, Neu-
   Isenburg
2. Claes L (1985) Kohlenstoffaserbandprothesen: Material und Eigenschaften. Hefte Unfallheilkd 172:9–16
3. Claes L, Dürselen L (1990) Biomechanical considerations in the design and use of ligament
   prostheses. In: Williams DF (ed) Current perspectives on implantable devices, Vol 2. JAI,
   Greenwich, pp 1–63
4. Claes L, Dürselen L, Kiefer H, Mohr W (1987) The combined anterior cruciate and medial
   collateral ligament replacement by various materials. J Biomed Mater Res 21:319–343
5. Gely P, Drouin G, Thiry PS (1984) Torsion and bending imposed on a new anterior cruciate ligament prosthesis during knee flexion: An evaluation method. J Biomech Eng
   106:285–295
6. Koebke J, Brade A (1988) Alloplastischer Bandersatz des vorderen Kreuzbandes. Histomorphologische Untersuchungen an rupturierten Dacronbändern, Unfallchirurg 91:106–109
7. Neugebauer R, Kiefer H, Seling M (1985) Ergebnisse nach Kohlenstoffaser-Bandplastiken
   der Kreuzbänder am Kniegelenk. Hefte Unfallheilkd 172:121–124

Fasern aus Polyetherketon, Aramid und Hochmodulpolyethylen für den Kreuzbandersatz im Vergleich

M. Dauner[1], H. Planck[1] und H.-J. Brüning[2]

[1] Institut für Textil- und Verfahrenstechnik, Körschtalstraße 26, D-73770 Denkendorf
[2] Hoechst AG, Werk Bobingen, Augsburg

Einleitung

Der Einsatz für dauerhafte Kreuzbandprothesen stellt an das gewählte Material neben den allgemeinen Forderungen der Biokompatibilität und der Biostabilität auch hohe Ansprüche an die Kriechbeständigkeit und die Abriebfestigkeit. Da v.a. letztere meist unzureichend ist, muß die Biokompatibilität ebenfalls für die dann unvermeidbaren Abriebpartikel gefordert werden.

Das Implantat selbst soll eine ausreichend hohe Festigkeit (ca. 1500 N) bei gleichzeitig geringem Querschnitt gewährleisten. Ein möglichst isoelastisches Kraft-Dehnungsverhalten ist erforderlich für die Funktionserfüllung: Stabilisierung des Kniegelenks bei Erhalt der Beugungsfreiheit.

Bislang eingesetzte Prothesen versagen häufig durch unzureichende Eigenschaften der verwendeten Materialien, hier vor allem nicht ausreichende Kriech- und Abriebbeständigkeit. Daher wurden neue, im technischen Einsatz schon lange bewährte oder erst eingeführte Fasermaterialien aus dem Bereich der „high performance fibers" aus Paraaramid (Kevlar/DuPont de Nemours), Hochmodulpolyethylen (HMPE, Dyneema SK 60/DSM) und Polyetheretherketon (PEEK/Hoechst AG) auf ihre Eignung für die Kreuzbandprothetik untersucht. Während Paraaramid unter eigener Regie im Tierversuch getestet wurde, liegen für HMPE nur unzureichende Bewertungen von 3. Seite vor. Die Polyetherketonfaser wurde noch nicht implantiert.

Materialien und Geflechte

Gemeinsame Eigenschaft der untersuchten Fasermaterialien (Tabelle 1) ist ihre gute chemische Beständigkeit. Aramid und HMPE weisen als Hochmodulfasern durch die extreme Ausrichtung ihrer Molekülketten in Faserrichtung hohe Festigkeiten [2] bei sehr geringer Dehnung [3] sowie geringe Querfestigkeiten auf, was in der reduzierten Knotenreißfestigkeit zum Ausdruck kommt [4] (eigene Ergebnisse, unveröffentlicht). PEEK ist vom mechanischen Verhalten vergleichbar den sog. hochfesten Materialien, wie z.B. der Polyethylenterephtalatfaser.

Die Fasermaterialien wurden zu Schlauchgeflechten verarbeitet, die, flachgelegt jeweils einen Querschnitt von etwa 6 mm x 1 mm aufwiesen. Das geringe spezifische

Hefte zu der Unfallchirurg, Heft 234
L. Claes (Hrsg.)
© Springer-Verlag Berlin Heidelberg 1994

Tabelle 1. Vergleich der Fasermaterialien und Geflechtkonstruktionen

	Aramid (Kevlar 29) DuPont	HMPE (Dyneema) DSM	PEEK Hoechst AG
Garn			
relative Dichte	1,45 g/cm^3	0,97 g/cm^3	1,30 g/cm^3
Höchstzugfestigkeit (titerbezogen)	176 cN/tex	190 cN/tex	55 cN/tex
Höchstzugkraft-dehnung	4%	3,4%	24%
Knotenreißfestigkeit (titerbezogen)	45 cN/tex	80 cN/tex	35 cN/tex
Reduzierte Festigkeit (4) in % von (2)	26%	42%	64%
Geflecht			
Gesamttiter	3170 tex	2450 tex	3528 tex
Reißkraft	3400 N	3000 N	1450 N
Reißfestigkeit (titerbezogen)	107 cN/tex	122 cN/tex	41 cN/tex
Reduzierte Festigkeit (8) in % von (2)	61%	64%	75%
Kriechverhalten: – Anfangskraft (= 100%) – Kraft nach 10 h in % der Anfangskraft	980 N/295 N 74%/73%	507 N 48%	507 N 74%

Gewicht der HM-Polyethylenfaser resultiert in einem niedrigerem Gesamttiter[1] des Geflechtes (6), was bei einer Untersuchung über Kreuzbandersatzmaterialien jedoch nur rechnerische Bedeutung hat. Das Polyetherketonband wurde in seinem Querschnitt etwas vergrößert, um nicht wesentlich unter der geforderten Festigkeit zu liegen (7).

Die Querempfindlichkeit der Hochmodulfasern führte zu einer Festigkeitsabnahme des eingesetzten Materials im Geflecht in bezug auf die Ausgangsfestigkeit (2) auf 61% bzw. 64% (8).

Das Kraft-Dehnungsverhalten wird in dem vorliegenden Vergleich nicht berücksichtigt. Hier läßt die Dehnungsfähigkeit der Polyetherketonfaser größeren Freiraum als die Hochmodulfasern, da bei diesen die notwendige Banddehnung fast ausschließlich über die Geflechtskonstruktion zu erzielen ist.

---

[1] Titer = Gewicht pro Länge Faden: 1 dtex = 1 g/10.000 m, 1 tex = 1 g/1.000 m.

Kriechverhalten

Das Kriechverhalten der 3 Bandmaterialien wurde aus technischen Gründen bei verschiedenen Ausgangskräften gemessen. Da für Aramid jedoch im Kriechverhalten kein signifikanter Unterschied zwischen dem höheren (980 N) und dem niedrigeren (295 N) Ausgangswert auftritt, ist die Vergleichbarkeit zu dem Ausgangswert der beiden anderen Materialien gegeben (507 N). In Abb. 1 wird das Kriechverhalten der Bandkonstruktionen dem des natürlichen Kreuzbandes des Schafes gegenübergestellt, das jedoch wegen Bedenken bezüglich morphologischer Veränderungen außerhalb des biologischen Milieus nur über 3 h getestet wurde. Untersuchungen am Schafsknie mit geringeren Ausgangskräften ergaben einen dem abgebildeten Verlauf gleichwertigen prozentualen Abfall.

Aramid und PEEK zeigen bis 3 h einen nur geringfügig stärkeren Kraftabfall als die natürliche Kollagenstruktur und nähern sich dann einem asymptotischen Wert um 70% des Anfangwertes. Die Spannung des HMPE fällt sehr schnell < 60%, und nach 10 h ist bei weniger als 50% der Ausgangskraft noch kein sicherer Stillstand der Kraftabnahme zu erkennen. Dies ist zum einen mit dem molekularen Aufbau des Polyethylens zu erklären, zum anderen zeigen die Geflechte aus HMPE ein zunächst irreversibles Dehnungsverhalten mit brettartiger Versteifung der Konstruktion. Durch einfache Manipulation kann diese Versteifung jedoch nach Entlastung wieder rückgängig gemacht werden. Dieser bedingt irreversible Dehnungsanteil wurde durch Vorverstreckung vor dem Kriechversuch teilweise eliminiert. Dieses für Polymerfasern ungewöhnliche Verhalten ist evtl. in dem bändchenartigen Querschnitt der einzelnen Filamente begründet.

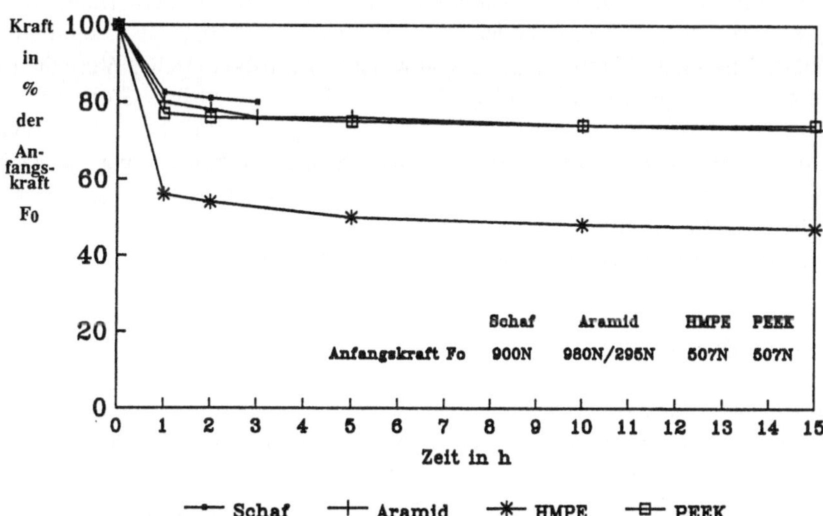

Abb. 1. Spannungsrelaxation der Bandkonstruktionen im Vergleich mit dem vorderen Kreuzband des Schafes

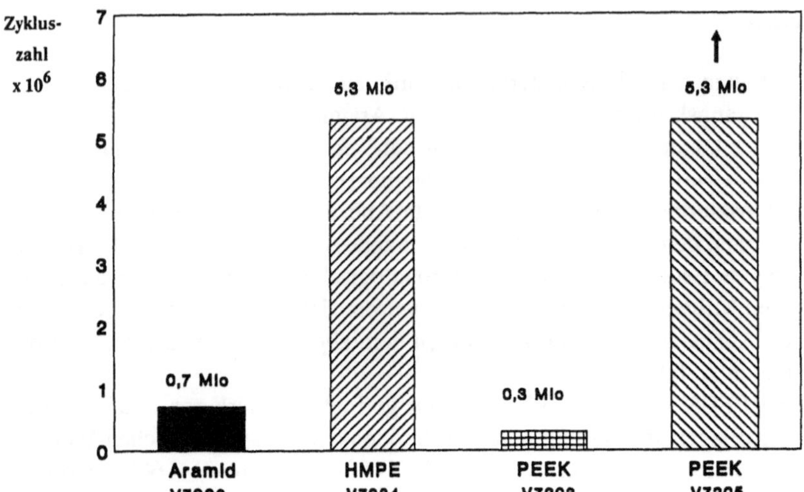

Abb. 2. Biege-Scheuer-Test mit verschiedenen Bandprothesen (Biege-Scheuer-Tester nach Burri u. Claes [1], Belastung 113 N)

Abriebverhalten

In einem Biege-Scheuer-Tester nach Burri/Claes/1/ wurden die Bänder bei einer Dauerlast von 113 N auf ihr Abriebverhalten untersucht. Von dem Polyetherketon wurden 2 unterschiedlich ausgesponnene Fasermaterialien getestet, die sich im Kraft-Dehnungsverhalten nicht wesentlich unterschieden. Während das Versuchsmaterial V 7203 nur 0,3 Mio Zyklen standhielt, wurde der Versuch mit V 7205 nach 5,3 Mio Zyklen aus technischen Gründen abgebrochen. Aus Abb. 2 ist ersichtlich, daß ein Material je nach Verarbeitung stark abweichendes tribologisches Verhalten besitzen kann. Diese Daten sind jedoch Einzelwerte und werden auf ihre Gültigkeit weiter untersucht. Die Werte von Aramid (0,7 Mio Zyklen) und HMPE (5,3 Mio Zyklen) sind durch jeweils 3 Versuche mit Ergebnissen gleicher Größenordnung abgesichert. Für das HMPE hat sich als lebensdauererhöhend ausgewirkt, daß die Fasern wegen ihrer niederen Schmelztemperatur punktförmig an der Belastungsstelle verschweißt wurden. Dies ist sicherlich nicht auf In-vivo-Verhältnisse zu übertragen.

Implantationen

Im Rahmen eines vom Land Baden-Württemberg geförderten Forschungsvorhabens wurde das Band aus der Aramidfaser zunächst auf Biokompatibilität in der Ratte, und nach positivem Befund funktionell im Schaf getestet. Nach zunächst ermutigenden 3- und 6-Monats-Werten wurden bei den 9- und 12-Monats-Ergebnissen degradative Veränderungen der Faser zunächst subjektiv erkannt; eine Reißkraftmessung war nicht möglich. Die Histologie [2] bestätigte dann den Befund, der durch ergänzende Untersuchungen mit Unterstützung der Universität Ulm auch mechanisch belegt wer-

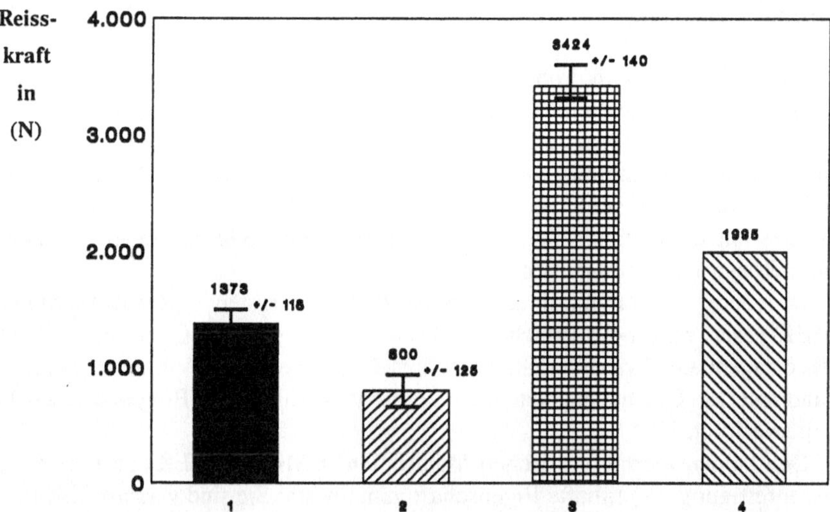

1 : nicht implantiert, sterilisiert (n = 5) Messung mit Bandbefestigungsplatten
2 : 12 - Monats - Implantat   (n = 3) Messung mit Bandbefestigungsplatten
3 : nicht implantiert, sterilisiert (n = 5)   konventionelle Messung
4 : 12 - Monats - Implantat   (./.)   errechnet aus (2)/(1) x (3)

Abb. 3. Reißkraftverlust von Aramid durch Biodegradation nach 12monatiger Implantation als Kreuzband im Schaf

den konnte [3]. Da auch hier die Entnahme der Proben aus dem Gelenk sehr schwierig war, eine Einbettung oder sonst übliche Fixierung des Bandgeflechtes zur mechanischen Prüfung nicht in Frage kam, wurden die Bandenden unter Zuhilfenahmen von jeweils 2 gegeneinander verschraubten Kreuzbandbefestigungsplatten (Fa. Hug) geklemmt.

Diese Methode führte per se zu einer reduzierten gemessenen Festigkeit des Aramidbandes, weshalb zum Vergleich auch das nicht implantierte Band mit gleicher Einspannung geprüft wurde (Abb. 3). Aus dem Bezug auf die nicht implantierte Probe kann ein Reißkraftverlust von etwa 40% abgeschätzt werden. Es kann ebensowenig eine Aussage über die Mechanismen dieser Degradation gemacht werden, wie auch ein Zusammenhang mit der Verarbeitung (Extraktion, Sterilisation) nicht mit Sicherheit ausgeschlossen werden kann.

Untersuchungen auf die Biokompatibilität der HMPE Faser waren, wie zu erwarten, positiv (eigene Ergebnisse, unveröffentlicht). Erste Anzeichen einer möglichen Degradation dieses Materials konnten bislang mangels weiterer Implantationsversuche nicht verifiziert werden; jedoch sollte – auch mit Hinblick auf an implantiertem UHMW-PE beobachteten oxidativen Veränderungen [4]. – die HMPE-Faser vor einem Einsatz als Prothesenmaterial bezüglich ihrer Biostabilität getestet werden.

Gleiches gilt wie für jedes neue Material selbstverständlich auch für die Polyetherketonfaser, von der uns noch keine Implantationsergebnisse vorliegen.

Zusammenfassung

Die Aramidfaser wird von den Autoren wegen den beobachteten Degradations-erscheinungen für den Kreuzbandersatz nicht weiter in Erwägung gezogen.

Das HM-Polyethylen zeigt von seiten der Festigkeit, des Reibungsverhaltens und der prinzipiell bekannten guten Körperverträglichkeit interessante Eigenschaften. Negativ zu bewerten sind das Kriechverhalten und die Strukturversteifung des Geflechtes mit irreversibler Verformung. Beides könnte u.U. mit einer angepaßten Prothesenkonstruktion umgangen werden.

Das neueste und damit auch bislang am wenigsten untersuchte Material, die PEEK-Faser, zeigt bei ausreichender Festigkeit mit geringer Querempfindlichkeit und hervorragendem Kriechverhalten technisch gesehen gute Voraussetzungen für ein Bandmaterial. Das beobachtete uneinheitliche Verhalten im Biege-Scheuer-Test wird weiterverfolgt.

Den beiden thermoplastischen Materialien (HMPE + PEEK) ist eine für die Prothesenfertigung vorteilhafte Eigenschaft gemeinsam: Sie sind verschweißbar.

Für beide muß jedoch derzeit die Biostabilität als noch nicht gesichert betrachtet werden, so daß hier noch Forschungsbedarf besteht.

Literatur

1. Claes L (1985) Die Beanspruchung des Kniebandapparates. Hefte Unfallheilkd 172:12
2. Jerusalem CR et al. Histology of Aramide Cords used as cruciate knee ligament substitute in the sheep. In: Planck H, Dauner M, Renardy M (eds) Medical textiles for implantation. Proceedings of the 3rd international ITV-Conference, June 1989. Springer, Berlin Heidelberg New York Tokyo, pp 123 ff
3. Dauner M et al. (1989) Ligament prosthesis of Aramid fiber. XVIth ESAO Congress Brussels 13–15 Sept. 1989
4. Eyerer P, Ke YC (1984) Property changes of UHMWPE hipcup endoprostheses during implantation. J Biomed Mat Res 18/9:1137–1151

Experimentelle Untersuchung zur Primärfixation beim Ersatz des vorderen Kreuzbandes als elementare Voraussetzung der Frühmobilisation und Darstellung möglicher Alternativen

H.-J. Früh[1], G. Schmid[1], W. Siebels[1], R. Ascherl[2] und G. Blümel[1]

[1] Institut für Experimentelle Chirurgie der Technischen Universität München, Ismaninger Straße 22, D-81675 München
[2] Orthopädische Universitätsklinik Lübeck, Ratzeburger Allee 160, D-23538 Lübeck

Einleitung

Zur Übertragung der Zugkräfte vom biologischen und synthetischen Implantat auf das Femur und die Tibia muß der Bandersatz intraoperativ im oder am Knochen befestigt werden. Dazu werden je nach Prothesendesign verschiedene Fixationselemente verwendet. Die vorliegende Versuchsreihe vergleicht die Belastbarkeit von verschiedenen Stapletypen, einer Zackenkranzunterlegscheibe und einer Krallenplatte sowie bisher klinisch nicht eingesetzter Methoden mit handelsüblichen Dübeln und selbst hergestellten konischen Knochenstiften. Als synthetische Bandersatzmaterialien werden Trevira und Dacron untersucht.

Material und Methoden

Bei der Stapelfixation wird das Bandersatzimplantat mit der U-förmigen Metallklammer auf der Knochenaußenseite unweit des Bohrkanalaustrittes fixiert, das Band liegt zwischen den Stapelbeinen auf dem Knochen. Bei den Schraubbefestigungen wird das synthetische Band von der Befestigungsschraube mittig durchstochen und durch eine Zackenkranzunterlegscheibe festgehalten. Bei der Krallenplatte nach Burri et al. [1] wird die Befestigungsschraube außerhalb des eigentlichen Krallenbereichs angesetzt und beim Anziehen der mit Spitzen versehene Spannteil fest gegen Band und Knochen gedrückt. Als alternative Befestigungsmethode wird eine Fixation mit handelsüblichen Dübeln untersucht. Dabei wird der Dübel gemeinsam mit dem Band in den Bohrkanal eingeführt und der Dübel anschließend durch Eindrehen einer Schraube aufgespreizt. Eine Weiterentwicklung dieses Verankerungsprinzips ist die Verwendung von präparierten konischen Knochenstiften mit unterschiedlich strukturierten Oberflächen (Abb. 1), die mit dem Band in den Bohrkanal eingebracht werden. Durch die Keilwirkung wird das Band an die konisch aufgeriebene Knochenwand gedrückt, wodurch der erforderliche Reibschluß entsteht.

Die beiden für die Versuche verwendeten Bänder Trevira (gewebtes Einzelband der Breite 10 mm) und Dacron (4 tragende und gewebte Tapes in einer gestrickten Gewebehülle, zusammengeheftet) bestehen aus dem Grundwerkstoff Polyethylenterephthalat: Die Zugversuche wurden an einer Universalprüfmaschine (Prüfklasse 1) durchgeführt und orientierten sich an der Norm DIN 53455 (Prüfung von Kunststoffen), die Prüfgeschwindigkeit betrug 20 mm/min. Während der Versuche wurden die

Hefte zu der Unfallchirurg, Heft 234
L. Claes (Hrsg.)
© Springer-Verlag Berlin Heidelberg 1994

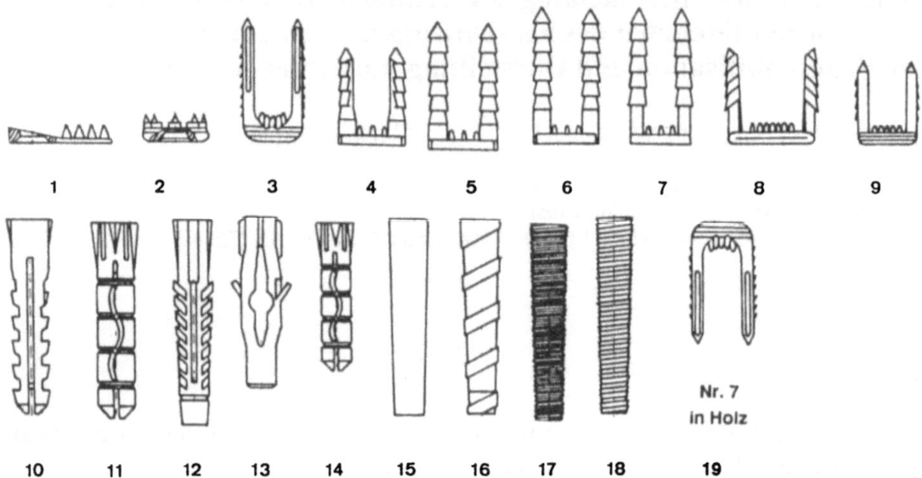

Abb. 1. Schemazeichnungen der untersuchten Fixationsmittel. *1–7* Metallklammern (Staples), *8* Zackenkranzunterlegscheibe, *9* Krallenplatte, *10–14* Kunststoffdübel, *15–18* Knochenkonen

Kraft und die Längenänderung induktiv gemessen und an einem angeschlossenen x-y-Schreiber aufgezeichnet. Mit jeder Fixationsvariante wurden mindestens 6 Versuche durchgeführt.

Für die Versuche wurden frische oder nach Lagerung bei – 20 °C aufgetaute Schweinefemora verwendet. Ein Unterschied in den für die Versuche relevanten mechanischen Eigenschaften der Knochen zwischen frisch und tiefgefroren konnte nicht festgestellt werden. Die Knochen wurden während der Versuche ständig feucht gehalten. Für eine Staplevariante wurden zusätzlich Vergleichsuntersuchungen mit Buchenholz durchgeführt.

Zur Krafteinleitung wurden die Bänder im Abstand von 50 mm zur Fixierungsstelle zwischen Klemmbacken gespannt. Der Knochen wurde in einem schwenkbaren Maschinenschraubstock befestigt und dieser anschließend in Zugrichtung ausgerichtet, um ein querkraftfreies Aufbringen der Zugbelastung zu ermöglichen (Abb. 2).

Die Arbeitsgruppen von Chen u. Black [2] und Morrison [5] errechneten für das physiologische vordere Kreuzband des Menschen bei alltäglichen Bewegungen wie Gehen und Laufen bis zu 500 N Zugkraft. Diese Bedingungen werden durch den Simulationsversuch angenähert: Dabei wird das System aus Band, Fixierung und Femur 100 Schwellastzyklen zwischen 200 und 500 N bei einer Frequenz von 1 Hz ausgesetzt. Anschließend wird der Komplex vom entlasteten Zustand bis zum Versagen der Fixierung belastet. Um vergleichbare Ausgangsbedingungen zu schaffen, werden die Staples nicht eingeschlagen, sondern kontrolliert mit der Prüfmaschine bis 2000 N quasi statisch in den Knochen eingedrückt (Abb. 3).

Die Auswertung der Simulationsversuche erfaßt 2 Längenänderungen (Ende linearer Bereich und Ruptur), die Kraft bis zum Ende des linearen Bereiches, die maximale Zugkraft und 2 Steifigkeiten (Anfahr- und Ausreißsteifigkeit).

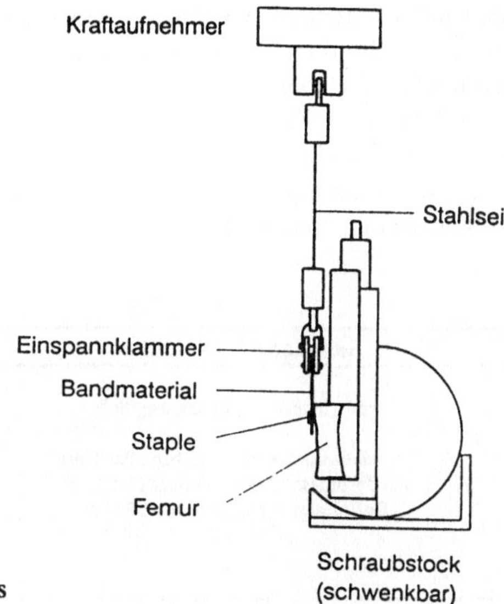

Abb. 2. Schemazeichnung des Versuchsaufbaus

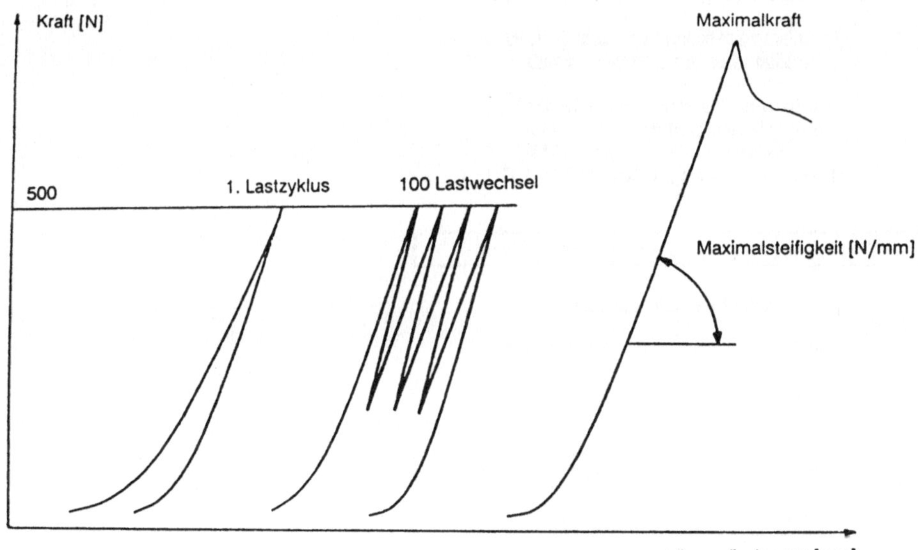

Abb. 3. Simulationsversuch mit Auswertung

Aus der Schadensanalyse dieser Versuche entwickelt sich ein Fixationskonzept mit einer schlauchförmigen Bandstruktur. Dabei wird ein Konus mit dem Schlauchband in den kegeligen Bohrkanal gezogen und klemmt das Band durch die Keilwirkung. Bei einem aufgeweiteten geflochtenen Schlauchband entsteht durch die Zugkraft eine Kontraktionswirkung, die den Konus fest umschließt, wodurch die Kraft auf den gesamten Konus übertragen und eine gleichmäßige Krafteinleitung in den Knochen ermöglicht wird. Um den Einfluß eines inhomogenen Materials wie Knochen auszuschließen, wurden die weiteren Untersuchungen zunächst mit konischen Stiften aus Stahl und verschieden oberflächenstrukturierten Bohrungen in Aluminium durchgeführt. Dabei wurden Kegelstifte mit dem Kegelverhältnis 1:50, 1:10, 1:5 und 1:2,5 (Durchmesser: 3,7, 4,7 und 5,7 mm) verwendet; die Konusspitzen wurden abgerundet, die Oberfläche wies einen Rauhheitswert von $R_t = 5$ µm auf.

In Abb. 4 ist das standardisierte Testprogramm für Fixationen künstlicher Bandersatzmaterialien zusammengefaßt.

Simulierte Implantation

Einschlagen des Fixationsmittels

Simulationsmaterial: Knochen oder Holz
Bandprothese: TREVIRA[R] oder DACRON[R]
Definiertes Eindrücken mit 2000 N

Statische Belastbarkeit bis 500 N
Dynamische Belastbarkeit bis 500 N

Statische und dynamische Belastbarkeit der
Fixation (Knochen - Fixation - Band)

Modifizierter Zugversuch nach DIN 53455
Prüfgeschwindigkeit $v_B = 20$ mm/min
1 x quasistatische Belastung bis 500 N
100 zyklische Belastungen (200 - 500 N, 1 Hz)

Versagensgrenze (Längenänderung, Kraft)

Belastbarkeit der Fixation

Modifizierter Zugversuch nach DIN 53455
Prüfgeschwindigkeit $v_B = 20$ mm/min
Belastung bis zum Versagen der Fixation

Ausziehverhalten der Fixationsmittel (Explantation)

Ausziehen des Fixationsmittels

Herausziehen der Fixationen
Prüfgeschwindigkeit $v_B = 20$ mm/min

Genaue Schadensanalyse

Abb. 4. Standardisiertes Testprogramm für Fixationen künstlicher Bandersatzmaterialien

Ergebnisse

Viele Staplefixationen versagten vor Erreichen der Bandbelastung von 500 N. Die Längenänderungen zeigen bei den Dübeln und Knochenkronen gegenüber Staple, Zackenkranzunterlegscheibe und Krallenplatte niedrigere Werte. Bei beiden Bandersatzmaterialien heben sich Dübel und Knochekonus bezüglich der Anfahrsteifigkeit beim 1. Belastungsversuch leicht von den übrigen Befestigungsmethoden ab. Bei Staple Nr. 7 werden im Holz die höchsten Werte erreicht, was die deutliche Abhängigkeit vom Werkstoff unterstreicht. Die Auswertung der Kraft am Ende des linearen Bereiches ergibt beim Treviraband ähnliche Werte zwischen den Staples und Knochenkonen, wobei nur bei den Staples Nr. 4, 5 und 6 annähernd befriedigende Werte erreicht werden (Abb. 5). Staple Nr. 3 hingegen erwies sich als vollkommen ungeeignet. Beim Dacronband fallen die relativ geringen Werte bei der Fixation mit Staples auf, die alternativen Befestigungsmethoden erbringen mit dem Treviraband vergleichbare Ergebnisse, teilweise werden höhere Werte beobachtet.

Außer bei den Konen trat stets ein endgültiges Versagen am Fixationselement auf. Die Durchschnittswerte für die Ausreißkraft liegen um 100–200 N höher als die Kraft am Ende des linearen Bereiches, die alternativen Befestigungsmethoden zeigen wiederum höhere Werte. Vergleicht man den Wert von Staple Nr. 7 im Knochen mit dem in Holz, so wird deutlich, daß Aussagen, die nach Versuchen mit Ersatzwerkstoffen (wie z.B. Holz) getroffen werden, nur beschränkt auf den Zustand im Knochen übertragen werden können (Abb. 5).

Die Ergebnisse der Versuche mit konischen Stahlstiften (Kegelverhältnis 1:2,5 bis 1:50) mit den 3 unterschiedlichen Stiftdurchmessern 3,7, 4,7 und 5,7 mm lassen eine geringe Zunahme der gemessenen Längenänderungen mit steigendem Durchmesser

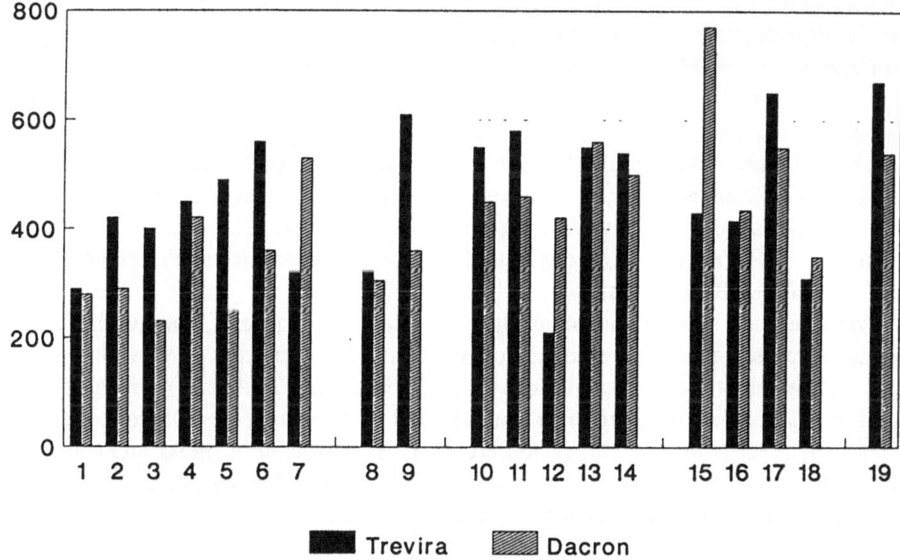

Abb. 5. Kraft bis Ende linearer Bereiche (N) der verschiedenen Fixationsmittel (s.a. Abb. 1)

36

erkennen. In Abhängigkeit vom Kegelverhältnis werden die geringsten Werte bei 1:5 und 1:10 beobachtet. Kein Unterschied wird zwischen den 3 Stiftdurchmessern bei der Nachrutschkraft, bei der das Band in der Kegelbohrung zu rutschen beginnt, beobachtet. Zur Validierung dieser Versuche wurden außerdem Versuche mit Knochenmaterial von Schweinefemora durchgeführt [3].

Diskussion

Good et al. [4] und Schabus [6] untersuchten ebenfalls die initiale Befestigung von synthetischen Bändern auf ihre Belastbarkeit und Versagenscharakteristik. Die eigenen Untersuchungen belegen die Problematik der unzureichenden Befestigung von synthetischen und biologischen Bandimplantaten durch Staples. Im Vergleich mit den Resultaten von Schabus und Good et al. an Fixationen von synthetischen Bändern ergeben sich ähnliche Größenordnungen der Belastbarkeiten, wobei der Einfluß von verschiedenen Bandimplantaten die Übertragbarkeit erschwert. Eine Gegenüberstellung ist in 2 Fällen mit Testgruppen von Good möglich (Dacronband mit Richardsbzw Stryker-Staple) mit 350 N bwz. 360 N und 360 N bzw. 370 N bei den eigenen Untersuchungen. Die Werte der Maximalkraft von Good et al. liegen in deren Hauptgruppen etwa doppelt so hoch wie bei Schabus und den eigenen Untersuchungen. Dies erklärt sich aus dem Einschlagen der Staples bis auf das Niveau der Knochenoberfläche.

Wie die eigenen Versuche zeigen, ist mit Knochenklammern eine Befestigung von synthetischen Bandimplantaten mit Maximalbelastbarkeiten zwischen 300 und 750 N zu erzielen. Die Verwendung von 2 Staples hintereinander erhöht die Belastbarkeit ebenso wie Umschlingungen und Rückführungen [6]. Die Krallenplatte [1] ist besonders für flache Bandimplantate geeignet und erreicht damit höhere Belastbarkeiten als Staplefixationen ([1] 800 N, eigene 750 N). Die höchste Belastbarkeit ist mit Schraubenfixation durch in das Band eingearbeitete Ösen erreichbar, wobei allerdings die Vorteile der frei wählbaren Plazierung und der einfachen Vorspannbarkeit entfallen.

Die Verwendung von Holz als Simulationswerkstoff für Knochen erweist sich bei den Klammerfixationen als nur begrenzt geeignet. Dies zeigt sich bereits bei den Eindrück- und Ausziehkräften der Staples zu Beginn und am Ende der Versuche. Für das Herausziehen der Klammern aus einem Schweinefemur müssen durchschnittlich 300 N Kraft aufgewendet werden gegenüber 1300 N bei Buchenholz. Die höhere Haltekraft in Holz wirkt sich verstärkend auf die Belastbarkeit der Fixationen vor allem von flachen Bändern aus.

Die eigenen Untersuchungen zur Staplefixation haben gezeigt, daß durch nicht adäquate Anpassung der Stapeldimensionen an eine Bandstruktur eine effektive Fixation nicht erreicht werden kann. So wurde der Staple Nr. 7 (Abb. 1) für das Treviraband entwickelt, erfüllt aber seine Aufgabe bei Verwendung des Dacronbandes viel effektiver. Auch sind die Dimensionierungen der Stapledorne meist nicht geeignet, das synthetische Band über Formschluß zu fixieren. Mit dem dargestellten Simulationsversuchen lassen sich folgende Ergebnisse erzielen:

- Unterschiede zwischen einzelnen Fixationsmitteln
- Güte der Fixationsmittel (Material, Dimensionen)

- Eigenschaften des Gesamtkomplexes Band – Fixation
- Valides Testverfahren für Optimierungsmaßnahmen

Die Untersuchung experimenteller Fixationsvarianten mit Dübeln und Konen ist in Verbindung mit einer schlauchförmigen Bandstruktur sinnvoll. Vor allem die Konen zeichnen sich durch hohen Reibschlußcharakter mit größeren Belastbarkeiten aus. Für diese konische Fixation sind nach den Ergebnissen der Versuche mit Metallkegeln in Aluminium und Knochen Kegelverhältnisse von 1:5 oder 1:10 anzustreben. Damit ist ein ausgewogenes Verhältnis zwischen erforderlicher Eindrückkraft der Konen und resultierender Druckkraft im Bohrkanal gewährleistet. Der Einfluß unterschiedlicher Stiftdurchmesser ist unbedeutend und kann sich nach den lokalen Gegebenheiten im Knochen richten.

Befestigungen durch Klemmelemente, die in ein schlauchförmiges Implantat eingelegt und vollständig in den konisch verlaufenden Bohrkanal eingedrückt werden, lassen Belastbarkeiten von über 1000 N erwarten. Gelingt es, diese Klemmelemente an einem Ende bereits in das Schlauchband einzuflechten, so eröffnet sich die Möglichkeit der mechanisch sicheren initialen Fixierung des Bandimplantats, der Verminderung von Mikrobewegungen im Bohrkanal und damit sowohl einer adäquaten Frühmobilisation als auch einer langfristig sicheren biologischen Verankerung von Kreuzbandsystemen.

Zusammenfassung

Mit biomechanischen In-vitro-Untersuchungen wird die Güte der Fixationsmethoden von synthetischem Bandersatz überprüft. Die klinisch üblichen Befestigungsmethoden wie Staples, zeigen deutliche Schwächen sowohl bei zyklischer Belastung als auch bei Belastung bis zum Versagen. Die in den Zugversuchen erreichten Belastbarkeitswerte mit experimentellen Befestigungsmitteln wie Dübel oder Konen belegen die Überlegenheit unter mechanischen Gesichtspunkten. Die Verankerungskraft sollte jedoch geringer als die Reißkraft der Implantate sein, um eine Zerstörung von Gelenkanteilen zu vermeiden und eine einfache Refixation oder Neuimplantation zu ermöglichen. Ein kombiniertes System aus einem schlauchförmigen Band und der Fixation mit konischem Stift erfüllt die an einen funktionsadäquaten Kreuzbandersatz mit Frühmobilisation gestellten Anforderungen.

Literatur

1. Burri C, Claes L, Mutschler W (1979) Eine neue 1-Loch-Platte zur Reinsertion von Bandansätzen. Unfallchirurgie 5:100–104
2. Chen EH, Black J (1980) Materials design analysis of the prosthetic anterior cruciate ligament. J Biomed Mater Res 14:567–586
3. Früh HJ, Schmid G, Siebels W, Ascherl R, Blümel G (1991) Experimentelle Untersuchung verschiedener Fixationsmethoden für synthetische Materialien beim künstlichen Kreuzbandersatz. Deutscher Verband für Materialforschung und -prüfung e.V. Berlin (DVM) – Arbeitskreis „Implantate" und Deutsche Sektion der AO-International 200:47–57

4. Good L, Tarlow SD, Odensten M, Gillquist J (1990) Load tolerance and failure modes of fixation devices for synthetic knee ligaments. Clin Orthop Relat Res 253:190–196
5. Morrison JB (1968) Bioengineering analysis of force actions transmitted by the knee joint. Biomed Eng 3:164–170
6. Schabus R (1988) Die Bedeutung der Augmentation für die Rekonstruktion des vorderen Kreuzbandes. Acta Chir Austr Suppl 76:1–48

Vergleich der topographischen und funktionellen Anatomie des Kniegelenks verschiedener Spezies und Alternativen der Immobilisation

M. A. Scherer und T. Brill

Institut für Experimentelle Chirurgie der Technischen Universität München,
Ismaninger Straße 22, D-81675 München

Einleitung

Vor der Implantation von Biomaterialien beim Menschen sollte trotz aller Notwendigkeiten des Tierschutzes unbedingt der Gebrauchstest im Tierversuch stehen. Als minimale Beobachtungszeit sind hier 6, besser 12 Monate anzusehen.

Die tatsächliche Übertragbarkeit tierexperimenteller Ergebnisse auf die klinische Wirklichkeit ist eine zentrale Frage der Versuchstierkunde, ja der gesamten experimentellen Chirurgie. Neben der Physiologie steht hier die topographische und funktionelle Anatomie der verwendeten Versuchstierspezies bei unfallchirurgischen und orthopädischen Versuchsvorhaben im Vordergrund. Leider gibt es in der experimentellen Literatur ausschließlich speziesvergleichende Untersuchungen über die Anatomie und Angioarchitektur des Knochens und der Menisci, die funktionelle Anatomie des Kniegelenks im ganzen wurde bisher nicht beachtet.

Fragestellung

Die folgende vergleichende Untersuchung häufig verwendeter Versuchstierspezies in der Kniegelenkchirurgie soll – ohne Anspruch auf Vollständigkeit zu erheben – Hinweise auf Entscheidungskriterien zur richtigen, also aussagekräftigen und bewertbaren Spezieswahl, an die Hand geben.

Material und Methoden

Angaben zur Anatomie des menschlichen Knies wurden der Literatur entnommen. Gelenke der Spezies Schaf, Schwein, Hund, Kaninchen und Ratte entstammen seit Jahren laufenden Versuchsvorhaben (n = 6 bis n = 94). Sie wurden bei der Sektion photographiert, morphometrisch vermessen und in 2 Ebenen geröngt. Schrittweise seitliche Funktionsaufnahmen von der maximalen Flexion bis zur maximalen Extension am Kapselbandpräparat und Arthrographien vervollständigen die Röntgenuntersuchungen.

Hefte zu der Unfallchirurg, Heft 234
L. Claes (Hrsg.)
© Springer-Verlag Berlin Heidelberg 1994

Ergebnisse

Unter den theoretisch möglichen Versuchstierspezies sind Schaf, Ziege, Hund, Schwein, Kaninchen und die Ratte zu nennen. Der eindringlichste Unterschied besteht in den morphometrischen Proportionen der Kniegelenke, das Schaf steht hierbei dem Menschen eindeutig am nächsten. Die Ratte (und das Meerschweinchen) sollten für Gebrauchstests keinesfalls in Frage kommen. Die beiden letztgenannten Tierarten sollten bei der experimentellen Untersuchung alloplastischer Prothesen einzig und allein für die Austestung der lokalen Biokompatibilität von Abriebprodukten in Betracht gezogen werden. Das Kaninchen wird in der Literatur relativ häufig verwendet, allerdings sind auch hier bereits die Gelenkabmessungen so klein (Abb. 1), daß viele Experimentatoren von einer möglichen Beeinflussung der Ergebnisse allein durch den operativen Eingriff ausgehen – „Kreuzbandplastik beim Kaninchen als Arthrosemodell"?

Somit bleiben für die nähere Betrachtung nur die größeren Tierspezies Schaf, Ziege, Hund und Schwein. Aus rein versuchstechnischen Gründen könnten beim Schwein, das in der experimentellen Literatur zur Kniebandchirurgie kaum vertreten ist, nur Spezialzüchtungen (Minipigs) verwendet werden, da Individuen mit versuchstechnisch vernünftigen Proportionen (Größe und vor allem Gewicht) beim normalen Landschwein immer offene Epiphysenfugen aufweisen. Beim direkten Vergleich der allgemeinen Eigenschaften von Schaf und Ziege tritt die Ziege – allerdings ausschließlich aus versuchstechnischen Gründen – in den Hintergrund: Während Schafe relativ leicht und anspruchslos in Herden zu halten sind, erfordert die Ziege wegen ihres Platzbedarfs (weniger starker Herdentrieb), anspruchsvoller Fütterung und der

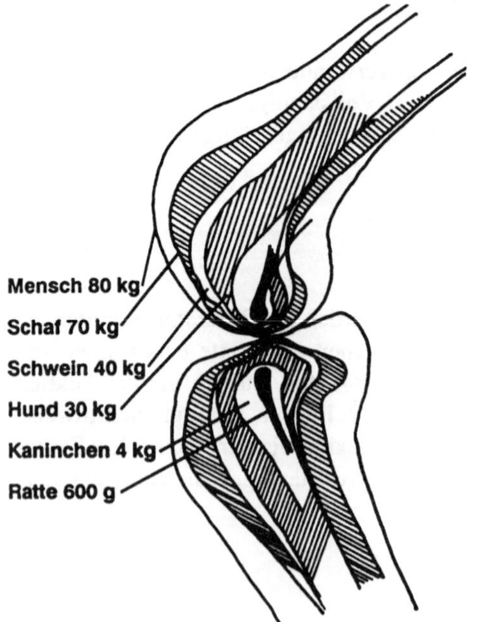

Abb. 1. Größenverhältnisse am Kniegelenk von Mensch, Schaf, Schwein, Hund, Kaninchen und Ratte. Schemazeichnung nach seitlichen Röntgenbildern im Verhältnis 1:1

größeren artspezifischen Agressivität einen höheren Haltungsaufwand. Die beim Vergleich von Schaf und Ziege ins Feld geführte höhere Tendenz zur heterotopen Ossifikation beim erstgenannten Tier können wir aus unserer Sicht, nach Überprüfung mehrerer hundert Röntgenbilder bis zu 2 Jahren postoperativ, nicht nachvollziehen. Vielmehr hat sich gerade das Schaf im Hinblick auf radiologische Veränderungen nach rekonstruktiven Eingriffen am Kniegelenk in unseren Händen als hervorragendes, dem Menschen in vieler Hinsicht entsprechendes Modell bewährt: Nach Kreuzbandresektionen kommt es zu einer zunehmenden Verengung und Abflachung der „notch", nach Bandnaht zu typischen heterotopen Ossifikationen nahe der ursprünglichen „Rupturstelle", und nach Kreuzbandplastiken kommen heterotope Ossifikationen in erster Linie im anteromedialen Gelenkbereich nahe der intraartikulären Austrittsöffnungen der Bohrkanäle vor.

Zum abschließenden Vergleich bleiben also Schaf und Hund übrig. In Tabelle 1 sind einige wesentliche Aspekte der topographischen und funktionellen Kniegelenkanatomie von Mensch, Schaf und Hund einander tabellarisch gegenübergestellt. Bei der jeweils artspezifischen üblichen Haltung in genehmigten Versuchstierlabors für lange Zeiten (Jahre), zeigt das Schaf aufgrund seines Freßverhaltens einen höheren durchschnittlichen Aktivitätsgrad als der Hund, der den überwiegenden Teil des Tages im Zwinger liegt. Die Impulshöhe einer auftretenden Belastung (Sprünge, etc.) und somit Impulsspitzen sind beim Hund deutlicher. Die normale Ruhestellung des Kniegelenks, die Position, in der die meisten Tagesstunden verbracht werden, beträgt beim Schaf nur 0–35–60°, beim Hund hingegen 0–120–160°. Beide Spezies haben im Vergleich zum Menschen eine stärkere passive Flexion im Kniegelenkbereich sowie ein Extensionsdefizit von 15–20°. Die Schlußrotation ist bei beiden Tierarten vergleichsweise vermehrt und betrifft einen viel größeren Bereich des gesamten Bewegungsumfanges als beim Menschen. Eine zunehmende rotatorische Komponente läßt sich beispielsweise beim Schaf bereits bei Streckung über 90° Flexion nachweisen. Beim Schaf ist die Fibula auf ein proximales Rudiment reduziert (Abb. 2), beim Hund ist sie synostosiert. Beide Tierarten weisen ein beidseits konvexes Tibiaplateau auf, der anterolaterale Komplex wird durch die Sehne des M. extensor digitorum longus (Abb. 2 und 3), der posterolaterale Komplex durch einen besonders kräftigen M. popliteus verstärkt (Abb. 2–4).

Während sich beim Menschen eine kontinuierliche Knorpeloberfläche über die Articulatio femoropatellaris und die Articulatio femorotibialis erstreckt, sind diese Gelenke beim Tier durch nicht überknorpelte Knochenbrücken getrennt. Diese Kompartimentierung erstreckt sich auch auf eine bindegewebige Kammerung, die sich von der „notch" bis weit nach ventral und proximal ausdehnt und mit einem mächtigen Corpus adiposum einhergeht. Rudimentär sind diese Septen beim Menschen als Plicae variabel angelegt. Die Menisken sind insgesamt weniger fest fixiert als beim Menschen. Das Verhältnis von Meniskushöhe zu Meniskusbreite ist zugunsten der Höhe verschoben. Wie sich am Schaf durch Transplantationsmessungen nachweisen läßt, tragen die Menisken in besonders ausgeprägter Art und Weise zur Gesamtstabilität des Kniegelenks bei. Die zum zentralen Komplex gehörenden Lig. Humphrey und -Wrisberg, die beim Menschen inkonstant und variabel ausgeprägt sind, werden bei Hund und Schaf durch ein extrem starkes Lig. meniscofemorale posterius ersetzt (Abb. 4 und 5).

Tabelle 1. Interspeziesvergleich von Schaf und Hund gegenüber dem Menschen – Verhalten, Skelett, Stabilisierung, Meniskus [1–3, 5–7, 9–26]

Spezies	Mensch	Schaf	Hund
Verhalten/Funktion			
Compliance	gut	keine	Schmerz
Aktivitätsgrad	niedrig/hoch	hoch	niedrig
Impulshöhe	niedrig/hoch	niedrig	hoch
ROM-Ruhestellung	0–0–90°	0–35–60°	0–120–160°
ROM-Aktivität	5–0–145°	0–20–160°	0–15–160°
Schlußrotation	5°	15°	10°
Skelett-Anatomie			
Fibula	hohe Funktionalität	Rudiment/fehlt	Synostose
Artikulation	Trochoginglimus	Ginglimus	Ginglimus
Krümmungsradius Femur	Mensch größer	Schaf größer	Hund
Gelenkfacette Femur	1	3	3
Krümmungsradius Tibia	Mensch größer	Schaf größer	Hund
Gelenkfacette Tibia	2	2	2
Geometrie Gelenksfacetten	konkav/konvex	konvex/konvex	konvex/konvex
Femoropatellargelenk	1. Kapselbandführung	1. Formschluß	1. Formschluß
	2. Formschluß	2. Kapselbandführung	2. Kapselbandführung
Evolutionsstufe	plantigrad	unguligrad	unguli-/digitigrad
Stabilisierung			
anterolateral:	kein anatom. Pendant	zusätzlich intraart., extrasynov. Sehne	
posterolateral:	Popliteus schwach	starker, zweiköpfiger Popliteus	
isolierte VKB-Läsion –			
– anteriore Translation	meßbar	nicht meßbar	? meßbar
Fascia lata	kräftig	sehr schwach	schwach

Tabelle 1 (Fortsetzung)

Meniskus			
Menisci-Fixation	fest	weniger fest	lockerer
Lig. menisco-fem.	irregulär	Hauptfixation des HH – AM	
Geometrie	C-förmig	eher scheibenförmig	eher scheibenförmig
Bedeutung	„mittel"	wichtig	wichtig
VKB			
VKB-Faszikel	1/anatomisch	2/anatomisch	1–3/anatomisch
	2–7/präparatorisch	2–3/präparatorisch	3/präparatorisch
femoraler Ansatz	eher interkondylär	eher suprakondylär	eher suprakondylär
tibialer Ansatz	ovalär	zweigeteilt	zweigeteilt/ovalär
Länge	32 mm (13–44)	25 (11–36)	n.n.
Torsion	30–140°	40–130°	70–160°
Bruchkraft	Mensch größer	Schaf größer	Hund
max. Bruchkraft (N), Mittelwert	n.n.	1188	1030
Spannweite	445–2500	646–2183	641–1429
Brucharbeit (Nm), Mittelwert	n.n.	2,8	2,4
Spannweite	n.n.	1,1–6,4	0,9–4,8
nicht linearen Steifigkeit (N/mm), Mittelwert	n.n	175	n.n.
Spannweite	n.n.	56–317	n.n.
Steifigkeit im linearen Bereich (N/mm), Mittelwert	n.n.	329	272
Spannweite	38–349	157–480	212–418
Längenänderung bis yield-stress (mm), Mittelwert	n.n.	4,4	n.n.
Spannweite	n.n.	2,7–6,8	n.n.
Längenänderung bis Bruch (mm), Mittelwert	n.n.	5,5	n.n.
Spannweite	1,2–14,0	3,2–10,5	n.n.
mikroskopisch			
Durchmesser Kollagen-Faszikel	0,05–3 mm	n.n.	n.n.
Durchmesser Kollagen-Fasern	20–100 nm (SEM)	20–250 nm (TEM)	20 nm (SEM)

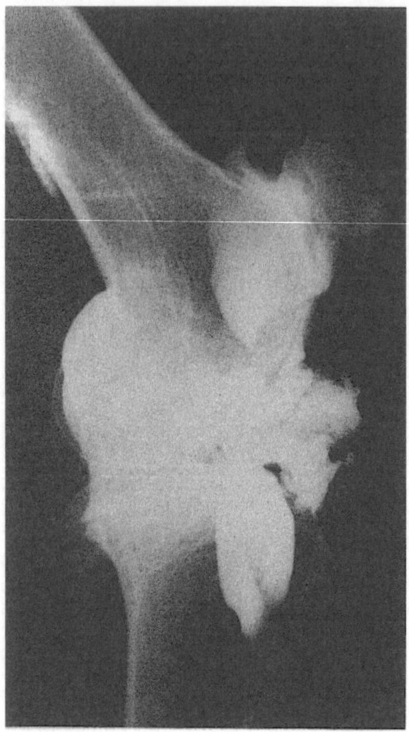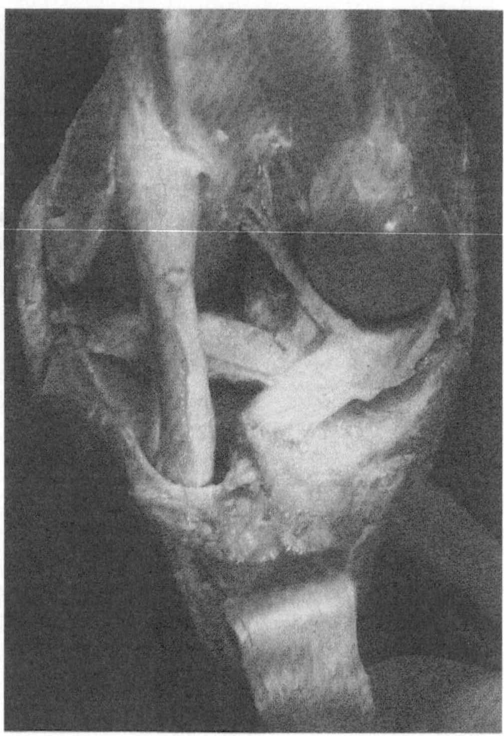

Abb. 2 *(links)*. Arthrographie. Rechtes Kniegelenk Schaf, seitlicher Strahlengang. Dargestellte Strukturen: Außenmeniskus-Hinterhorn, synoviale Auskleidung der Sehnenscheide des M. extensor digitorum longus, Popliteussehne (indirekt), Recessus infra- und suprapatellaris, Kompartimentierung des Gelenkbinnenraums durch Ligg. alaria

Abb. 3 *(rechts)*. Rechtes Schafknie von vorne. Die Hauptunterschiede zum Menschen bestehen in der Verstärkung des anterolateralen Kompartments durch die Sehne des M. extensor digitorum longus, in der mächtigen Ausprägung der Popliteussehne und in der variablen Ausprägung des Lig. meniscofermorale mediale anterius. Die Lig. meniscotibialia mediale und laterale überkreuzen sich, darunter liegen die tibialen Ansätze des VKB leicht versetzt. Unguliformer Gelenkbau mit Unterbrechung der überknorpelten Fläche zwischen der Articulatio femoropatellaris und femorotibialis

Der Außenmeniskus erhält damit eine wendeltreppenähnliche Struktur (Abb. 5) und fungiert als kräftiger Agonist zum VKB bei Schaf und Hund: Hier könnte der Hauptgrund für die klinisch schlecht oder gar nicht diagnostizierbare anteriore Instabilität nach isoliertem VKB-Verlust bei erstgenannter Spezies liegen.

Das menschliche Kreuzband besteht bei jungen Individuen anatomisch aus einem einzigen Faserbündelzug, beim Schaf lassen sich anatomisch bereits 2, beim Hund in der Mehrzahl der Fälle 3 Einzelzüge darstellen (Abb. 6). Entsprechend diesem Aufbau ist der tibiale Ansatz bei beiden Spezies 2geteilt. Die dem vorderen Kreuzband eigene Gesamttorsion – beim Menschen bis 140° – kann beim Hund bis zu 160° erreichen. Ein gewichtiger Nachteil beim Schaf ist die nicht vorhandene „Compliance", da

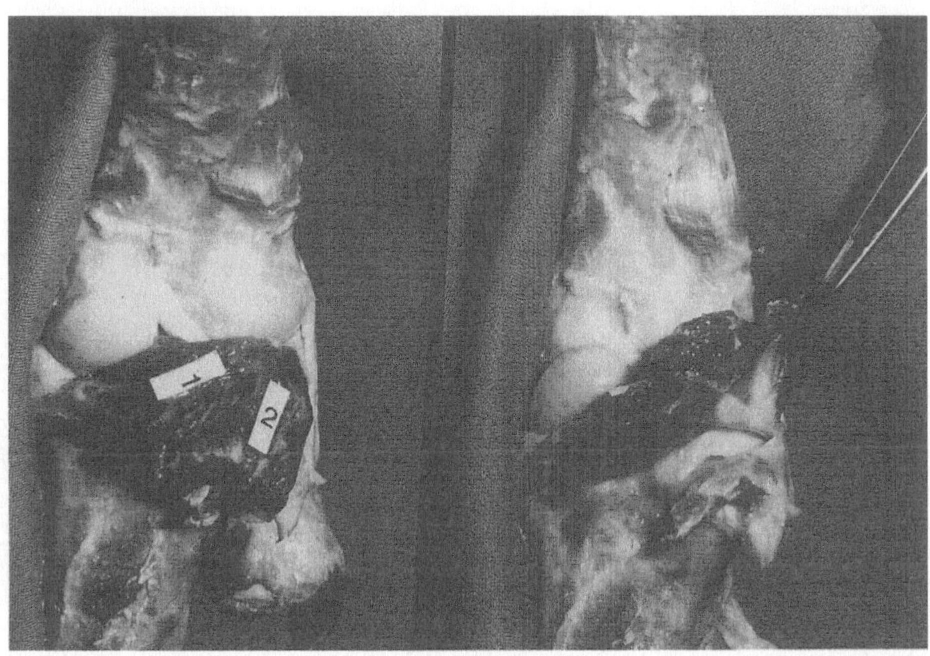

Abb. 4. Popliteussehne am Schaf. Rechtes Knie von dorsal. Der M. popliteus ist 2köpfig mit einer Pars transversalis und einer Pars descendens, die als Beuger und zur Begrenzung der Außenrotation fungieren

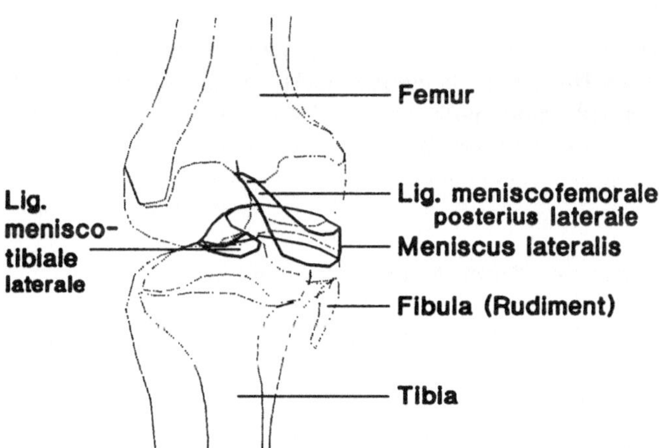

Abb. 5. Darstellung des Verlaufs des Meniscus lateralis. Im Gegensatz zum Menschen, bei dem die Lig. Humphrey und -Wrisberg inkonstant und schwach ausgeprägt sind, ist der Meniscus lateralis beim Schaf am Hinterhorn faktisch ausschließlich durch das Lig. meniscofermorale laterale posterius fixiert. Der Außenmeniskus hat eine wendeltreppenförmige Struktur und ist ein wichtiger Agonist zum vorderen Kreuzband

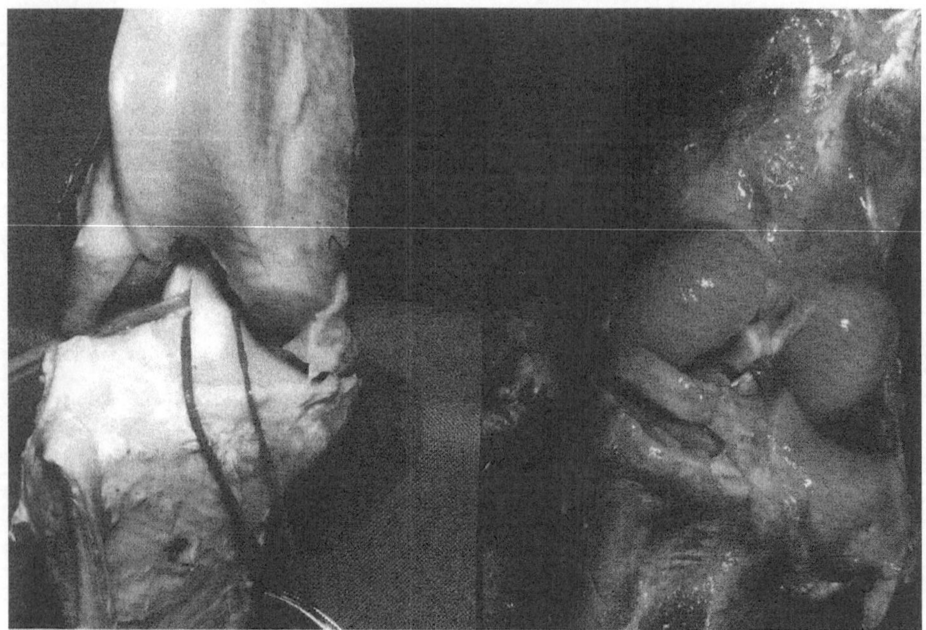

Abb. 6. Kreuzbandapparat des Schafs. Rechtes Knie: *links* von ventral, *rechts* von dorsal. Deutliche, ohne scharfe Präparation erzielbare Auftrennung in 2 Hauptbündel: ein langgestrecktes stark torquiertes anteromediales Bündel und ein kurzes dorsolaterales Bündel. Bei Beugung spannt sich vor allem das anteromediale Bündel an, bei Streckung das posterolaterale. Beachte wiederum die mächtige Popliteussehne, die einen wesentlichen Teil des lateralen Kompartments begrenzt

das Tier sehr leicht zu Panikreaktionen neigt und dann auf den Schmerz eines operierten Hinterlaufs keine Rücksicht nimmt. Der Hund läuft bis zum Abklingen einer Schmerzsymptomatik auf 3 Beinen und entlastet in gebeugter Stellung. Manchmal tritt dabei eine Gewöhnung auf, und ein quadrupeder Gang ist erst nach weiteren, zeitintensiven Maßnahmen wieder erreichbar.

Alternativen der postoperativen Immobilisation

Die Indikation zur postoperativen Immobilisation bei rekonstruktiven Eingriffen am Kapselbandapparat des Kniegelenks stellt sich heute nur noch bei speziellen Fragestellungen. Die gebräuchlichsten Alternativen beim Tierexperiment sind in Abb. 7 dargestellt: Zu nennen sind hier die Fesselung der Patella mit einer Drahtzuggurtung (z.B. Mc-Laughlin-Schlinge), die Achillotenotomie, die Immobilisation im Ganzkörpertragegurt, die Gipsimmobilisation der operierten Extremität und schließlich verschiedene Möglichkeiten der temporären Arthrodese mit Osteosynthesematerial (Fixateur externe, Arthrodesestab, Steinmann-Nägel).

Mit einer Drahtzuggurtung erreicht man besonders beim Schaf eine relativ deutlichere Immobilisation als beim Menschen, weil bei dieser Spezies die Beweglichkeit

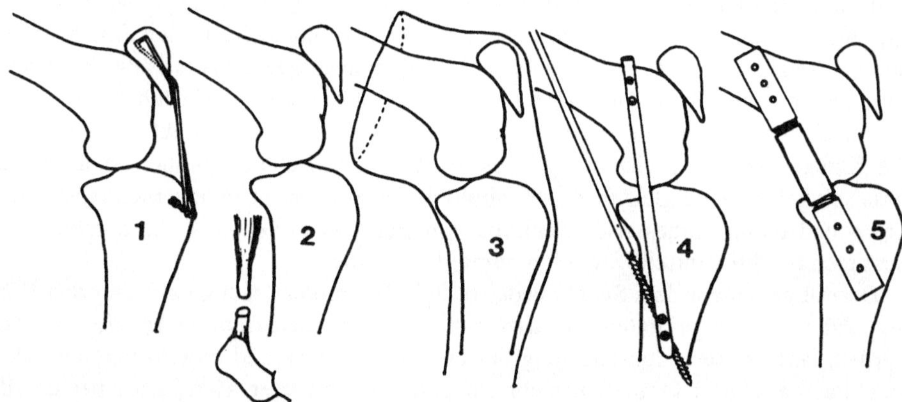

Abb. 7. Gebräuchliche Immobilisationsformen. *1* Mc-Laughlin-Schlinge, *2* Achillotenotomie, *3* Oberschenkelgipsverband, *4* Verriegelungsnagel, Arthrodesestab, *5* Fixateur externe

im Knie- und Sprunggelenk durch die anatomischen Gegebenheiten gekoppelt und gegensinnig verlaufen. Insgesamt handelt es sich jedoch dabei um eine unzuverlässige Methode.

Die Achillotenotomie sichert die Extremität effektiv gegen axiale Belastung, allerdings lassen sich immer wieder Tiere beobachten, die zumindest beim Aufstehen und Ablegen direkt auf dem hyperflektierten Kniegelenk „laufen". Die aus der Veterinärmedizin (Pferde) stammende Methode der Ganzkörperaufhängung in speziell konstruierten Tragegurten ist weder für den Hund noch für das Schaf eine praktikable Methode und widerspricht der Physiologie und dem Sozialverhalten dieser Tiere.

Temporäre Arthrodesen mit Osteosynthesematerialien haben einen unwägbaren Einfluß auf die Gesamtsituation des zu betrachtenden Kniegelenks, sie dienen bereits für sich allein genommen als Arthrosemodelle.

Die bei Primaten und am Hund – in der eigenen Versuchsreihe auch für Schafe – verwendeten Gipsimmobilisation ist am Tier weniger effektiv als beim Patienten. Während sich am Menschen eine Restbeweglichkeit von 20° im geschlossenen Oberschenkelliegegips messen lassen, betragen die entsprechenden Werte für das Schaf durchschnittlich 60°. Die Rate lokaler Komplikationen, in erster Linie sind hier Druckulzera an der Schienbeinvorderkante sowie anteromedial in der Inguinalregion zu nennen, ist hoch und beträgt in der eigenen Serie (n = 78) 38,5%.

Diskussion

Die Ausführungen zur Anatomie und den grundsätzlichen biomechanischen Eigenschaften des vorderen Kreuzbandes schwanken beim Schaf geringgradig: Kasperczyk u. Oestern [13] finden niedrigere Werte für die Längenänderung und die maximale Bruchkraft und höhere Werte für die Steifigkeit und die Bruchenergie. Die verschiedenen Angaben beim Menschen unterscheiden sich bereits bei so „einfachen" Angaben wie der Länge des VKB oder der Zahl seiner Faserbündel extrem – die Spann-

48

weite umfaßt Längenangaben von 13–44 mm und 1–7 Faserbündel [1–4, 6, 15, 16, 23]. Ausführliche Übersichten zu den differierenden biomechanischen Daten finden sich bei Rauch et al. [24] und Rogers et al. [25], eine ausgezeichnete entwicklungsgeschichtliche Übersicht und ein Interspeziesvergleich ist bei Dye [8] nachzulesen.

Ein ideales Tiermodell, das mit nur wenigen Einschränkungen auf das menschliche Kniegelenk übertragbar ist, gibt es nicht. Das soll allerdings nicht heißen, daß durch eingehende vergleichbare morphologische Studien an unterschiedlichen Spezies – und damit verbesserter Kenntnis von Bau und Funktion – wissenschaftliche Aussagen für die klinische Situation unmöglich werden.

Derzeit geben wir dem Schaf als der besten Kompromißlösung eindeutig den Vorzug. Falls bei der gesamten Diskussion bisher Menschenaffen als Spezies vermißt wurden: Nach unserer Einschätzung besteht aus ethischen und moralischen Gründen heutzutage keinerlei Indikation mehr für den Einsatz dieser Tierspezies bei unfallchirurgischen oder orthopädischen Fragestellungen. Schimpansen und ähnliche Menschenaffen sollten – wenn überhaupt – nur für begleitende klinische Experimente zu lebenserhaltenden Therapieverfahren verwendet werden.

Literatur

1. Amis AA, Dawkins GP (1991) Functional anatomy of the anterior cruciate ligament. Fibre bundle actions related to ligament replacements and injuries. J Bone Joint Surg [Br] 73:260–267
2. Appel M, Gradinger R, Hawe W, Puhl W (1991) The topography of cruciate ligaments in perspective of ligament reconstruction. In: Christel PS (Progr Chairman) Transactions, First Annual Meeting of the Europ Res Soc (Nov 11–12). Paris/France, I:107
3. Arnoczky SP (1983) Anatomy of the anterior cruciate ligament. Clin Orthop 172:19–25
4. Butler DL, Grood ES, Noyes FR, Sodd AN (1985) On the interpretation of our anterior cruciate ligament data. Clin Orthop 196:26–34
5. Clark JM, Sidles JA (1990) The interrelation of fiber bundels in the anterior cruciate ligament. J Orthop Res 8:180–188
6. Clément B, Drouin G, Shorrock G, Gely P (1988) Statistical analysis of knee ligament lengths. J Biomech 22:767–774
7. Decker B, Bosch U, Kasperczyk W, Oestern HJ, Reale E (1991) Ultrastructural changes of the patellar tendon as a cruciate ligament substitute (one year and two year results). J Submicrose Cytol Pathol 23:9–21
8. Dye SF (1988) An evolutionary perspective. In: JA Feagin (ed) The crucial ligaments, 1st edu, chapt 2. Churchill Livingstone, New York Edinburgh London Melbourne, pp 161–172
9. Ellison AE, Berg EE (1985) Embryology, anatomy, and function of the anterior cruciate ligament. Orthop Clin North Am 16:7–14
10. Fuss FK (1989) Anatomy of the cruciate ligament and their function in extension and flexion of the human knee joint. Am J Anat 184:165–176
11. Haus J, Refior HJ (1987) A study of the synovial and ligamentous structure of the anterior cruciate ligament. Int Orthop 11:117–124
12. Insall J (1984) Surgery of the knee. Churchill Livingstone, New York
13. Kasperczyk WJ, Oestern HJ (1986) Sind die Kreuzbänder des Schafes für vergleichende experimentelle Untersuchungen geeignet? Hefte Unfallheilkd 181:150–153
14. Kasperczyk WJ, Rosocha S, Bosch U, Oestern HJ, Tscherne H (1991) Alter, Aktivität und die Belastbarkeit von Kniebändern. Unfallchirurg 94:372–375
15. Kennedy JC, Roth JH, Mendelhall HV, Sanfort JB (1980) Intraarticular replacement in the anterior cruciate ligament-deficient knee. Am J Sport Med 8:1–8

16. Kurosawa H, Yamakoshi K, Yasuda K, Sasaki T (1991) Simultaneous measurement of changes in length of the cruciate ligament during knee motion. Clin Orthop 265:233–240
17. Menschik A (1974) Mechanik des Kniegelenkes, 1. Teil. Z Orthop 112:481–495
18. Menschik A (1975) Mechanik des Kniegelenkes, 3. Teil. Z Orthop 113:388–400
19. Menschik A (1984) Grundsätzliches zur Kinematik und Selbstverwirklichung der unbekannten biologischen Bewegungssysteme unter besonderer Berücksichtigung des Kniegelenkes. Hefte Unfallheilkd 167:23–48
20. Munzinger U (1984) Kinematik und funktionelle Anatomie des Kniegelenkes. Ther Umsch 41:7–11
21. Normann S, Ludolph E, Hierholzer G (1991) Anatomie und Biomechanik des Kniegelenkes. OP-7/1:4–8
22. Noyes FR, Grood ES (1976) The strength of the anterior cruciate ligament in humans and Rhesus monkeys. Age related and species related changes. J Bone Joint Surg [Am] 58:1074–1082
23. Odensten M, Gillquist J (1985) Functional anatomy of the anterior cruciate ligament and a rationale for reconstruction. J Bone Joint Surg [Am] 67:257–262
24. Rauch G, Allzeit B, Gotzen L (1988) Biomechanische Untersuchungen zur Zugfestigkeit des vorderen Kreuzbandes unter besonderer Berücksichtigung der Altersabhängigkeit. Unfallchirurg 91:437–443
25. Rogers GJ, Milthorpe BK, Muratore A, Schindhelm K (1990) Measurement of the mechanical properties of the ovine anterior cruciate ligament bone-ligament-bone complex: A basis for prosthetic evaluation. Biomaterials 11:89–96
26. Wagner M, Schabus R (1982) Funktionelle Anatomie des Kniegelenkes. Springer, Berlin Heidelberg New York

Vergleichende biomechanische Untersuchungen zur isolierten und augmentierten Naht des vorderen Kreuzbandes

M. A. Scherer[1], H.-J. Früh[1], W. Siebels[1], R. Ascherl[2] und G. Blümel[1]

[1] Institut für Experimentelle Chirurgie der Technischen Universität München,
Ismaninger Straße 22, D-81675 München
[2] Orthopädische Universitätsklinik Lübeck, Ratzeburger Allee 160, D-23538 Lübeck

Einleitung

Die isolierte, primäre Naht des vorderen Kreuzbandes (VKB) erscheint zwar aufgrund experimenteller [10] und klinisch-wissenschaftlicher Ergebnisse als wenig erfolgversprechend, ist aber dennoch eine in der klinischen Praxis oft geübte Technik [11]. Auch jüngst wurde eine Arbeit publiziert [4], die der isolierten Naht bei bestimmten Indikationen durchaus ihren gleichberechtigten Platz neben der autogenen oder alloplastischen Augmentation eingeräumt.

Der bedeutendste Nachteil der isolierten Naht des VKB liegt darin, daß sich eine frühfunktionelle Nachbehandlung verbietet. Eine längsgerichtete kollagene Struktur wie das VKB bietet vielen Nahttechniken kein ausreichendes Nahtlager: Eine Tatsache, die bei den Sehnen an der Hand, die deutlich geringeren mechanischen Beanspruchungen ausgesetzt sind, längst ihren Niederschlag in mehr oder weniger aufwendigen Nahttechniken gefunden hat. Eine isolierte Naht, beispielsweise in der Durchstechungstechnik nach Müller, „durchkämmt" das VKB, auch ohne das Kniegelenk zu bewegen. Das heißt, daß die ursprünglich nach dem Knoten der Auszugsfäden aufgebrachte Spannung – zumindest partiell – rasch wieder verloren geht. Diese Aussage gilt erst recht für eine angestrebte frühfunktionelle Behandlung und den damit verbundenen Spannungsspitzen. Die Patienten müssen also konsequenterweise mindestens 4–6 Wochen im Gipsverband immobilisiert werden, um die Reparation nicht von vornherein zu gefährden. In der klinischen und wissenschaftlichen Literatur besteht allerdings einheitlich die Meinung, daß die Immobilisation schon per se zu einer Schädigung nicht nur der knöchernen, sondern auch der kollagenen Strukturen am Kniegelenk führt: (Transiente) Osteoporose, Muskelatrophie, Kontrakturen und Schädigung bis auf das Niveau der Einzelteile sind anerkannte, bewiesene Nebenwirkungen einer Immobilisation.

Unter der Voraussetzung, daß man die funktionelle Wiederherstellung des rupturierten VKB durch Naht überhaupt für möglich hält, erfordert der Wunsch nach frühfunktioneller Behandlung von Kreuzbandläsionen also eine Augmentation der Naht, einen Schutz vor Überbelastung und konsekutiver Auslängung im früh-postoperativen Zeitraum. Diese Augmentation kann entweder als resorbierbarer Kraftträger konstruiert sein, der die Reparation in der initialen Phase der Bandheilung schützen soll, oder aber als permanentes Augmentat, das wiederum entweder nur zeitweise Kraftträgerfunktion übernehmen soll oder aber an eine echte Kreuzbandprothese herankommt.

Hefte zu der Unfallchirurg, Heft 234
L. Claes (Hrsg.)
© Springer-Verlag Berlin Heidelberg 1994

Im Rahmen einer Umfrage zur Therapie des Kreuzbandläsion wurden 298 Oberärzte und Chefärzte nach ihrer Idealtherapie einer akuten isolierten VKB-Ruptur bei einer sportlich aktiven Frau im 3. Lebensjahrzehnt gefragt [11]. Je 42% würden eine isolierte Nahtversorgung vornehmen oder aber eine Augmentationsnaht vorschlagen. Bei der Frage nach der Art des verwendeten Augmentats bevorzugen bis zu 70% eine gedoppelte Polydioxanonkordel.

Dieses Ergebnis ist um so überraschender, als es für diese Therapiealternative nach unserem Wissen keine wissenschaftliche Grundlage tierexperimenteller Art gibt. Aus diesem Grund sollte das Verfahren des Augmentationsnaht mit einer PDS-Kordel tierexperimentell mit der isolierten VKB-Naht und der Augmentationsnaht mit einem Streifen aus der Patellarsehne verglichen werden.

Material und Methoden

Nach Versuchsgenehmigung durch die Regierung von Oberbayern wurden 30 weibliche Schafe (55–70 kg KG) in allgemeiner Intubationsnarkose (Sauerstoff/Lachgas, Isoflourane, My 301 5%ige Infusion) folgenden Eingriffen unterzogen: In Rechtsseitenlage wurde über eine 12 cm lange, mediale Arthrotomie das VKB ohne Luxation der Patella dargestellt, entweder femoral (Gruppe 1, 3–6) oder tibial (Gruppe 2) desinseriert, mit verschiedenen Nahtmaterialien (Polyglactin 910; Polydioxanon; Polyester) refixiert und in Gruppe 5 mit einer gedoppelten PDS-2-mm-Kordel und in Gruppe 6 mit einem 4 mm breiten, gestielten Patellarsehnenstreifen augmentiert.

Die PDS-Kordel wurde O-förmig über 2 divergierende, tibiale 3,2-mm-Bohrkanäle, die am anteromedialen und dorsolateralen Bündel des VKB in das Gelenk mündeten, femoral over-the-top und wiederum durch einen quasi-isometrisch positionierten femoralen Bohrkanal (3,2 mm) zurückgeführt. Der Knoten, der unter maximaler manueller Spannung geknüpft wurde, kam an der anteromedialen Tibiafläche zu liegen und wurde zusätzlich mit einer AO-Kortikalisschraube und einer Kunststoff-Zackenkranz-Beilagscheibe gegen Lockerung oder Dislokation gesichert.

Das 4 mm breite Patellarsehnenaugmentat wurde als modifizierte Brückner-Jones-Plastik durch einen tibialen und femoralen Bohrkanal mit einem Durchmesser von 5 mm geführt und suprakondylär an der lateralen Femurkortikalis mit AO-Kortikalisschraube und Kunststoff-Zackenkranz-Beilagscheibe unter einer Vorspannung von 30–50 N fixiert. Tabelle 1 gibt eine Übersicht über die Versuchsgruppen.

Postoperativ wurden die Tiere ohne Immobilisation auf einen Bauernhof verlegt, wo sie unter den normalen Bedingungen der Schafzucht gehalten wurden. In wöchentlichen Abständen

Tabelle 1. Versuchsgruppen: *n* Tierzahl, *Ü(m)* Überlebenszeit in Monaten, *fD* femorale Desinsertion, *tD* tibiale Desinsertion, *PGL 910* Polyglactin 910 (Vicryl), *PDS* Polydioxanon Suture (PDS), *PEST* Polyester, *gPt* gestieltes Patellarsehnentransplantat

Gruppe	n	Ü(m)	Eingriff
1	3	3	fD, PGL 910
2	3	3	tD, PGL 910
3	3	6	fD, PDS
4	7	3	fD, PEST
5	7	6	fD, PEST, PDS-2mm-Augmentation
6	7	6	fD, PEST, 4-mm-gPt-Augmentation

Tabelle 2. Definition des Lahmheitsscores

0	=	klinisch keinerlei Lahmheit im schnellen Trab feststellbar
1	=	geringgradige Lahmheit im schnellen Trab
2	=	geringgradige Lahmheit im Schritt, mittelgradig im Trab
3	=	geringgradige Lahmheit im Schritt, hochgradig im Trab
4	=	hochgradige Lahmheit
5	=	keine Benutzung der operierten Extremität

erfolgte eine klinische Untersuchung (Allgemeinzustand/Ernährungszustand) unter besonderer Berücksichtigung des lokalen Status am Kniegelenk und mit Augenmerk auf eventuelle Komplikationen. Die Lahmheit in Schritt und Trab wurde mit einem semiquantitativen Score beurteilt (Tabelle 2).

Nach einer Überlebenszeit von 3 Monaten (Gruppe 1, 2 und 4) bzw. 6 Monaten (Gruppe 3, 5 und 6) wurden die Tiere durch eine i.v. verabreichte Überdosis Pentobarbital schmerzlos getötet und dann am toten Schaf gehaltene seitliche Röntgenaufnahmen der Kniegelenke unter einem ventralen Zug von 80 N knapp distal der Tuberositas tibiae angefertigt. Dabei wurde die a.-p.-Translation im Seitenvergleich, sowie intraindividuell mit und ohne Zugausübung aus den Röntgenbildern vermessen. Anschließend erfolgte die Exartikulation der hinteren Extremität und es wurden Knochen-Band-Knochen-Präparate erstellt: Bis auf das rekonstruierte VKB wurden sämtliche Weichteile entfernt; mit dem rechten Hinterlauf, der als interne Kontrolle diente, wurde ebenso verfahren. Innerhalb von 4 h post mortem wurden diese Präparate an einer Materialprüfmaschine (Wolpert) zerstörend biomechanisch getestet: Das Femur und die Tibia wurden mit 6-mm-Stiften quer zur Längsachse transfixiert, über U-förmige Bügel mit der Materialprüfmaschine verbunden und anschließend bei Raumtemperatur und unter ständiger Befeuchtung mit einer Distraktionsgeschwindigkeit von 100 mm/min bis zum Versagen belastet. Die freie Aufhängung der Präparate mit der resultierenden Beweglichkeit in 3 Ebenen führt zu einem Kniebeugewinkel von 15–20° während der Testung.

Anhand folgender Parameter wurden die einzelnen Gruppen miteinander verglichen: Bruchkraft (F_{max}; N), maximale Steifigkeit (N/mm), Versagensart, Längenänderung bis Ende des linearen Bereiches (dl F_{yield}; mm) und bis zum Bruch (dl F_{max}; mm) sowie Rißarbeit (Nm). Aus der Bruchkraft und der Längenänderung (Traversenweg) bis zum Materialversagen läßt sich die „compliance" berechnen, die sich im Gegensatz zur Steifigkeit nicht nur auf den linearen Bereich der Kraft-Längen-Änderungskurve bezieht, sondern auch die „elastische", nicht-lineare Phase mit einbezieht und mithin größere klinische Relevanz besitzt. Zusätzlich wurde aus der Differenz der Längenänderung von dl_{Fmax} und dl_{Fyield} ein modifizierter „compliance index" gebildet. Ein kleiner numerischer Wert entspricht dabei einem harten Endpunkt bei der klinischen Untersuchung, ein großer Wert einem weichen oder fehlendem Endpunkt bei der Translationsprüfung (vorderer Schubladentest, Lachman-Test). Zum Vergleich der Operationstechniken mit dem gesunden VKB des Schafes konnten die biomechanischen Kenndaten von n = 82 (Rißarbeit) bzw. n = 97 (alle anderen Parameter) normaler Kontrollknie herangezogen werden.

Ergebnisse

Klinik

Sämtliche Tiere mit einem Untersuchungszeitpunkt von 4 Wochen post operationem zeigen Lahmheitsgrade mit einem Scorewert zwischen 0,8 und 2,7. 3 Monate post operationem gehen 2 der Schafe im Schritt noch lahm, nach 6monatiger Beobachtungsdauer war unter Normalbedingungen keine Lahmheit (Scorewerte < 1) mehr feststellbar. Die Unterschiede zwischen den einzelnen Versuchsgruppen sind als gering anzusprechen und erreichen in keinem Fall ein statistisch signifikantes Niveau.

Radiologische Befunde

Die radiologische Überprüfung einer vorderen Schublade in 90°-Flexion verlief bei allen getesteten Individuen negativ. Unter ventral gerichtetem Zug von 80 N konnte bei keinem Tier eine anteriore Translation von mehr als 2,5 mm bestimmt werden. Entsprechend dem unterschiedlichen Verlauf des Schicksals des jeweiligen Augmentates verhalten sich die Bohrkanäle: Während sich die Bohrkanäle in der Gruppe mit Polydioxanonkordeln zum Zeitpunkt der Opferung beinahe identisch wie unmittelbar postoperativ darstellen, ist bei Verwendung von Patellarsehnenstreifen eher eine progressive Nachzeichnung und Verdickung der Wände der Bohrkanäle zu beobachten. Ein Abweichen der geometrischen Form dieser Neokortikalis von Hohlzylinder hin zur Kegelform oder die Bildung lokaler Osteolysen korrelieren mit mäßigen biomechanischen Werten. Die Bohrkanäle zur Fixation isolierter Auszugsfäden durch das Femur stellen sich nicht dar.

Sektionsbefunde

Bei der klinischen Prüfung zu Ende des jeweiligen Untersuchungszeitraums zeigte kein Tier eine faßbare Instabilität, zu deren Diagnostik allerdings beim Schaf sehr ausgeprägte Schäden der primären und sekundären Stabilisatoren vorliegen müssen. Bis auf 1 Tier aus Gruppe 1 (femorale Desinsertion, Naht mit Polyglactin 910) weisen alle Schafe eine durchgehende femorotibiale Struktur auf. In den Gruppen 1 und 2 erscheinen einzelne Reparationen wie reines Narbengewebe, in den Gruppen 3–6 haben alle Bindegewebezüge eine bandähnliche Struktur (Tabelle 3).

Sämtliche verwendeten, nichtresorbierbaren Polyesterfäden waren zum Zeitpunkt der Sektion gelockert. Sowohl 3 als auch 6 Monate post operationem sind alle Rekonstruktionen synovialisiert, 3 Monate post operationem werden verhältnismäßig mehr Gefäße auf dem Band gefunden. Bei keinem Tier läßt sich eine fortgeschrittene femorotibiale Arthrose, tiefe intraartikuläre Infektion oder Synovitis feststellen. Die einzige infektiöse Komplikation besteht in einer geringgradig putriden extraossären In-

Tabelle 3. Makroskopischer Befund am VKB (Angaben in %)

Gruppe	Nahtmaterial	Keine Kontinuität	Narbe	Bandähnliche Struktur
1	Polyglactin 910	14,2	42,9	42,9
2	Polyglactin 910	0	14,3	85,7
3	Polydioxanon	0	0	100
4	Polyester	0	0	100
5	Polyester/PDS-Kordel	0	0	100
6	Polyester/Patellarsehne	0	0	100

fektion des femoralen Implantatbettes bei einer PDS-Kordelaugmentation. Die bakteriologische Untersuchung des Abstriches ergab Staphylococcus epidermidis in mäßiger Anzahl.

Biomechanik

Die Normwerte der biomechanischen Kenndaten für das VKB des Schafes betragen bei der verwendeten Testmethodik für F_{max} 1188 N (Spannweite 646–2183), für die Steifigkeit 329,1 N/mm (Spannweite 157–480), für die Längenänderung bis Ende des linearen Bereiches 4,4 mm (Spannweite 2,7–6,8), für die Längenänderung bis zum Bruch 5,5 mm (Spannweite 3,2–10,5), für die Rißarbeit 2,8 Nm (Spannweite 1,1–6,4), für die Compliance 216 N/mm und für den modifizierten Complianceindex 1,1 mm. Dieser niedrige Normwert bedeutet, daß die Auslängung des Knochen-VKB-Knochen-Komplexes bis zur irreversiblen Dehnung (yield force) sich nur wenig von der Auslängung bis zum Materialversagen unterscheidet – es besteht mit anderen Worten ein großer Bereich, in dem das lineare Dehnungsverhalten des VKB einen Schutz vor Rupturen bietet.

Postoperative Ergebnisse

Bei sämtlichen biomechanischen Einzelparametern schneidet die isolierte Naht mit resorbierbarem Nahtmaterial am schlechtesten ab. Für die femorale Naht mit Polyglactin 910 ergeben sich biomechanisch und funktionell sinnlose Werte für Bruchkraft, Steifigkeit und Brucharbeit. Auch die tibiale Reinsertion mit Polyglactin 910 bringt bis auf 1 Tier ausschließlich schlechte Ergebnisse, die jedoch absolut gesehen über den Meßwerten bei der femoralen Desinsertion und Naht liegen. Einzig und allein die isolierte Naht mit Polyesterfäden erreicht gerade die geforderten 200 N. Entsprechendes gilt in abgeschwächter Form für die femorale Naht mit Polydioxanon 6 Monate post operationem.

Beim Parameter Bruchkraft sind die beiden Augmentationsverfahren jeder Nahttechnik überlegen. Bei der Steifigkeit sind die Unterschiede weniger deutlich, die tibiale Reinsertion ist hier den beiden Augmentationstechniken beinahe ebenbürtig.

Während bei den bisher genannten Parametern Werte unterhalb des Normbereichs für ein schlechteres Ergebnis sprechen, gilt diese Aussage für die Längenänderung nur mit Einschränkung. Die Längenänderung kann nur zusammen mit der gemessenen Bruchlast betrachtet werden. Die Auslängung der Rekonstruktion bis zum Ende des linearen Bereichs, also bis zur irreversiblen Dehnung, ist bei den Gruppen 1 und 2 (isolierte Naht mit PGL) erniedrigt, bei 3 und 4 (isolierte Naht mit PDS bzw. PEST) im Normbereich. Zu berücksichtigen ist dabei, daß keine dieser Gruppen eine Yield force von mehr als 150 N aufweist, wohingegen der entsprechende Wert für das normale VKB meistens über 800 N liegt. Die gesamte a.-p.-Translation unter 80 N ventralem Zug beträgt beim Schaf bei 90°-Flexion physiologischerweise maximal 2,5 mm. Das bedeutet, daß es in den Gruppen 1 und 2 bereits bei physiologischer Translation zu einer irreversiblen Auslängung der Rekonstruktion kommt. Beinahe alle Versuchsgruppen tolerieren eine größere Längenänderung bis zum Bruch, als das bei einem normalen VKB der Fall ist, d.h. die rekonstruierten Strukturen können einer einwirkenden Kraft deutlich weniger widerstehen als das gesunde VKB.

Die Rißarbeit, bestimmt als Integral unter der Kraft-Längen-Änderungskurve bis zum Bruch, zeigt unter den bisher genannten Parametern die deutlichsten Unterschiede zwischen den isolierten Nahttechniken und der Augmentationsnaht mit einem Patellarsehnenstreifen. Sie gilt als grobes Maß für die Menge an Energie, die eine Rekonstruktion im täglichen Leben bis zum Versagensfall absorbieren kann.

Den vielleicht besten Eindruck von der Unzulänglichkeit jeder hier untersuchten Rekonstruktionstechnik und der enormen Lücke zwischen den biomechanischen Eigenschaften nach Operationen einerseits und den Kenndaten des normalen VKB andererseits erhält man bei gleichzeiter Betrachtung der Compliance und des modifizierten Complianceindex. Die Compliance, ausgedrückt als Auslängung der Rekonstruktion in mm/X N eingeleiteter Kraft bis zum Bruch, umschließt alle Regionen der Kraft-Längen-Änderungskurve, also auch die elastische und plastische Phase. Sie ergibt somit ein Bild, das näher an der Wirklichkeit liegt als die Maximalsteifigkeit. In dieser Versuchsreihe werden auch vom besten Rekonstruktionsverfahren, der Augmentation mit einem Patellarsehnenstreifen, nur maximal 22% des Normwertes der Compliance erreicht. Der Complianceindex beträgt bis zu 500% der Norm, was in der klinischen Prüfung am Menschen einem weichen Endpunkt beim Test der vorderen Schublade entspräche.

Der modifizierte Complianceindex, ausgedrückt in mm der Längenänderungsdifferenz zwischen dem Ende des linearen Kurvenanteils und dem Erreichen der Bruchkraft, korrigiert gleichsam den Eindruck, der durch die isolierte Betrachtung der maximalen Bruchkraft entsteht: Ein kleiner numerischer Wert im Verein mit einer hohen Bruchkraft bedeutet, daß auch eine hohe Krafteinwirkung (Trauma) durch die Rekonstruktion toleriert werden kann. Umgekehrt gilt, daß ein hoher numerischer Wert des modifizierten Complianceindex für ein rasches Erreichen des plastischen Kurvenanteils spricht, also für eine funktionell minderwertige Rekonstruktion. Damit können die Parameter der Längenänderung in ihrer tatsächlichen Bedeutung gewichtet werden.

Diskussion

In dieser tierexperimentellen Versuchsreihe wurde an 30 Schafen untersucht, welchen Einfluß verschiedene Nahtmaterialien und Augmentationstechniken auf die biomechanischen Kenndaten des so rekonstruierten VKB haben.

Streng genommen hinkt diese tierexperimentelle Untersuchung der klinischen Wirklichkeit um 4–7 Jahre hinterher [2, 3, 5, 11, 12]. Trotz – oder gerade wegen dieser „normativen Kraft des Faktischen" – erschien es sinnvoll und geboten, eine ohne Grundlagenforschung in praxi angewandte Therapieform experimentell zu überprüfen.

Die isolierte Naht des VKB ist ein „Paradebeispiel" dafür, wie gering gelegentlich der Einfluß der experimentellen Chirurgie auf die klinische Wirklichkeit sein kann. Obwohl die grundlegenden experimentellen Arbeiten mit negativem Ergebnis [1, 5,

56

6] aus den 60er und 70er Jahren datieren, ist diese Therapieform in der Humanmedizin noch klinische Routine. Die oben angeführte Umfrage [11] legt davon unmißverständlich Zeugnis ab.

Welche Argumente gibt es gegen die älteren experimentellen Arbeiten, die die minimale Akzeptanz durch die Kliniker erklären würden? Cabaud et al. [1] und O'Donoghue et al. [6, 7] wählten einen stark traumatisierenden Zugang mit lateraler Patellaluxation und Durchtrennung bzw. Resektion des Innenmeniskusvorderhorns. Sie operierten beidseits und immobilisierten beide Hinterläufe für 6 Wochen in Gips – insgesamt ein Verfahren, das bereits für sich allein geeignet ist, am Versuchstier arthrotische Veränderungen zu erzeugen.

Mit Polyglycolnähten [1] ist wegen der extrem kurzen Halbwertszeit des Bruchkraftverlustes ein sehr ungünstiges Nahtmaterial gewählt worden. Im intraartikulären Milieu ist mit einer weiteren Beschleunigung dieses Vorganges zu rechnen [10]: Wie bei allen resorbierbaren Biomaterialien ist die Geschwindigkeit der Resorption und v.a. des Bruchkraftverlustes von einer Reihe von Faktoren abhängig, die spezifisch für das Implantatlager sind. Die in der Literatur angegebenen biomechanischen Kenndaten für den Bruchkraftverlust in vivo stammen fast ausschließlich aus Versuchen, wo die Implantate subkutan bei Ratten implantiert und nach den jeweiligen Zeiträumen untersucht wurden. Das subkutane Lager weist aber die geringste Reagibilität auf; bereits intramuskulär verläuft der Bruchkraftverlust beschleunigt. Am schnellsten verlieren resorbierbare Nahtmaterialien ihre intrinsische Bruchkraft bei intraartikulärer Anwendung. Die Verwendung von Polyglycol- und Polyglactinfäden zur Naht des VKB sind somit als obsolet zu betrachten.

Die biomechanischen Ergebnisse bei Cabaud et al. [1] basieren auf n = 2 bzw n = 3 Präparaten, was allerdings auch für Teile der eigenen Versuchsreihe zutrifft (Tabelle 1): Wegen der schlechten Ergebnisse wurden die Untersuchungen vorzeitig abgebrochen. Die extreme Immobilisationsform bei Piper und Whiteside [8] – transartikulärer Nagel – verbietet sich bei der Ruptur des *vorderen* Kreuzbandes in der Klinik und ist ebenfalls ein Arthrosemodell. Die guten Nahtresultate beim Affen [1] könnten auf den niedrigen Normwerten beruhen, da die Tiere eine jahrelange Käfighaltung – also eine Immobilisation – hinter sich hatten.

Besonders deutlich ist der Unterschied zwischen der makroskopisch festgestellten „Heilung" und der sehr schlechten biomechanischen Funktion der VKB-Nähte (Tabelle 4). Unter diesem Blickwinkel sind klinische, rein arthroskopische Befunde kritisch zu interpretieren: Aus dem arthroskopischen Bild allein lassen sich keine Rückschlüsse auf den tatsächlichen biomechanischen Zustand der Rekonstruktion ziehen. Selbst die arthroskopische „Häkchenprobe" ist nicht als völlig frei von einem Untersucher-Bias zu sehen.

Aus der ermittelten Erfolgsrate von nur 25,8% biomechanisch funktionsfähigen Reinsertionen des VKB muß gefolgert werden, daß die isolierte Bandnaht unter frühfunktionellen Bedingungen nicht möglich ist [9]. Cabaud et al. [1] ziehen die gleichen Schlußfolgerungen und fordern eine postoperative Immobilisation. Die Immobilisation schädigt ihrerseits den betroffenen Bewegungsapparat bis auf den zellulären Bereich und stellt keine zeitgemäße, wissenschaftlich begründbare Alternative dar.

Es sollte betont werden, daß am Versuchstier Schaf auch eine biomechanisch funktionslose VKB-Rekonstruktion im Beobachtungszeitraum von maximal 6 Mona-

Tabelle 4. Vergleich der Ergebnisse mit der Literatur: *fN* femorale Naht, *tN* tibiale Naht; 'Heilung' definiert als biomechanisch testbare VKB-Nähte; *Fmax.Op/Ko* Bruchkraft VKB-Naht in % des normalen VKB (Mittelwerte)

Autor	Spezies	Naht-material	Naht technik	Immo-bili-sation	Hei-lung [%]	Fmax.Op/Ko [%]
Cabaud et al. [1]	Hund	PGA	fN	Gips	60,0	10,4
			tN	Gips	40,0	2,0
Cabaud et al. [1]	Affe	PGA	fN	Gips	100	46,8
			tN	Gips	100	62,6
O'Donoghue et al. [6, 7]	Hund	PGA	tN	Gips	83,3	n.n.[a]
O'Donoghue et al. [6, 7]	Hund	Seide, Stahl	tN	Gips	61,1	n.n.[a]
Piper u. Whiteside [8]	Hund	n.n.	fN	Nagel	0	n.n.[b]
Eigene [9–11]	Schaf	PGL	fN	Keine	42,9	5,9
		PGLL	tN	Keine	85,7	12,6
		PDS	fN	Keine	100	14,4
		PEST	fN	Keine	100	16,8
		PEST/PDS-Kordel	fN	Keine	100	22,4
		PEST/Patellarsehnen	fN	Keine	100	34,6

[a] Wegen des biomechanischen Testaufbaus keine exakte Normwertangabe für das VKB möglich.

[b] Keine Angabe.

ten nicht zu klinischer Instabilität führt. Diese Tatsache bietet jedoch kein Argument gegen Untersuchungen an dieser Spezies, sondern entspricht damit vielmehr der klinischen Erfahrung, daß ein Großteil der Patienten mit „isolierter" VKB-Ruptur entweder der klinischen Diagnostik entgeht oder aber subjektiv mit der vorhandenen Laxizität zurechtkommt.

Experimentelle Untersuchungen am nicht-immobilisierten Schaf ergeben wegen der frühen Belastung des operierten Hinterlaufs evtl. falsch-negative Resultate: Dies ist als einzig plausible Erklärung dafür anzusehen, daß die aus tierexperimenteller Sicht völlig sinnlose isolierte Kreuzbandnaht in klinischen Arbeiten teilweise noch positiv beurteilt wird. Die hohen Standardabweichungen bei den Gruppen 5 und 6 erklären sich durch je ein Tier pro Gruppe, bei dem es zu keiner biomechanisch sinnvollen Heilung der Rekonstruktion kam, nach unserer Definition eine Bruchkraft von unter 200 N.

Wie bei chronischen Kniegelenkinstabilitäten die Patellarsehnenplastik als „goldener Standard" anzusehen ist, so gilt auch für die Augmentationsnaht, daß mit diesem autogenen Material die günstigsten Ergebnisse erzielt werden. Will man bei einer akuten Kreuzbandläsion doch kein körpereigenes Material zur Operation „opfern", so stellt die Augmentationsnaht mit der gedoppelten 2-mm-PDS-Kordel eine aus tierexperimenteller Sicht noch gerechtfertigte Alternative dar. Selbstverständlich ist durch das Versuchsdesign mit einer kurzen Überlebenszeit von nur 6 Monaten keinerlei Aussage zur späteren Entwicklung einer solchen Rekonstruktion möglich.

Auf der Basis der vorliegenden Ergebnisse stellt sich die Frage, ob die Augmentationsnaht eine echte Alternative zur primären autogenen Plastik darstellt. Aufgrund der erhobenen experimentellen und klinischen Befunde möchten wir diese Frage bejahen und sogar noch einen Schritt weiter gehen: Sowohl im akuten als auch im chronischen Fall einer VKB-Läsion ist die Resektion der rupturierten Kreuzbandstümpfe obsolet. Selbst mechanisch funktionslose Kreuzbandreste bzw. insuffiziente, ausgelockerte Rekonstruktionen können eine normale lichtmikroskopische Morphologie und nervale Strukturen aufweisen. Man sollte davon ausgehen, daß mit jeder Rekonstruktionstechnik – sei es nun die isolierte Naht, die Augmentationsnaht oder die Plastik – in erster Linie die Kraftträgerfunktion des VKB wiederhergestellt wird. Die komplizierte sensomotorische Funktion des gesunden VKB, die Grüber als Lig.-cruciatum-anterius-Reflex bezeichnet hat, wird aber wahrscheinlich nicht wiedererlangt. Zumindest steht dafür derzeit der Beweis noch aus. Die Augmentationsnaht bei akuten VKB-Rupturen bzw. das Aufsteppen der verbliebenen Stümpfe bei der VKB-Plastik sollte die Chance einer Wiederherstellung der nervalen Kompetenz der Rekonstruktion begünstigen. Bei einer Resektion beraubt man sich selber und den Patienten dieser Chance.

Klinische Konsequenzen

1. Für die isolierte Kreuzbandnaht gibt es keine tierexperimentelle Grundlage: Auch unter den theoretisch bestmöglichen Voraussetzungen in bezug auf Nahtmaterial und Nahttechnik, ist eine VKB-Naht bei gleichzeitiger frühfunktioneller Nachbehandlung erfolglos.
2. Die tibiale Naht hat eine geringfügig bessere Prognose als die femorale Naht, was aber keine klinische Relevanz hat.
3. Der postoperative makroskopische Aspekt einer VKB-Rekonstruktion sagt wenig oder nichts über die biomechanische Funktion aus.
4. Jede Augmentationsnaht ist der isolierten Naht überlegen.
5. Der Patellarsehnenstreifen ist das bessere Augmentat, die gedoppelte PDS-Kordel bei konservativer Nachbehandlung jedoch eine gerechtfertigte Alternative.

Zusammenfassung

In dieser tierexperimentellen Arbeit wird die Augmentationsnaht des vorderen Kreuzbandes mit einer Polydioxanonkordel der isolierten VKB-Naht und der Augmentationsnaht mit der Patellarsehne gegenübergestellt.

30 Schafe wurden 6 Versuchsgruppen zugeordnet: femorale (Gruppe 1,3–6) oder tibiale (Gruppe 2) Naht mit verschiedenen Nahtmaterialien sowie Augmentation dieser Naht mit einer PDS-Kordel (Gruppe 5) bzw. einem gestielten Patellarsehnenstreifen (Gruppe 6).

Für die femorale Naht mit Polyglactin 910 ergeben sich biomechanisch sinnlose Werte. Die tibiale Reinsertion zeigt demgegenüber nur geringfügig bessere Ergebnisse. Nur die Naht mit Polyesterfäden erreicht die geforderten 200 N, die femorale Naht mit Polydioxanon ist wenig schwächer. Bei den Parametern Bruchkraft und Rißarbeit sind beide Augmentationsverfahren jeder Nahttechnik überlegen, bei der Steifigkeit sind die Unterschiede weniger deutlich. Die Compliance und der Complianceindex sind am weitesten vom Normbereich eines normalen VKB entfernt.

Schlußfolgerungen

1. Für die isolierte Kreuzbandnaht gibt es keine tierexperimentelle Grundlage: Auch unter den theoretisch bestmöglichen Voraussetzungen ist eine VKB-Naht bei gleichzeitiger frühfunktioneller Nachbehandlung erfolglos.
2. Die tibiale Naht hat eine geringfügig bessere Prognose als die femorale Naht (ohne klinische Relevanz).
3. Der postoperative makroskopische Aspekt einer VKB-Rekonstruktion sagt wenig über die biomechanische Funktion aus.
4. Jede Augmentationsnaht ist der isolierten Naht überlegen.
5. Der Patellarsehnenstreifen ist das bessere Augmentat, die gedoppelte PDS-Kordel bei konservativer Nachbehandlung eine gerechtfertigte Alternative.

Literatur

1. Cabaud HE, Rodkez WG, Feagin JA (1979) Experimental studies of acute anterior cruciate ligament injury and repair. Am J Sports Med 7:18–22
2. Diehl K, El-Ahmad M, Franzl K (1987) Kapselbandchirurgie des Kniegelenkes mit resorbierbaren Materialien. Z Orthop 125:467–472
3. Haupt PR, Duspiva W (1988) PDS-Augmentationsplastik bei Kreuzbandverletzungen. Unfallchirurg 91:97–105
4. Kühne JH, Theermann R, Neumann R, Sagasser J (1991) Die frische gerade vordere Knieinstabilität. Unfallchirurg 94:81–87
5. Oberbillig C, Kirschner P (1989) Postoperative kontinuierliche passive Bewegung (CPM) nach Augmentation von vorderen Kreuzbandrupturen mit Polydioxanon-Bändern. Früherergebnisse einer prospektiven Studie. Unfallchirurg 15:145–151
6. O'Donoghue DH, Rockwood CA, Frank GR, Jack SC, Kenjon R (1966) Repair of the anterior cruciate ligament in dogs. J Bone Joint Surg [Am] 48:503–519
7. O'Donoghue DH, Frank GR, Jeter GL, Johnson W, Zeiders JW, Kenyon R (1971) Repair and reconstruction of the anterior cruciate ligament in dogs. J Bone Joint [Am] 53:710–718
8. Piper TL, Whiteside LA (1980) Early mobilization after knee ligament repair in dogs: An experimental study. Clin Orthop 150:277–282
9. Scherer MA, Ascherl R, Brunner T, Früh HJ, Brill T, Siebels W, Blümel G (1989) On the biomechanical nonsense of primary arthroscopic ACL-Sutures. J Biomech 22/10:1078
10. Scherer MA, Früh HJ, Ascherl R, Mau H, Siebels W, Blümel G (1992) Kinetics of resorption of different suture materials depending on the implantation site and the species. In: Plank E, Dauner M, Renardy M (eds) Degradation phenomena of polymeric biomaterials. Springer, Berlin Heidelberg New York Tokyo, pp 73–93
11. Scherer MA, Blümel G (1993) Therapie der akuten und chronischen Läsion des vorderen Kreuzbandes. Chir Prax 46:279–294
12. Schöttle H, Meenen NM, Kilgus O (1990) Bandverstärkung mit resorbierbarer PDS-Kordel und frühfunktionelle Nachbehandlung. Ergebnisse einer Nachuntersuchung operativ versorgter Kreuzbandverletzungen. Unfallchirurg 93:35–39

Der Einfluß der Ruhigstellung auf die Heilung eines Patellarsehnentransplantates im Kniegelenk

H.-J. Oestern[1], U. Bosch[2] und W. J. Kasperczyk[2]

[1] Unfallchirurgische Klinik, Allgemeines Krankenhaus Celle, Siemensplatz 4, D-29223 Celle
[2] Unfallchirurgische Klinik, Medizinische Hochschule Hannover,
Konstanty-Gutschow-Straße 8, D-30625 Hannover

Einleitung

In den letzten Jahren ist ein Wandel in der postoperativen Behandlung nach Kniebandverletzungen von einer langen Immobilisationsperiode mit isometrischem Muskeltraining zu einem aktiven postoperativen Programm mit früher Mobilisation und dynamischer Behandlung eingetreten.

Für das mediale Kollateralband (MCL) konnte der positive Effekt der Frühmobilisation ebenso experimentell [17, 18] wie klinisch bei Verletzungen [2, 10] nachgewiesen werden.

Das Remodelling des Narbengewebes wurde unter dem Einfluß von dosiertem Streß gefördert und beschleunigt.

Die Heilungsbedingungen für ein autogenes Sehnentransplantat unterscheiden sich deutlich zum MCL. Für das Transplantat ist das neue Milieu nicht physiologisch, es ist primär avaskulär und verläuft ohne Weichteilkontakt durch das Gelenk. Der a.-p.-Streß wird nur leicht durch sekundäre Stabilisatoren kompensiert [5].

Die vielen Rehabilitationsprogramme werden im wesentlichen empirisch aufgrund der klinischen Erfahrung verschiedener Untersucher beeinflußt. Systematische experimentelle Analysen der Heilungsphasen eines Transplantates sind noch verhältnismäßig selten [13]. In den meisten experimentellen Studien ist die Immobilisationszeit der operierten Extremität verhältnismäßig lang, oder die Tiere wurden nur in kleinen Käfigen ohne Auslauf gehalten.

In der vorliegenden Studie sollten die Heilungsphasen des autogenen Patellarsehnentransplantates beim Schafknie zum Ersatz des hinteren Kreuzbandes und der Einfluß einer Augmentation auf den Heilungsverlauf des Transplantates untersucht werden [4, 12].

Das Ziel dieser Studie bestand darin, eine postoperative Behandlung zu finden, die möglichst gut mit den Standardbedingungen einer sofortigen Rehabilitationsbehandlung korrelierte. Weiterhin sollte der Einfluß der Immobilisation im Vergleich zur frühen Mobilisation auf das Knie und das Transplantat untersucht werden.

Hefte zu der Unfallchirurg, Heft 234
L. Claes (Hrsg.)
© Springer-Verlag Berlin Heidelberg 1994

Material und Methode

12 ein Jahr alte, reinrassige, weibliche Schafe (deutsches Schwarzkopfschaf) wurden als Versuchstiere gewählt. Das hintere Kreuzband des linken Hinterlaufes wurde exzidiert und durch 2 verschiedene Transplantate ersetzt. Die Operationen wurden unter Standardbedingungen durchgeführt [3].

In der 1. Gruppe (PT) wurde das zentrale Drittel (Breite 5 mm, durchschnittliche Länge einschließlich Knochenblöcken 94,7 ± 4,0 mm) der Patellarsehne desselben Beines, nach dem Verfahren von Clancy et al. [6] als Transplantat eingesetzt. Die Transplantate wurden mit 2 Mersilenefäden (Metric 3,5/USP O) und einer Spongiosaschraube mit Unterlegscheibe femoral und tibial fixiert.

In der 2. Gruppe (Patellarsehne und LAD) wurde das autogene Patellarsehnentransplantat mit einem Polypropylenband (LAD, Breite 6 mm, Länge 20 cm) augmentiert. Das Transplantat wurde auf das synthetische Band mit einer Spannung von 50 N aufgenäht, intraartikulär mit Vicryl, (Metric 3,5/USP O). Das LAD wurde an Femur und Tibia durch gezahnte Unterlegscheiben und Schrauben fixiert. Die tibiale Fixation wurde 8 Wochen postoperativ entfernt.

3 unterschiedliche postoperative Behandlungsverfahren wurden angewandt:

In der 1. Gruppe erfolgte die Achillotomie. Ein spezielles Trapez (modifiziert nach den Vorschlägen des Labors für Experimentelle Chirurgie, Schweizerisches Forschungsinstitut Davos) wurde in der 2. Gruppe zum Schutz des Transplantates gewählt. Die Schafe konnten in diesem Trapez 4 Wochen entlasten und wurden anschließend auf eine Weide gebracht. Das Trapez erlaubte neben der Entlastung eine gewisse Bewegungsfreiheit.

In der 3. Gruppe wurde keine Protektion angewandt und die Tiere 10 Tage post operationem in einen Stall gebracht. Im Verlauf des Experimentes wurden alle Tiere auf der Weide oder im Tierstall 5mal wöchentlich untersucht.

Jedes Schaf wurde individuell nach einem standardisierten Protokoll unter besonderer Berücksichtigung der Stand-, der Geh- und der Laufphase beobachtet.

Zur biomechanischen Testung wurden die Tiere 4 Monate post operationem getötet. Die Hinterläufe wurden so dargestellt, daß das Präparat aus Kniegelenk mit intaktem Band- und Kapselapparat und einem 10 cm langen Femur- und Tibiaanteil bestand. Die Präparate wurden einer dynamischen a.-p.-Testung unterzogen, um die posteriore Laxität zu messen.

Die Testbedingungen waren standardisiert:

90° Flexion, Belastung 50 N, Dehnungsrate 5 mm/min. Die mechanischen Tests erfolgten an einer mechanischen Prüfmaschine (Zwick, Typ 1387, Kraftdose U 1, Genauigkeitsklasse 1). Anschließend wurden die Zerreißtests durchgeführt. Dabei waren Femur und Tibia in Spezialhalterungen fixiert bei einem Beugewinkel von 84°, um eine uniaxiale Belastung des Transplantates und der nicht-operierten Kontrollseite zu ermöglichen. Mit Ausnahme des hinteren Kreuzbandes wurden die gesamten Weichteile entfernt. Alle Gelenke wurden im Hinblick auf Knorpelverletzungen, Meniskusrisse und intraartikuläre Adhäsionen untersucht. Die Tests wurden auf derselben mechanischen Prüfmaschine bei einer Dehnungsrate von 200 mm/min bei Raumtemperatur durchgeführt.

Ergebnisse

Makroskopische Untersuchungen

Zum Zeitpunkt des Versuchsendes waren die Tiere aktiv und konnten sich ohne Hinken bewegen. Nach Präparation fanden sich makroskopisch keine augenfälligen Unterschiede zwischen den einzelnen Operationsverfahren (Patellarsehne und Patellarsehne mit LAD).

Ein Vergleich der Kniegelenke unter dem Gesichtspunkt der unterschiedlichen postoperativen Behandlungsverfahren zeigte dagegen gravierende Unterschiede. Die Transplantate in der Trapezgruppe und in der Gruppe ohne Protektion hatten ein bandähnliches Aussehen, wenn auch im Querschnitt die Transplantate größer waren als das ursprüngliche hintere Kreuzband. Dagegen war der Querschnitt in der Achillotomiegruppe wesentlich kleiner. Makroskopisch erschienen die Transplantate weder der ursprünglichen Patellarsehne, noch einem Band ähnlich, sondern hatten das Aussehen eines festen Narbengewebes.

In der Achillotomiegruppe waren im Gegensatz zu den beiden anderen Verfahren erhebliche Adhäsionen zwischen Transplantat, vorderem Kreuzband und Fettkörper nachweisbar. In dieser Gruppe fanden sich auch die meisten Knorpelläsionen. Diese Knorpelveränderungen lagen auf dem Tibiaplateau, den Femurkondylen, der Fossa und der patellaren Gelenkfläche. Das Ausmaß der Läsionen erstreckte sich von Unregelmäßigkeiten der Oberfläche bis zum Verlust des Knorpels, aber ohne freiliegenden Knochen.

In den Gruppen (Trapez-, ohne Protektion) fanden sich kleinere, oberflächliche Unregelmäßigkeiten und Farbveränderungen im Bereich des Femoropatellargelenkes.

Belastung und Mobilität

Der Verlauf der Gewichtsbelastung und Mobilität war für die beiden operativen Verfahren nicht verschieden (Patellarsehne und Patellarsehne mit LAD). Die unterschiedlichen Nachbehandlungsformen zeigten dagegen beträchtliche Unterschiede. Nach Achillotomie wurde nach einem Zeitraum von 4 Wochen ohne Belastung und Bewegung des operierten Beines nach 12 Wochen volle Belastung und ungehinderte Bewegung beobachtet.

In der Gruppe ohne Protektion und in der Trapezgruppe war keine Periode völliger Immobilisation nachweisbar.

In der Gruppe ohne Protektion bewegten sich die Tiere innerhalb der ersten 3 Wochen postoperativ auf 3 Beinen, dabei zeigte das operierte Kniegelenk eine eingeschränkte Beweglichkeit. In den folgenden Wochen wurde eine Phase mit zunehmendem Bewegungsausmaß und Belastung beobachtet.

8 Wochen post operationem wurde das operierte Bein voll belastet, ohne Hinweis auf ein Hinken. In der Trapezgruppe gebrauchten die Tiere das operierte Bein 2 Wochen nach Entfernung des Trapezes. Innerhalb von 6–8 Wochen bewegten sich die Tiere unter partieller bis zu vollständiger Belastung und uneingeschränkter Beweglichkeit.

Biomechanische Ergebnisse

Die maximale Reißkraft und Steifigkeit für die Kontrollseiten betrugen 925 ± 70 N und 130,5 ± 1,7 N/mm, die Elongation 31 ± 3,4% der Länge. Die hintere Laxität des Kontrollgelenkes betrug 0,8 ± 0,1 mm (Tabelle 1).

Beim Vergleich der Operationsverfahren (Patellarsehne und Patellarsehne mit LAD) konnte eine leichte Verminderung der maximalen Zerreißkraft und Steifigkeit bei den augmentierten Tieren und bei allen postoperativen Behandlungsverfahren gesehen werden. Zwischen der Trapezgruppe und der Gruppe ohne Protektion zeigten sich mit Ausnahme einer vermehrten Bandsteifigkeit in der Gruppe ohne Protektion keine Unterschiede.

Dagegen war die maximale Zerreißkraft, die Steifigkeit und die Elongation deutlich in der Achillotomiegruppe vermindert. Transplantatversagen wurde in 4–6 Fällen der Patellarsehnengruppe an der femoralen Insertion, unabhängig von der postoperativen Behandlung beobachtet. 2 Transplantate zerrissen innerhalb des Bandverlaufes.

In der Patellarsehnen-LAD-Gruppe wurde das intakte LAD aus dem Knochenkanal herausgezogen. Die autogene Komponente des Transplantates versagte in der gleichen Weise wie in den Patellarsehnengruppen.

Tabelle 1. Strukturelle Eigenschaften und hintere Laxität der Transplantate in den 3 verschiedenen postoperativen Verfahren, Einzelwerte und Mittelwerte

Gruppe	Maximale Reißkraft [N]		Steifigkeit [N/mm]		Dehnungsrate [%]		Posteriore Laxität [mm]	
	PT	PT+LAD	PT	PT+LAD	PT	P+LAD	PT	PT+LAD
Achillo-	293	216	41,4	35,7	13,7	11,3	5,2	3,7
tomie	323	236	50,8	42,3	15,9	13,3	4,0	4,7
Mittelwert	308	226	46,1	39,0	14,8	12,3	4,6	4,2
Trapez	376	310	59,9	45,3	18,1	19,1	4,6	3,8
	424	294	71,5	55,1	22,5	17,7	3,4	3,2
Mittelwert	400	302	65,7	50,2	20,3	18,4	4,0	3,5
Keine Pro-	385	311	77,8	60,4	24,0	21,5	4,0	2,9
tektion	455	342	82,8	54,4	21,0	25,7	3,2	3,5
Mittelwert	420	326,5	80,3	57,4	22,5	23,6	3,6	3,2
Kontroll-	925		130,5		31		0,8	
seite	± 70		± 1,7		± 3,4		± 0,1	

Diskussion

Es gibt 2 Grundprinzipien, die die postoperative Rehabilitation bestimmen:
1. Es müssen Immobilitätseffekte minimiert werden.
2. Es darf das heilende Gewebe nicht überlastet werden.

Die Effekte der Immobilisation auf das Gewebe sind Proliferation von fibrösem Gewebe innerhalb des Gelenks, Adhäsionen zwischen Synovialfalten, Adhärenz von fibrösem Bindegewebe auf Knorpelflächen, Knorpelatrophie, Ulzeration an Punkten von Knorpel-Knochen-Kontakt, Desorganisation zellulärer und fibrillärer Bandgestalt, Schwächung der Bandinsertion aufgrund osteoklastischer Resorption von Knochen und Sharpey-Fasern, umschriebene Osteoporose der betroffenen Extremität, gesteigerter Kraftbedarf für die Gelenkbewegung und vermehrte Bandcompliance [1].

Die Belastbarkeit und die Energieabsorptionskapazität des Knochen-Band-Knochen-Komplexes vermindert sich ungefähr bis auf 1/3 des Kontrollwertes. Der Kollagengehalt wird um ungefähr 10% herabgesetzt.

Der Kollagen-turn-over steigt mit beschleunigtem Abbau und Synthese ebenso wie die Bildung von Kollagenverbindungen. Der Gehalt von Proteoglykan, besonders der Hyaluronsäure nimmt ab, und der Wassergehalt ist entsprechend vermindert [1].

Der genaue Einfluß von Belastung oder umgekehrt von Streß-shielding auf die Einheilung des Transplantates ist noch nicht bekannt. Experimentell zeigt sich eine frühe Vollbelastung während der Heilungsphase nach versorgter Sehnendurchtrennung, häufig ein Versagen, andererseits aber eine verstärkte Reißfestigkeit in den Fällen, in denen die Kontinuität nicht verletzt ist. Das Gewebe wird sukzessive verstärkt organisiert, und die fibroblastischen Zellen orientieren sich in Richtung auf die Belastungsachse [9]. Die Sehnenheilung wird ebenfalls durch passive Bewegung angeregt [8]. Die operative Versorgung und frühe Bewegung stimuliert beim verletzten medialen Kollateralband schneller und besser die qualitativen Heilungsvorgänge als die operative Behandlung mit nachfolgender Ruhigstellung [14,16]. Die vermehrte Zerreißkraft scheint das Resultat eines vermehrten Bandumfanges und einer größeren Kollagenproduktion zu sein. Dies wird durch das vermehrte Trockengewicht und den erhöhten Kollagengehalt erhärtet. Offensichtlich ist die Zellvermehrung, die in einer größeren Anzahl zellulärer DNS resultiert, Teil des Mechanismus durch welchen die erhöhte Kollagenproduktion erreicht wird [7].

Operativ versorgte Kollateralbänder des Kaninchens wurden durch passive Kniebewegungen in ihrem strukturellen Aufbau verbessert [8].

Ist nun die dosierte mechanische Belastung eines Kreuzbandtransplantates ein wichtiger Stimulus für die Fibroblastenproliferation und Kollagenablagerung?

Kontinuierliche passive Bewegung (CPM) konnte bei Kreuzbandtransplantaten in Primaten nicht die Reißkraft der Transplantate vermehren. Unabhängig davon zeigen experimentelle Untersuchungen, daß CPM einige positive Aspekte nach Kniebandchirurgie bewirkt, wie z.B. die Verhinderung von Adhäsionen und Pannusbildung sowie die Verbesserung der Knorpelfunktion [8].

Die Ergebnisse dieser Untersuchung am Schafmodell zeigen den negativen Einfluß der Ruhigstellung auf den Heilungsprozeß eines Transplantates. Experimentell immobilisiert die Achillotomie das Kniegelenk. Die Belastung für das Transplantat ist über 4 Wochen völlig ausgeschaltet. Erst nach weiteren 8 Wochen erreichen diese Tiere einen Aktivitätslevel, der von der Trapez- und ohne Protektionsgruppe nach 6–8 Wochen erreicht wird.

Der Verlust eines mechanischen Stimulus führt offensichtlich zu verminderten Struktureigenschaften der Transplantate.

Die Daten unterstreichen, daß besonders das Gewebe in der frühen Heilungsphase besonders empfindlich gegenüber Streß und Bewegung reagiert. Zusätzlich führt Immobilisation vermehrt zu intraartikulären Adhäsionen und oberflächlichem Knorpelschaden. Eine erhebliche femoropatellare Chondromalazie wurde nach Immobilisation von Kniegelenken bei Ziegen beobachtet, die einen vorderen Kreuzbandersatz erhalten hatten [15]. Frühe Mobilisation ohne Protektion mit einem langsamen Anstieg in der Belastung und Bewegung führt zu einer Qualitätsverbesserung der Heilungsvorgänge. Mit anfänglich verminderter Belastung, wie in der Trapezgruppe, konnten keine besseren Resultate erzielt werden.

Nach unseren Ergebnissen bestand kein relevanter Unterschied zwischen Trapezgruppe und der Gruppe ohne Protektion. Entsprechend dem Schafsmodell ist deshalb beim Kreuzbandersatz keine Protektion die beste postoperative Behandlung, die auch am ehesten mit standardisierten klinischen Verfahren einer sofortigen Rehabilitation korreliert. Im Ziegenmodell zeigt die Behandlung ohne Protektion einige Probleme, da die Ziegen besonders aktiv sind und innerhalb weniger Tage nach der Operation auch mit dem operierten Bein rennen und springen [11].

Unabhängig von der postoperativen Behandlung waren die Reißfestigkeit und die elastische Steifigkeit der mit einem Polypropylenband augmentierten Transplantate nach 4monatiger Heilungsphase vermindert. Die Augmentation könnte als eine zusätzliche Streßprotektion wirken.

Wir konnten dies in einer detaillierten Untersuchung an 72 Schafen insoweit nachweisen, als die Augmentation mit einem synthetischen Band tatsächlich zu einer verzögerten Heilung der Transplantate führte [12].

Die Schlüsselfrage in der Rehabilitation nach Kreuzbandersatz lautet: Wieviel Streß und wie lange muß ein autogenes Transplantat einem bestimmten Streß ausgesetzt sein, um ein gut funktionierender Bandersatz zu werden? Darüberhinaus ist relativ wenig über die Kräfte und Belastungen bekannt, die auf dem vorderen und hinteren Kreuzband während verschiedener Aktivitätsphasen ruhen. In den frühen Rehabilitationsphasen müssen 3 verschiedene mechanische Versagensmechanismen vermieden werden: Der 1. ist die Überbelastung, der 2. entsteht sekundär durch die zyklischen Kräfte im Sinne eines Ermüdungsschadens. Die 3. Form ist die Überdehnung, d.h. eine Belastung über die elastischen Grenzen hinaus.

Zusammenfassung

Bei 12 Schafen mit Ersatz des hinteren Kreuzbandes wurde der Einfluß der Immobilisation auf die Heilung des Patellarsehnentransplantates untersucht. Experimentell diente die Achillotomie zur Immobilisation des operierten Kniegelenks. In einer weiteren Gruppe wurde zunächst die volle Belastung in der Weise reduziert, daß das Schaf in einem speziellen Trapez aufgehängt wurde. In der 3. Gruppe wurde keine Protektion angewandt. In dieser Gruppe bewegten sich die Tiere innerhalb von 8 Wochen von partieller bis zu völliger Belastung und Bewegung.

Die biomechanischen Tests nach 16 Wochen zeigten eine beträchtliche Verminderung in der maximalen Reißkraft, der Steifigkeit und der Dehnungswerte ebenso wie einen Anstieg in der posterioren Laxität in der Achillotomiegruppe.

Die günstigsten Ergebnisse wurden in der Gruppe ohne Protektion beobachtet.

Diese Studie zeigt den negativen Effekt der Immobilisation auf die Heilung eines autogenen Transplantates am Modell des hinteren Kreuzbandes beim Schaf. Gerade in der frühen Heilungsphase ist das Gewebe sehr empfindlich gegenüber Streß und Dehnung.

Literatur

1. Akeson WH, Amiel D, Abel MF, Garfin SR, Woo SL (1987) Effects of immobilization on joints. Clin Orthop 219:28–36
2. Balmer PM, Jakob RP (1988) The non-operative treatment of isolated complete tears of the medical collateral ligament of the knee. Arch Orthop Trauma Surg 107:273–276
3. Bosch U, Kasperczyk WJ, Marx M, Reinert C, Oestern HJ, Tscherne H (1989) Healing of graft fixation site under functional conditions in PCL reconstruction. Arch Orthop Trauma Surg 108:154–158
4. Bosch U, Kasperczyk WJ (1992) Healing of the patellar tendon autograft after posterior cruciate ligament reconstruction – a process of ligamenzation? An experimental study in a sheep model. Am J Sports Med 20:558–566
5. Butler DL (1989) Anterior cruciate ligament: Its normal response and replacement. J Orthop Res 7:910.921
6. Clancy WG, Shelbourne KD, Zoellner GB, Keene JA, Reider B, Rosenberg TD (1983) Treatment of knee joint instability secondary to rupture of the PCL. J Bone Joint Surg [Am] 65:310–322
7. Dahners LE, Torke MD, Gilbert JA, Lester GE (1989) The effect of motion on collagen synthesis, DNA synthesis and fiber orientation during ligament healing. Orthop Res Soc 35th Meeting: 299
8. Frank C, Akeson WH, Woo SL, Amiel D, Coutts RD (1984) Physiology and therapeutic value of passive motion. Clin Orthop 185:113–125
9. Gelbermann R, Boldberg V, An K-N, Banes A (1988) Tendon. In: Woo SL, Buchwater JA (eds) Injury and repair of the musculoskletetal soft tissue. American Academy of Orthopaedic Surgeons, Park Ridge, Illinois, pp 5–40
10. Indelicato PA (1983) Non-operative treatment of complete tears of the medial collateral ligament. J Bone Joint Surg [Am] 65:323–329
11. Jackson DW, Grood ES, Arnoczky SP, Butler DL, Simon TM (1987) Cruciate reconstruction using freeze dried anterior cruciate ligament allograft and a ligament augmentation device (LAD). Am J Sports Med 15:528–538
12. Kasperczyk W, Bosch U, Oestern HJ, Tscherne H (1993) Staging of patellar tendon autograft healing after posterior cruciate ligament reconstruction. A biomechanical and histological study in a sheep model. Clin Orthop 286:271–282
13. Kasperczyk WJ, Bosch U, Oestern HJ, Tscherne H (1993) Staging of patellar tendon autograft healing after PCL reconstruction. A biomechanical and histological study in a sheep model. Clin Orthop (in press)
14. Piper TL, Whiteside LA (1980) Early mobilisation after knee ligament repair in dogs. Clin Orthop 150:277–282
15. Roth JH, Mendenhall HV, McPherson GK (1988) The effect of immobilizatlon on goat knees following reconstruction of the anterior cruciate ligament. Clin Orthop 229:278–282
16. Tipton CM, Matthes RD, Maynard JA, Carey RA (1975) The influence of physical activity on ligaments and tendons. Med Sci Sports 7:165–175
17. Vailas AC, Tipton CM, Matthes RD, Gart M (1981) Physical activity and its influence on the repair process of medial collateral ligaments. Connect Tissue Res 9:25–31
18. Woo SL, Inoue M, McGurk-Burleson E, Gomez MA (1987) Treatment of medial collateral ligament injury. Am J Sports Med 15:22–29

Experimentelle Untersuchung zum Load-Sharing bei der Kreuzbandaugmentation mit dem Kennedy-LAD am Mensch und Schaf

K.-A. Riel[1], P. Bernett[1], H.-J. Früh[2], M. A. Scherer[2], R. Ascherl[3] und G. Blümel[2]

[1] Klinik und Poliklinik für Sportverletzungen,
[2] Institut für Experimentelle Chirurgie der Technischen Universität München,
Ismaninger Straße 22, D-81675 München
[3] Orthopädische Universitätsklinik Lübeck, Ratzeburger Allee 160, D-23538 Lübeck

Material und Methode

15 cm lange Quadrizeps-Patellarperiost-Patellarsehnen (PT, Marshall's substitution) und Semitendinosussehnen (ST), jeweils mit Knochenansatz, wurden von Verstorbenen (Todesalter: 57 ± 15, 23 bis 72 Jahre) gewonnen. Auf diese Sehnen wurden 15 cm lange und 6 mm breite LAD-Bänder aufgenäht: pro Zentimeter 2 gegenüberliegende Einzelknoten (2 x 0 Ethibond) für distales und proximales Drittel, im mittleren Drittel eine das LAD einhüllende Naht (2 x 0 Vicryl). Zur Simulierung der „Stabilitätslücke" wurde an Semitendinosussehnen eine artifizielle Verdünnung um 50% im mittleren Drittel der Sehne vorgenommen. Es ergaben sich damit 3 LAD-verstärkte Sehnentransplantatgruppen: Quadrizeps-Patellarperiost-Patellarsehne (PT, n = 5), intakte Semitendinosussehne (ST, n = 10) und artifiziell verdünnte Semitendinosussehne (dST, n = 5).

In einem genehmigten Tierversuch wurde an Schafen (n = 14) das vordere Kreuzband am linken Kniegelenk reseziert und mit einem LAD-verstärkten Quadrizeps-Patellarperiost-Patellarsehnen-Streifen ersetzt. 7 Tiere wurden nach 3 Monaten und weitere 7 Tiere wurden nach 6 Monaten getötet. Die Kreuzbandtransplantate wurden biomechanisch getestet. Das Kreuzband und die Quadrizeps-Patellarperiost-Patellarsehne des rechten Kniegelenks wurden als Kontrolle verwendet.

Am Tag der Sehnengewinnung, bzw. am Tag der Tiertötung, erfolgten die biomechanischen Testungen in einer Werkstoffprüfmaschine. Die Transplantate und Schafkniegelenke wurden mit speziellen Schellen rutsch- und gleitsicher eingespannt. Mittels induktiver Kraft- und Wegaufnehmer ließen sich Kraft-Weg-Kurven direkt mit einem x-y-Schreiber aufzeichnen.

Das biomechanische Testprotokoll an humanen Sehnen umfaßte:

1. Zuggeschwindigkeit 10 mm/min (quasi statisch),
2. maximale Zugkraft 100 N,
3. Einspannlänge 10 cm bei unveränderter distaler Knocheneinspannung.

Test 1: Messung der Steifigkeit des kombinierten Transplantates (Fassen beider Enden in der proximalen Schelle, Abb. 1),
Test 2: Messung der Steifigkeit des Sehnentransplantates (Fassen nur des proximalen Sehnenendes bei aus der Schelle gelöstem LAD-Ende (5 cm) und unveränderter LAD-Naht, Abb. 2),

Hefte zu der Unfallchirurg, Heft 234
L. Claes (Hrsg.)
© Springer-Verlag Berlin Heidelberg 1994

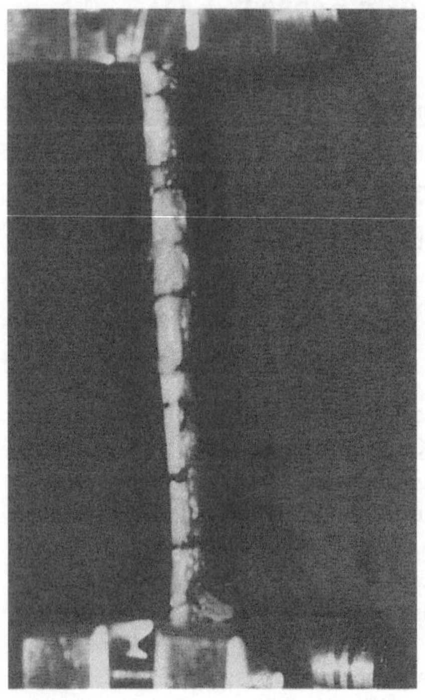 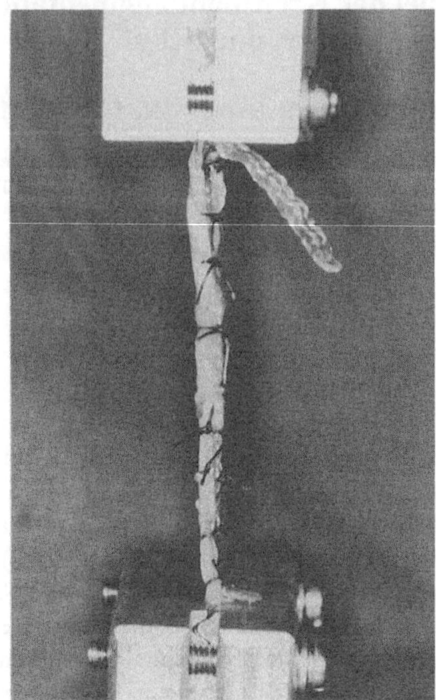

Abb. 1 *(links)*. Eingespannte LAD-verstärkte Semitendinosussehne. *Unten* ist nur der Knochenansatz, *oben* sind LAD und Sehne gefaßt

Abb. 2 *(rechts)*. Steifigkeitsmessung der Semitendinosussehne. *Unten* ist der Knochenansatz, *oben* ist nur die Sehne gefaßt. Das LAD wurde gelöst

Test 3: Messung der Steifigkeit der mechanischen Koppelung zwischen LAD und Sehnengewebe (Fassen nur des LAD-Endes bei aus der Schelle gelöstem proximalen Sehnentransplantatende), 3malige Wiederholung der Tests, um Fehlmessungen durch die Viskoelastizität der Sehnengewebe zu vermeiden,
Test 4: Bestimmung der Bruchlast der mechanischen Koppelung, wie Test 3, Zugbelastung, aber bis zum Lösen des LAD vom Sehnentransplantat.

Das biomechanische Testprotokoll an den Schafkniegelenken umfaßte:

1. Zuggeschwindigkeit 10 mm/min (quasi statisch),
2. maximale Zugkraft 100 N,
3. Test 1: Messung der Steifigkeit des LAD-verstärkten Kreuzbandtransplantates (Abb. 3),
   Test 2: Messung der Steifigkeit des Kreuzbandtransplantates nach durchtrenntem LAD (Abb. 4),
   Test 3: Bestimmung der Bruchlast des Kreuzbandtransplantates nach durchtrenntem LAD.

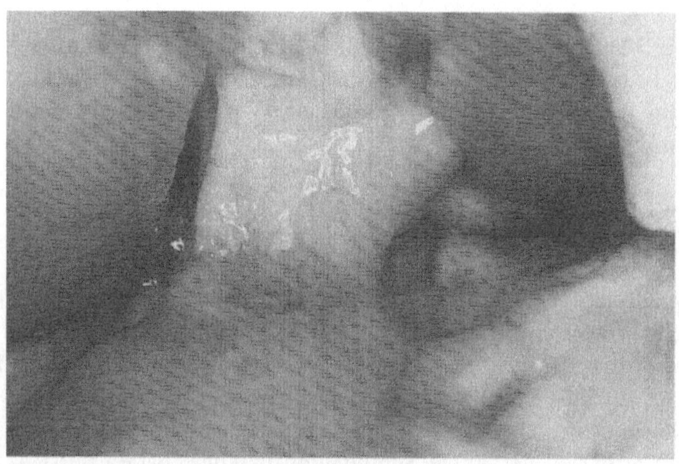

Abb. 3. Schafkniegelenk Detailaufnahme mit LAD-verstärktem Kreuzbandersatz. Das LAD ist gut eingescheidet, das Sehnentransplantat straff und kräftig

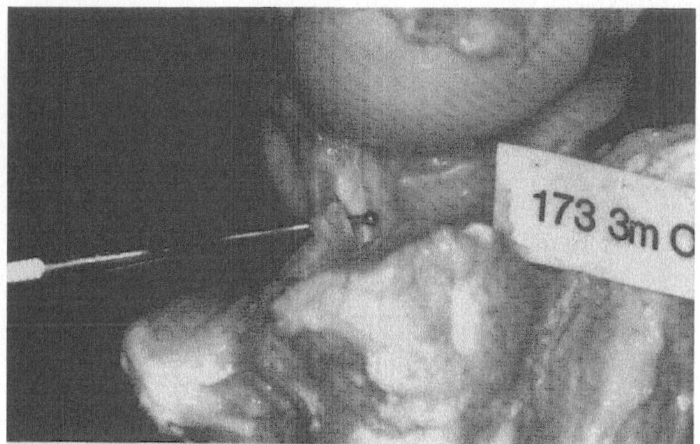

Abb. 4. Schafkniegelenk nach LAD-verstärktem Kreuzbandersatz. Zur biomechanischen Testung des Sehnentransplantates wurde das LAD über einer Kopfsonde durchtrennt und gelöst

Messung der Steifigkeit und Bruchlast an den Kreuzbändern und den Quadrizeps-Patellarperiost-Patellarsehnen mit und ohne LAD der kontralateralen Kniegelenke.
3malige Wiederholung der Tests, um Fehlmessungen durch die Viskoelastizität der Sehnengewebe zu vermeiden.

70

Ergebnisse

Die Meßergebnisse werden als Mittelwert mit ± Standardabweichung und Minimal-
und Maximalwert angegeben. Die statistische Auswertung der Meßwerte erfolgte mit
dem Wilcoxon-Test, bzw. dem Mann-Whitney-Test auf Signifikanz. P-Werte ≤ 0,05
wurden als signifikant gewertet.

Biomechanische Messungen an humanen Sehnen

Quadrizeps-Patellarperiost-Patellarsehnen und artifiziell verdünnte Semitendinosussehnen wurden signifikant (p < 0,05) durch das LAD verstärkt. Bei den intakten Semitendinosussehnen war die Verstärkung nur gering, ohne Signifikanz (Abb. 5).

Die signifikant unterschiedlichen Ausgangssteifigkeiten der 3 gewählten Sehnentransplantate: Quadrizeps-Patellarperiost-Patellarsehne, intakte Semitendinosussehne
und artifiziell verdünnte Semitendinosussehne, hatten mit LAD-Verstärkung gleiche
Steifigkeiten (p > 0,05). Die mechanische Koppelung des LAD an die Sehnengewebe
war hinsichtlich der Steifigkeit (N/mm) und der Bruchlast (N), d.h. der Ausreißkraft,
ohne signifikanten Unterschied. Bei den Ausreißversuchen lösten sich immer erst die
distalen Nähte.

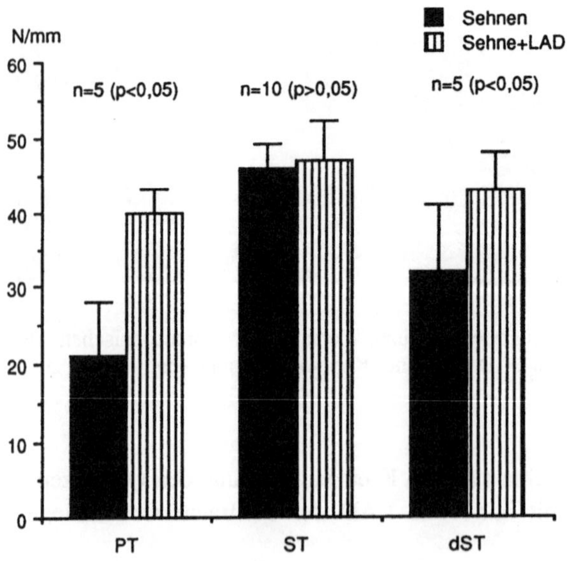

Abb. 5. Graphische Darstellung von Mittelwert und ± Standardabweichung der LAD-Verstärkung bei menschlichen Sehnentransplantaten. Bei artifiziell verdünnter Semitendinosussehne
(*dST*, n = 5) und der Quadrizeps-Patellarperiost-Patellarsehne (*PT*, n = 5) bewirkte das LAD
eine signifikante Verstärkung, nicht aber bei intakten Semitendinosussehnen (*ST*, n = 10)

Biomechanische Messungen am Schafkniegelenk

3 Monate postoperativ

Linkes Kniegelenk. Kreuzbandtransplantat: LAD-verstärkt ergaben sich Steifigkeiten von 67 ± 19 (29–94) N/mm. Nach durchtrenntem LAD sanken die Steifigkeiten signifikant auf 56 ± 18 (25–79) N/mm ab (p ≤ 0,05). Die Bruchlast erreichte 298 ± 90 (159–398) N.

Rechtes Kniegelenk. Vorderes Kreuzband: Bei Bruchlasten von 1385 ± 386 (812–1833) N fanden sich Steifigkeiten von 172 ± 20 (159,6–215) N/mm. Quadrizeps-Patellarperiost-Patellarsehne: Mit LAD-Verstärkung ergaben sich Steifigkeiten von 60 ± 10 (40–70) N/mm, nach gelöstem LAD waren die Steifigkeiten mit 54 ± 12 (33–62) N/mm signifikant schwächer (p ≤ 0,05).

6 Monate postoperativ

Linkes Kniegelenk. Vorderes Kreuzbandtransplantat: Mit der LAD-Verstärkung ergaben sich Steifigkeiten von 87 ± 10 (73–99) N/mm, nach durchtrenntem LAD blieben die Steifigkeiten bei 84 ± 12 (69–100) N/mm (p > 0,05). Die Bruchlast der Kreuzbandtransplantate lag bei 425 ± 98 (298–579) N.

Rechtes Kniegelenk. Vorderes Kreuzband: Steifigkeiten von 162 ± 28 (102–187) N/mm und Bruchlasten von 1174 ± 366 (465–1531) N wurden gemessen. Quadrizeps-Patellarperiost-Patellarsehne: Die Sehnentransplantate hatten ebenfalls wie bei der 3-Monats-Kontrolle mit 57 ± 11 (40–70) N/mm bei LAD-Verstärkung signifikant höhere Steifigkeiten als ohne LAD 44 ± 15 (22–63) N/mm (p ≤ 0,05).

Quadrizeps-Patellarperiost-Patellarsehnen-Transplantate der rechten Kontrollkniegelenke entsprachen den Verhältnissen des Operationszeitpunktes (OPZ). Zu diesem Zeitpunkt wurden die Sehnentransplantate durch das LAD im Mittel um 21% verstärkt. Nach 3monatiger Einheilung ließ sich noch eine LAD-Verstärkung um 17% nachweisen. Nach 6monatiger Einheilung war die LAD-Verstärkung nur noch gering (Abb. 6).

Die Messung an den Kreuzbandtransplantaten ohne LAD-Verstärkung ergab im Mittel nach 3 Monaten 30%, nach 6 Monaten 52% der Steifigkeit der kontralateralen vorderen Kreuzbänder. Die Bruchlast der Kreuzbandtransplantate, ohne LAD-Verstärkung gemessen, nahm in diesem Zeitraum von 298 N auf 425 N zu (Abb. 7).

Zusammenfassung der biomechanischen Ergebnisse

1. Das LAD erhöht die Steifigkeit schwacher Sehnen signifikant.
2. Bei LAD-Verstärkung in der Kennedy-Technik heilt das Kreuzbandtransplantat unter Zunahme der Steifigkeit und Bruchlast ein.
3. Zum Operationszeitpunkt ist das Sehnentransplantat mit LAD etwa 20% und nach 3 Monaten der Einheilung noch 17% steifer, d.h. zugfester als ohne LAD. Mit fortschreitender Einheilung des Sehnentransplantates wird der Verstärkungseffekt des LAD geringer.

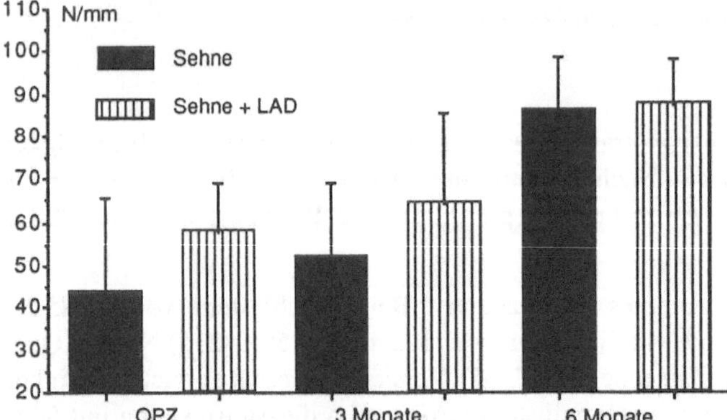

Abb. 6. Steifigkeiten der Quadrizeps-Patellaperiost-Patellarsehnen (*OPZ* Operationszeitpunkt, n = 14) und der Kreuzbandtransplantate zum Zeitpunkt 3 Monate und 6 Monate postoperativ ohne (*Sehne*) und mit (*Sehne+LAD*) LAD-Verstärkung. Die Zunahme der Steifigkeit ist erkennbar. Nach 6 Monaten Einheilung war eine LAD-Verstärkung nicht mehr meßbar

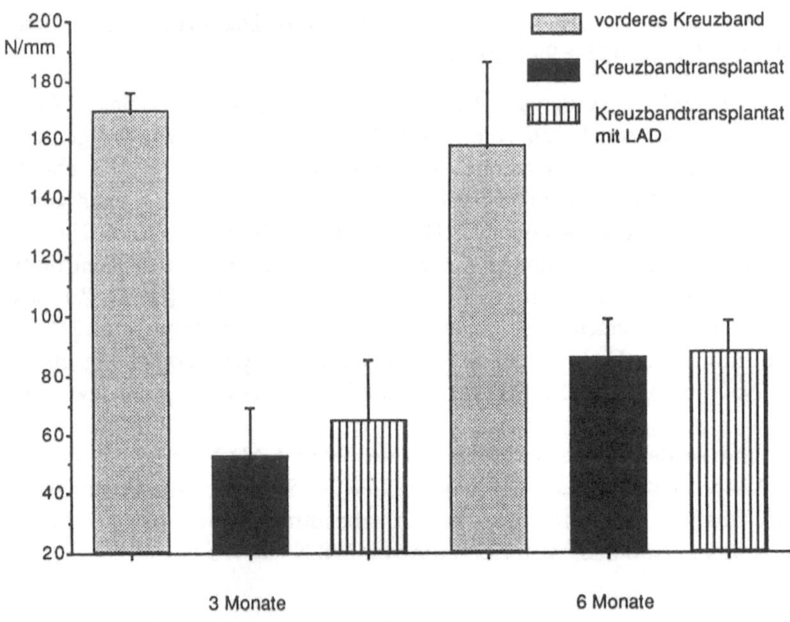

Abb. 7. Vergleichende graphische Darstellung der Steifigkeiten der Kreuzbandtransplantate ohne und mit LAD-Verstärkung und der vorderen Kreuzbänder. Die Zunahme der Steifigkeit von der 3-Monats- zur 6-Monats-Kontrolle ist signifikant

Diskussion

Die vordere Kniegelenkinstabilität hat eine hohe Inzidenz begleitender Gelenkverletzungen. Nach 1 Jahr werden bei 50% und nach 5 Jahren bei 94% der Patienten begleitende Meniskusverletzungen diagnostiziert [6]. Die hinzukommenden Verletzungen, z.B. am Gelenkknorpel bei länger bestehenden Instabilitäten, verschlechtern die Therapieergebnisse [11]. Die konservative Therapie schlägt meist fehl, und die Kreuzbandnaht führt nur selten zur Kniegelenkstabilität. Deshalb werden bei Kreuzbandrissen neben der Reinserierung oder Naht zusätzliche Verstärkungen mit autogenen Sehnentransplantaten empfohlen (European Society of Knee Surgery and Arthroscopy – News-Letter 7 May 1991). Dieses Behandlungsprinzip hat sich im Schrifttum schon seit langem herauskristallisiert [8].

Hinzu kommt, daß in der Gelenkchirurgie die früh-, bzw. funktionelle Nachbehandlung angestrebt wird. Die verheerenden Nachteile der Gelenkruhigstellung für Gelenkknorpel und Bandgewebe sind aus unzähligen, experimentellen Arbeiten und aus klinischen Nachuntersuchungen allgemein bekannt [10].

Funktionelle Nachbehandlung – „immediate continuous passive motion" – bedeutet aber Belastung für das rekonstruierte vordere Kreuzband. Damit gerät das Behandlungsprinzip der primären autogenen Sehnentransplantatverstärkung in ein Dilemma. Ab wann und in welcher Intensität darf das transplantierte Sehnengewebe ohne Schaden zu nehmen belastet werden? Die transplantierten Sehnengewebe durchlaufen lange Umbauphasen und sind nachweislich geschwächt. Sie erscheinen im Tierexperiment [3] und in histologischen Beurteilungen aus arthroskopisch gewonnenen Materialien beim Menschen auch nach 1 Jahr der Einheilung weit entfernt vom Bild eines normalen Kreuzbandes [14].

In Kenntnis dieser Fakten entwickelte Kennedy das „ligament augmentation device (LAD" zur Verstärkung von Sehnentransplantaten. Es ist seit 31.10.1986 unter dem Handelsnahmen „3-M-Kennedy-LAD" in den USA von der „Food and Drug Administration" zur Bandverstärkung am Menschen zugelassen. Das Kennedy-Konzept der Sehnentransplantatverstärkung hatte sich in tierexperimentellen und klinischen Anwendungen bewährt. Die LAD-verstärkten Sehnentransplantate waren in Vergleichsstudien kräftiger und hatten hohe Reißkräfte [4,13].

2 Voraussetzungen werden gefordert [9]:

1. Das LAD-verstärkte Sehnentransplantat darf nur an einem seiner Enden starr fixiert werden und
2. zwischen LAD und Sehnentransplantat muß es zu einer mechanischen Koppelung kommen.

Vorliegende experimentelle Untersuchung an humanen Sehnentransplantaten und im Schafmodell bestätigt, daß das LAD in der Kennedy-Technik Sehnentransplantate verstärkt. Die Verstärkung ist abhängig von der Steifigkeit (Zugfestigkeit) des gewählten Sehnentransplantates. Zugfeste Sehnentransplantate werden weniger verstärkt. Transplantatschwachstellen, wie sie insbesondere bei der Verwendung eines Marshall-Transplantates im Patellarperiost auftreten, werden durch das LAD suffizient überbrückt, so daß brauchbare Sehnentransplantate entstehen. Diese Ergebnisse der In-vitro-Testungen entsprechen anderen Untersuchungsbefunden [7]. Im vorliegenden Tierexperiment konnte dasselbe LAD-verstärkte Kreuzbandtransplantat bei belassener und nach gelöster LAD-Verstärkung biomechanischen Zugbelastungen unterworfen werden. Trotz des sehr kurzen Beobachtungszeitraumes belegen die Ergebnisse, daß das LAD-verstärkte Sehnentransplantat während der Einheilung an Steifigkeit (Maß der Zugfestigkeit) und Bruchlast gewinnt. Ein „stress shielding", das die Einheilung des Sehnentransplantates verhindert, tritt unter der Kennedy-LAD-Technik nicht auf.

Zusammenfassung

Die biomechanischen und biologischen Eigenschaften von synthetisch verstärkten Sehnentransplantaten beim vorderen Kreuzbandersatz waren Gegenstand von In-vitro- und In-vivo-Versuchen. Unter Berücksichtigung der Kennedy-Technik – ein Polypropylenband (LAD) wird auf distal gestieltes Sehnengewebe genäht und dieses kombinierte Sehnentransplantat am freien Ende fixiert – wurden humane Sehnentransplantate (n = 20) Zugbelastungen ausgesetzt. Sehnengewebe (21 ± 6 N/mm) hatten durch das LAD signifikant (p < 0,05) erhöhte Steifigkeiten (40 ± 3 N/mm) und ebenso artifiziell geschwächte Sehnengewebe (34 ± 10 N/mm, bzw. 44 ± 5 N/mm). Die Bestimmung der Steifigkeit (N/mm) als Maß der Zugfestigkeit des LAD-verstärkten Sehnentransplantates und seiner Einzelkomponenten zeigte, daß Sehnen entsprechend ihrer Steifigkeit verstärkt und Schwachstellen suffizient überbrückt wurden. Anschließend erfolgte in einem genehmigten Tierversuch am Schafknie (n = 14) der vordere Kreuzbandersatz mit LAD-verstärkten Sehnentransplantaten, ebenfalls in der Kennedy-Technik. Messungen der Steifigkeit wurden am selben Knie im LAD-verstärkten Kreuzbandtransplantat und im Kreuzbandtransplantat nach gelöster LAD-Verstärkung vorgenommen. Die kontralateralen Kniegelenke dienten zur Kontrolle. Die Steifigkeit mit LAD-Verstärkung lag zum Operationszeitpunkt (60 ± 10 N/mm) und 3 Monate postoperativ (67 ± 19 N/mm) um 20% höher als im Kreuzbandtransplantat nach gelöstem LAD (54 ± 12 N/mm, bzw. 56 ± 18 N/mm). Nach 6monatiger Einheilung waren die Kreuzbandtransplantate so fest (87 ± 10 N/mm mit LAD, 84 ± 12 ohne LAD), daß die LAD-Verstärkung kaum mehr nachweisbar war. Die Bruchlast der Kreuzbandtransplantate, ohne LAD-Verstärkung gemessen, hatte von 298 N auf 425 N zugenommen. Die Untersuchung zeigt, daß in der Kennedy-Technik das LAD-Sehnentransplantat verstärkt, und daß es beim vorderen Kreuzbandersatz mit LAD-Verstärkung zu einer Steifigkeits- und Bruchlastzunahme des biologischen Gewebes kommt.

Sehnengewebe als Kreuzbandersatz unterliegt postoperativ Umbauvorgängen mit Stabilitätslücke und Festigkeitsverlusten von z.T. mehr als 80% [5]. Seit Oktober 1983 verwenden wir zur Verstärkung der Sehnentransplantate das Polypropylenband – LAD, in der von Kennedy angegebenen Technik. Unsere klinischen Erfahrungen an bisher 635 Patienten zeigen, daß beim Kreuzbandersatz Beachtung der „Isometrie" und LAD-Verstärkung des Transplantates

1. funktionelle Nachbehandlung erlauben,
2. gleichbleibende Stabilität auch im längerfristigen Verlauf ergeben,

3. Rehabilitation von Kraft und Beweglichkeit beschleunigen und damit
4. schnelle Wiederherstellung der Sportfähigkeit ermöglichen [1, 2, 11, 12].

Von einer synthetischen Verstärkung der Sehnentransplantate wird oft mit dem Hinweis abgeraten, daß „stress shielding" mit der Folge ausbleibender Bandreifung erzeugt würde [15]. Es sollte deshalb an humanen Sehnengeweben, die zum Kreuzbandersatz verwendet werden, und in einem Schafmodell untersucht werden, ob das Polypropylenband (LAD) Sehnentransplantate verstärkt, und ob es zwischen den Transplantaten und dem LAD zur Kraftverteilung kommt. Dabei wurde die Kennedy-Technik berücksichtigt: Auf das distal gestielte Sehnengewebe wird ein passendes LAD in Einzelknopftechnik aufgenäht und nur 1 Ende dieses kombinierten Transplantates starr fixiert.

Literatur

1. Bernett P, Seesko H, Feldmeier C (1985) Die Versorgung der frischen und der veralteten Kreuzbandruptur mit kombiniertem autologem und alloplastisch verstärktem Sehnentransplantat (Polypropylen-Band). Unfallchirurgie 11:251–258
2. Bernett P, Feldmeier C, Pieper B (1987) Anterior cruciate ligament (ACL) repair by augmentation with the polypropylene braid (Kennedy LAD). Biocompatibility, technique, early clinical results. Acta Orthop Belg 53:356–359
3. Bosch U, Kasperczyk WJ, Oestern H-J, Tscherne H (1990) Die Einheilungsphasen beim autogenen hinteren Kreuzbandersatz. Entscheidungshilfe für die Nachbehandlung. Eine biomechanische und histologische Studie. Unfallchirurg 93:187–196
4. Claes L, Kiefer H, Dürselen L, Mohr W (1987) Vergleichende Untersuchungen an 6 verschiedenen Bandersatzmaterialien und Augmentationsplastiken für den antero-medialen Bandersatz. In: Peiper H-J (Hrsg) Chirurgisches Forum '87 f. experim. und klinische Forschung. Springer, Berlin Heidelberg New York Tokyo, S 415–419
5. Clancy WG, Narechania RG, Rosenberg TD, Gmeiner JG, Wisnefske DD, Lange TA (1981) Anterior and posterior cruciate ligament reconstruction in rhesus monkeys. A histological, microangiographic, and biomechanical analysis. J Bone Joint Surg [Am] 63:1270–1284
6. Hanks GA, Gause TM, Handal JA, Kalenak A (1990) Meniscus repair in the anterior cruciate deficient knee. Am J Sports Med 18:606–613
7. Hanley P, Lew WD, Lewis JL, Hunter RE, Kirstukas S, Kowalczyk C (1989) Load sharing and graft forces in anterior cruciate ligament reconstruction with the Ligament Augmentation Device. Am J Sports Med 17:414–422
8. Hipp E, Gradinger R, Aigner R, Biehl T, Karpf PM (1986) Unsere Grundsätze zur Versorgung der vorderen Kreuzbandruptur. Prakt Sporttraumatol 1:7–22
9. Kennedy JC (1983) Application of prosthetics to anterior cruciate ligament reconstruction and repair. Clin Orthop Res 172:125–128
10. Klein L, Player JS, Heiple KG, Bahnuik E, Goldberg VM (1982) Isotopic evidence for resorption of soft tissues and bone in immobilized dogs. J Bone Joint Surg [Am] 64:225–230
11. Riel K-A, Bernett P (1990) Langzeitergebnisse bei vorderer Kreuzbandrekonstruktion mit alloplastisch verstärktem, autologem Sehnentransplantat (Kennedy LAD). Chirurg 61:808–814
12. Riel K-A, Ulm K, Bernett P (1991) Die Bedeutung der synthetischen (Kennedy-LAD) Augmentation beim vorderen Kreuzbandersatz. Unfallchirurg 94:351–354
13. Roth JH, Kennedy JC (1985) Der Einsatz eines Polypropylengeflechtes als synthetische Verstärkung von biologischem Material beim Ersatz des vorderen Kreuzbandes. Prakt Sporttraumatol 4:26–32

14. Shino K, Kimur T, Hirose H, Inoue M, Ono K (1986) Reconstruction of the anterior cruciate ligament by allogeneic tendon graft. J Bone Joint Surg [Br] 68:739–749
15. Siebels W, Ascherl R, Schwerbrock R, Maurer M, Blümel G (1989) Die Auswirkung von temporären synthetischen Verstärkungsmaterialien auf die biomechanischen Eigenschaften gestielter Patellarsehnenplastiken als Kreuzbandersatz beim Schaf. In: Hamelmann H (Hrsg) Chirurgisches Forum '89 f. experim. und klinische Forschung. Springer, Berlin Heidelberg New York Tokyo, S 261–264

Experimentelle Untersuchung zum Ersatz des vorderen Kreuzbandes mit Patellarsehnentransplantation und PDS-Augmentation

W. Holzmüller[1] und K. E. Rehm[2]

[1] Chirurgische Universitätsklinik, [2] Unfall-, Hand- und Wiederherstellungschirurgie, Universität Köln, Joseph-Stelzmann-Straße 9, D-50931 Köln

Einleitung

Da die bisherigen Methoden zur Rekonstruktion des vorderen Kreuzbandes nicht immer zufriedenstellende Ergebnisse liefern, wird laufend nach Verbesserungen gesucht. Das Knochen-Sehne-Knochen-Transplantat, wie es bei der Technik nach Brückner [1] und Jones [3] Verwendung findet, ist sicherlich der derzeit beste Ersatz für das vordere Kreuzband [2]. Um die postoperative Stabilitätslücke dieses autologen Transplantates zu überbrücken, werden Augmentationen mit den verschiedensten Materialien durchgeführt. Der Gedanke einer sukzessiven Kraftübernahme durch das Transplantat führte zum Einsatz des resorbierbaren PDS, welches seit 1984 hierfür erprobt wird.

Material und Methoden

In einer tierexperimentellen Serie im Labor für Experimentelle Chirurgie Davos, wurden 25 Schweizer Bergschafe an beiden Knien operiert. 21 davon kamen 1 Jahr postoperativ zur Auswertung. An 6 Knien erfolgte eine ausschließliche Miniarthrotomie zur Kontrolle, bei 15 Knien führten wir nach Miniarthrotomie die Teilresektion des vorderen Kreuzbandes durch. 10mal erfolgte nach völliger Entfernung des ACL die Rekonstruktion in einer modifizierten Jones-Technik, wobei das zentrale Patellarsehnendrittel mit einer elastischen Vorspannung von 50 N über eine 1-mm-PDS-Kordel in einem femoralen und einem tibialen Bohrkanal implantiert wurde. Die 4. Gruppe beinhaltete 11 Knie, bei denen zusätzlich zum zentralen Drittel der Patellarsehne eine gedoppelte 2 mm starke PDS-Kordel zur Augmentation verwandt wurde, auch diese Transplantate wurden mit 50 N vorgespannt. Die Patellarsehne wurde dabei so um die Augmentationskordel genäht, daß diese im interligamentären Verlauf völlig von der Sehne eingescheidet war.

Postoperativ wurden die Tiere nur für 1–2 Tage in einem 8-Punkt-Gurt ruhiggestellt, so daß Extrembewegungen vermieden wurden. Danach durften sich die Schafe frei bewegen und voll belasten. Klinische und röntgenologische Nachuntersuchungen erfolgten nach 3, 6 und 12 Monaten. Während des gesamten Beobachtungszeitraumes erfolgten Fluoreszenzmarkierungen, um später den knöchernen Einbau der Transplantate beurteilen zu können.

Hefte zu der Unfallchirurg, Heft 234
L. Claes (Hrsg.)
© Springer-Verlag Berlin Heidelberg 1994

Ergebnisse

Ein Jahr postoperativ wurden alle Beine im Hüftgelenk exartikuliert und histologisch und mechanisch untersucht. Nach Resektion des vorderen Kreuzbandes kam es ausnahmslos zu deutlichen Arthrosen der Gelenke, die Menisken waren teilweise völlig aufgerieben und der Gelenkknorpel völlig destruiert. Diese degenerativen Veränderungen traten nach alleiniger Miniarthrotomie überhaupt nicht und nach Kreuzbandplastik in beiden Rekonstruktionsgruppen nur in geringem Umfang auf.

Die Sektion der Knie zeigte 1 Jahr postoperativ makroskopisch kräftige Kreuzbänder, welche von einer Synovialmembran mit guter Oberflächenvaskularisation überzogen waren. Histologisch war in den interligamentären Schnitten eine vergleichbare Struktur zu originären Kreuzbändern festzustellen, auch die knöchernen Insertionen zeigten ein ähnliches Bild. An der Knochen-Band-Grenze war in den Bohrkanälen eine Ausrichtung der ossären Trabekel in Richtung Zugbelastung der Transplantate zu erkennen. Es bestand ein inniger Kontakt zwischen dem Transplantat und der knöchernen Bohrkanalwand. Eine Verknöcherung der Transplantate im Bohrkanal trat nicht ein. Sowohl makroskopisch als auch histologisch zeigte sich kein Unterschied zwischen augmentierten und nicht-augmentierten Transplantaten. Die Patellarsehnen hatten sich ihrer neuen Funktion feingeweblich gut angepaßt, so daß die Imitation des vorderen Kreuzbandes gut gelang.

Für die mechanische Testung der Kreuzbänder standen zur Kontrolle 14 Knie zur Verfügung, diese stammten aus einer anderen Versuchsserie, bei der die Knie unverletzt waren, bzw. von Tieren, die wegen einer Allgemeinerkrankung getötet werden mußten. Aus dem Experiment blieben nach der histologischen Aufarbeitung 6 nicht-augmentierte und 8 augmentierte Knie für die Belastungstests übrig. Nachdem die

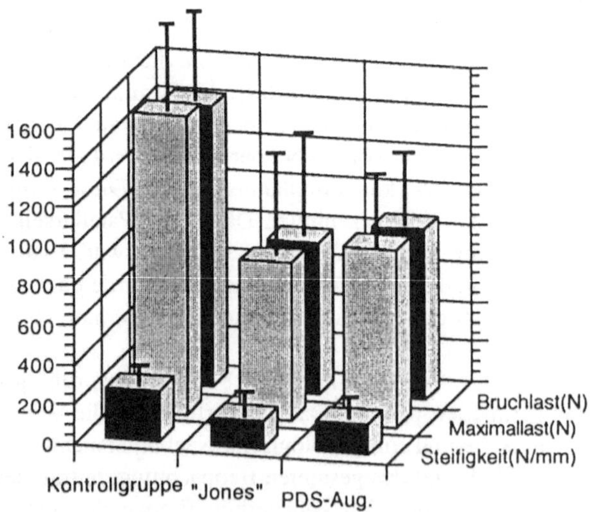

Abb. 1. Bruchlast, Maximallast und Steifigkeit der vorderen Kreuzbänder, Mittelwerte mit Standardabweichung

Knie so präpariert waren, daß zwischen Tibia und Femur nur noch das vordere Kreuzband als einzige Verbindung stand, erfolgte in einer eigens dafür konstruierten Einspannvorrichtung die mechanische Prüfung. Mit einer Zuggeschwindigkeit von 20 mm/min konnte in einer Werkstoffprüfmaschine die Zugkraft in Abhängigkeit von der Elongation über einen x-y-Schreiber registriert werden. Daraus ließen sich Bruchlast und Maximallast ablesen, sowie aus der Steigung der Kurve die Steifigkeit berechnen.

Bei der mechanischen Testung erreichten die modifizierten Jones-Plastiken mit 786 N 54% der Bruchlast einer Kontrollgruppe, während nach PDS-Augmentation 61% der normalen Bruchlast, d.h. 867 N zu erreichen waren. Die Steifigkeit war mit 64 bzw. 63% der Kontrolle nahezu gleich. Statistisch zeigten sich beide Rekonstruktionsmethoden signifikant weniger stabil als das Original. Zwar war die Streubreite der mechanischen Daten in der Augmentationsgruppe erheblich geringer als bei den nicht-augmentierten Transplantaten, und die Mittelwerte lagen etwas höher, jedoch war beim Anlegen strenger statistischer Kriterien kein signifikanter Unterschied herauszuarbeiten.

Diskussion

Vergleicht man die mechanischen Daten mit einer Untersuchung von Wentzensen [4], die unter den gleichen Versuchsbedingungen durchgeführt wurde, und bei der mit einer starren Fixation gefäßgestielter Patellarsehnentransplantate die besten Werte der Bruchlast nur bei 400 N lag, so scheint die elastische Vorspannung der Transplantate mit der 1-mm-PDS-Kordel deutlich höhere Festigkeiten zu bewirken. Mit der zusätzlichen Augmentation durch die gedoppelte 2-mm-PDS-Kordel sind darüber hinaus keine signifikant besseren Resultate zu erzielen.

Damit bleibt festzustellen, daß beide Methoden zur Rekonstruktion des vorderen Kreuzbandes geeignet sind. Die Augmentation mit der elastischen PDS-Kordel schützt nur die Anfangsphase, in der die Knochenschuppen des Transplantates einheilen müssen, eine signifikante Erhöhung der mechanischen Reißfestigkeit ist 1 Jahr postoperativ damit jedoch nicht zu erreichen.

Zusammenfassung

An 25 schweizer Bergschaften wurde das vordere Kreuzband am linken Knie nach Resektion rekonstruiert, 12mal in einer modifizierten Jones-Technik, 13mal mittels PDS-Augmentation. Am rechten Knie wurde bei 15 Tieren das vordere Kreuzband reseziert. 21 Schafe erlebten das Versuchsende 1 Jahr postoperativ und kamen somit zur Auswertung.

Der Kreuzbandersatz mit dem zentralen Patellarsehnendrittel läßt sowohl bei PDS-augmentierten Transplantaten, als auch bei denen, die nur mit einer geringen Vorspannung implantiert worden waren, 1 Jahr postoperativ makroskopisch kräftige Kreuzbandregenerate entstehen. Sowohl vom äußeren Aspekt, als auch vom histologischen Schnitt sind hier keine Unterschiede zwischen augmentierten und nicht-augmentierten Patellarsehnentransplantaten zu erkennen. Die mechanische Belastbarkeit der Kreuzbandregenerate nach modifizierter Jones-Plastik erreicht mit einer Bruchlast von 54% der Norm bereits sehr gute Werte. Mit der zusätzlichen Augmentation durch eine 2-mm-PDS-Kordel können 61% der Bruchlast einer Kontrollgruppe erzielt werden. In der statistischen Berechnung sind dies jedoch keine signifikanten Unterschiede. Der Patellarsehne gelingt 1 Jahr postoperativ gut die Imitation des vorderen Kreuzbandes, beide Methoden sind zur Rekonstruktion desselben gut geeignet.

Literatur

1. Brückner H (1966) Eine neue Methode der Kreuzbandplastik. Chirurg 37/9:413–414
2. Feagin JA (1989) Editorial. Am J Knee Surg 2/1
3. Jones KG (1970) Reconstruction of the anterior cruciate ligament using the central one-third of the patellar ligament. J Bone Joint Surg 52:1302–1308
4. Wentzensen A (1985) Wiederherstellung und biomechanische Bedeutung des vorderen Kreuzbandes am Kniegelenk nach Verletzung. Habilitationsschrift, Tübingen

Zur Morphologie des Patellarsehnentransplantates beim Ersatz des hinteren Kreuzbandes*

U. Bosch[1], W. J. Kasperczyk[1], B. Decker[2], A. Nerlich[3], H.-J. Oestern[4] und H. Tscherne[1]

[1] Unfallchirurgische Klinik, [2] Abteilung für Zellbiologie und Elektronenmikroskopie, Medizinische Hochschule Hannover, Konstanty-Gutschow-Straße 8, D-30625 Hannover
[3] Pathologisches Institut der Universität München, Thalkirchner Straße 36, D-80337 München,
[4] Unfallchirurgische Klinik, Allgemeines Krankenhaus Celle, Siemensplatz 4, D-29223 Celle

Sowohl der Spontanverlauf als auch die Therapie nach Ruptur des hinteren Kreuzbandes werden in der Literatur kontrovers diskutiert [16–18, 20, 47, 49, 54]. Die unbefriedigenden klinischen Langzeitergebnisse der direkten Bandnaht führten zur Rekonstruktion des hinteren Kreuzbandes mit autogenen Geweben [15, 40]. Derzeit erscheint bei einer symptomatischen hinteren Knieinstabilität der Ersatz des hinteren Kreuzbandes mit einem freien, autogenen Patellarsehnentransplantat eine geeignete rekonstruktive Maßnahme zu sein [15, 16, 50]. Hierbei sind die biomechanischen Eigenschaften des Patellarsehnengewebes und eine gewisse makromorphologische Ähnlichkeit der Patellarsehne und der Kreuzbänder sowie funktionell-anatomische Aspekte Gründe für die Wahl des Patellarsehnengewebes zum Ersatz sowohl des vorderen als auch des hinteren Kreuzbandes [15, 24, 36]. Experimentelle Untersuchungen zur Einheilung eines biologischen Kreuzbandersatzes hatten bisher im wesentlichen den Ersatz des vorderen Kreuzbandes beleuchtet [15, 35]. Hierbei zeigte sich daß jedes transplantierte biologische Gewebe während der Einheilung eine komplexe Umstrukturierung erfährt. Amiel et al. [5] folgerten aus ihren Untersuchungsergebnissen, daß sich ein Patellarsehnentransplantat entsprechend dem Gesetz der „funktionellen Adaption" von Geweben an das synoviale Milieu und an die veränderte funktionelle Beanspruchung adaptiert. Sie bezeichneten diesen Transformationsprozeß beim Ersatz des vorderen Kreuzbandes als „Ligamentisation". In Anbetracht der komplexen Einheilungsprozesse ist letztendlich im Detail nicht bekannt, ob und wie dieser Transformationsprozeß nach Wechsel des Patellarsehnengewebes von extraartikulär nach intraartikulär sowie nach Änderung der mechanischen Beanspruchung abläuft. Bisher konnte auch keine experimentelle Studie zeigen, daß ein biologischer Kreuzbandersatz nach Einheilung und Remodeling die mechanischen Eigenschaften eines normalen Kreuzbandes erreicht [14, 15, 35]. Ein biologischer Kreuzbandersatz durchläuft hierbei initial eine Phase der partiellen Nekrose und Degeneration. Dabei kommt es zu einer erheblichen mechanischen Schwächung des Transplantatgewebes, wodurch bei einer frühfunktionellen Nachbehandlung das Risiko der Transplantatelongation und/oder -ruptur mit erneuter Kniegelenkinstabilität erhöht ist. Immobilisierende Maßnahmen mit vermehrter Protektion des Transplantates haben dagegen gravierende Nachteile für die Kniegelenkfunktion sowie für die Umstrukturierung des Transplan-

---

* Unterstützt durch die AO-Stiftung/ASIF-Foundation, die B. Braun-Stiftung, die Deutsche Forschungsgemeinschaft und den Hauptverband der gewerblichen Berufsgenossenschaft e.V.

Hefte zu der Unfallchirurg, Heft 234
L. Claes (Hrsg.)
© Springer-Verlag Berlin Heidelberg 1994

tatgewebes [3, 22, 48]. Die alloplastische Augmentation des biologischen Gewebes könnte eine mögliche Lösung dieser Problematik darstellen. Als Hypothese wird diskutiert, daß die alloplastische Komponente des Kreuzbandersatzes initial die kritische Phase der mechanischen Schwächung des biologischen Transplantatgewebes überbrückt, indem die alloplastische Komponente einen Teil der Last (Kraftfluß) aufnimmt und somit die biologische Komponente vor einer Überdehnung und/oder Ruptur schützt. Bei fortgeschrittenem Einheilungsprozeß sollte es dann zu einer graduellen Lastverteilung zugunsten des biologischen Gewebes kommen. Dadurch könnten die Revitalisierung und das Remodeling des Transplantatgewebes begünstigt und die Langzeitergebnisse verbessert werden [23, 32, 41, 46].

Das Ziel der vorliegenden experimentellen Studie war einerseits die Untersuchung der morphologischen Veränderungen eines freien, autogenen Patellarsehnentransplantates nach Ersatz des hinteren Kreuzbandes. Andererseits wurde der Einfluß einer alloplastischen Augmentation auf den Revitalisierungs- und Remodelingprozeß nach Ersatz des hinteren Kreuzbandes mit einem Patellarsehnentransplantat untersucht.

Material und Methodik

Bei 24 2jährigen reinrassigen, weiblichen Schafen (deutsches Schwarzkopfschaf) mit einem mittleren Körpergewicht von $77,5 \pm 12,4$ kg wurde in Intubationsnarkose unter aseptischen Bedingungen jeweils das hintere Kreuzband des linken Hinterlaufes reseziert und anschließend ersetzt. Bei allen Tieren wurden dafür unter Berücksichtigung der Isometrie mit Hilfe eines Zielgerätes 6 mm weite Kanäle durch das distale Femur und Tibiakopf entsprechend der Technik von Clancy et al. [15] gebohrt. In Gruppe A (12 Tiere) wurde das hintere Kreuzband mit dem standardisiert präparierten, autogenen zentralen Patellarsehnendrittel ersetzt. Die anhängenden Knochenblöckchen wurden mit je 2 nicht resorbierbaren Fäden der Stärke USP 0 armiert. Die Transplantatfixierung erfolgte unter einer Spannung von 50 N bei 70° gebeugtem Kniegelenk und in vorderer Schubladenposition über die vorgelegten Fäden an jeweils einer Spongiosaschraube mit Unterlegscheibe. In Guppe B (12 Tiere) wurde das freie Patellarsehnentransplantat mit einem 6 mm breiten und 20 cm langen, geflochtenen Polypropylenband (Kennedy-LAD, 3M, St. Paul, Minnesota, USA; LAD = Ligament Augmentation Device) augmentiert. Dieses wurde unter Vorspannung in Einzelknopfnahttechnik mit nicht resorbierbaren Fäden der Stärke USP 0 an den Enden des Patellarsehnentransplantates aufgenäht, und der später intraartikulär liegende Bereich wurde in das Patellarsehnentransplantat mit resorbierbarem Faden in fortlaufender Nahttechnik eingescheidet. Das augmentierte Patellarsehnentransplantat wurde unter gleichen Bedingungen wie in Gruppe A mit Hilfe eine speziellen Steckhülse mit Plastikunterlegscheibe und Spongiosaschraube femoral und tibial fixiert. In beiden Gruppen wurde nach 8 Wochen in einer intravenösen Kurznarkose die tibiale Fixation entfernt.

Die Nachbehandlung erfolgte frühfunktionell ohne Protektion des operierten Beines. Die Tiere hatten nach Abschluß der Wundheilung ab dem 10. Tag postoperativ freien Auslauf in der Herde. Während der ersten 3 Monate wurden die Tiere täglich visitiert. Nach 6–8 Wochen waren die Tiere nach einer graduellen Zunahme des Bewegungsumfanges und der Belastung des operierten Kniegelenkes voll mobilisiert.

Die Tiere wurden 2, 6, 12, 16, 26, 52 und 104 Wochen postoperativ getötet. Das Transplantat und die kontralaterale Patellarsehne sowie das kontralaterale hintere Kreuzband wurden unmittelbar präpariert. Aus allen 3 Strukturen wurden standardisiert, getrennt nach peripheren und zentralen Abschnitten, Gewebeproben entnommen und in gepuffertem Formalin fixiert. Gewebeproben wurden sowohl in Methylmethacrylat als auch in Paraffin eingebettet. HE, Masson-Goldner und van Gieson wurden als Färbungen durchgeführt.

Die Gewebeproben der Gruppe A, nicht augmentiertes Patellarsehnentransplantat, wurden noch weitgehend histochemisch und immunhistochemisch untersucht. Mit der Alcianblau-PAS-Reaktion wurden einerseits im wesentlichen negativ geladene, saure Glykosaminoglykane und andererseits Glykoproteine histochemisch dargestellt. Immunhistochemisch erfolgte mittels der Peroxidase-Antiperoxidase-Technik und entsprechender polyklonaler Antikörper die Darstellung von Kollagentyp I, III und V sowie von Fibronektin. Die Spezifität der Antikörper wurde mit einem ELISA (Enzyme Linked Immunosorbent Assay) geprüft.

52 und 104 Wochen postoperativ wurden in Gruppe A und B zusätzlich Gewebeproben aus dem Transplantat und dem kontralateralen hinteren Kreuzband sowie der kontralateralen Patellarsehne für eine transmissionselektronenmikroskopische Untersuchung immersionsfixiert und in Epon eingebettet. Ultradünnschnitte wurden mit Bleizitrat und Uranylazetat kontrastiert.

Ergebnisse

Patellarsehne

Die Patellarsehne war durch einen deutlich faszikulären Aufbau charakterisiert. Zwischen den mehr oder weniger parallel angeordneten Faszikeln waren interfaszikuläre Septen mit einem locker strukturierten, zellarmen und gefäßführenden Bindegewebe, das reichlich Fettzellen (Baufett) enthielt. Zwischen den Kollagenfasern zeigten sich überwiegend Fibroblasten (Tendozyten) mit spindelförmig langgestreckten Zellkernen. Alcianophile Strukturen waren insgesamt nur spärlich in den interfaszikulären Septen und vereinzelt perizellulär zu sehen. Lichtoptisch ließ sich immunhistochemisch Kollagentyp I diffus in der ganzen Sehne nachweisen, während Kollagentyp III und V sowie Fibronektin vorwiegend intraseptal (perifaszikulär) und zellassoziiert vorkamen [11, 12].

Die Sehnen-Knochen-Insertion stellte sich als ein zonaler Übergang mit Faserknorpel, mineralisiertem Faserknorpel und Knochen typisch dar [34].

Hinteres Kreuzband

Das hintere Kreuzband war ebenfalls durch einen faszikulären Aufbau gekennzeichnet, wobei die Faszikel eher helikal angeordnet waren. Die gefäßführenden interfaszikulären Septen aus lockerem, zellarmem Bindegewebe stellten sich schmäler als bei der Patellarsehne dar und enthielten so gut wie keine Fettzellen. Zwischen den

Kollagenfasern fanden sich peripher Fibroblasten mit spindel- bis stäbchenförmigen Zellkernen. Zentral überwogen dagegen ovoide bis rundliche Zellkernformen. Hier waren auch chrondroide Zellformen zu beobachten. Im Unterschied zur Patellarsehne waren großflächige alcianophile Areale peripher und zentral, sowohl inter- als auch intrafaszikulär, dort vorwiegend perizellulär, zu erkennen. Die immunhistochemischen Reaktionen für Kollagentyp I und V sowie Fibronektin waren vergleichbar mit denjenigen bei der Patellarsehne, während die Reaktionen für Kollagentyp III intensiver ausfielen [11, 12].

Der Ligament-Knochen-Übergang stellte sich ähnlich wie bei der Patellarsehne mit einer 4zonalen Strukturierung dar.

Transplantat – nicht-augmentiert

2 Wochen postoperativ. Das Transplantat war nahezu vollständig von einem synovialisähnlichen, gut vaskularisierten Gewebe umgeben, von dem aus Kapillaren, begleitet von Zellstraßen, in das Transplantatgewebe reichten. Neben gut strukturierten Bindegewebearealen fanden sich peripher Bereiche, die durch eine zellige Infiltration (Granulozyten, Makrophagen, Lymphozyten und Plasmazellen) deutlich aufgelockert erschienen. In den zentralen Abschnitten überwogen avaskuläre und hypo- bis azelluläre, teils nekrobiotisch umgewandelte Bereiche mit deutlichem Texturverlust des Fasergewebes (Abb. 1). Vereinzelt fanden sich vorwiegend peripher perizellulär alcia-

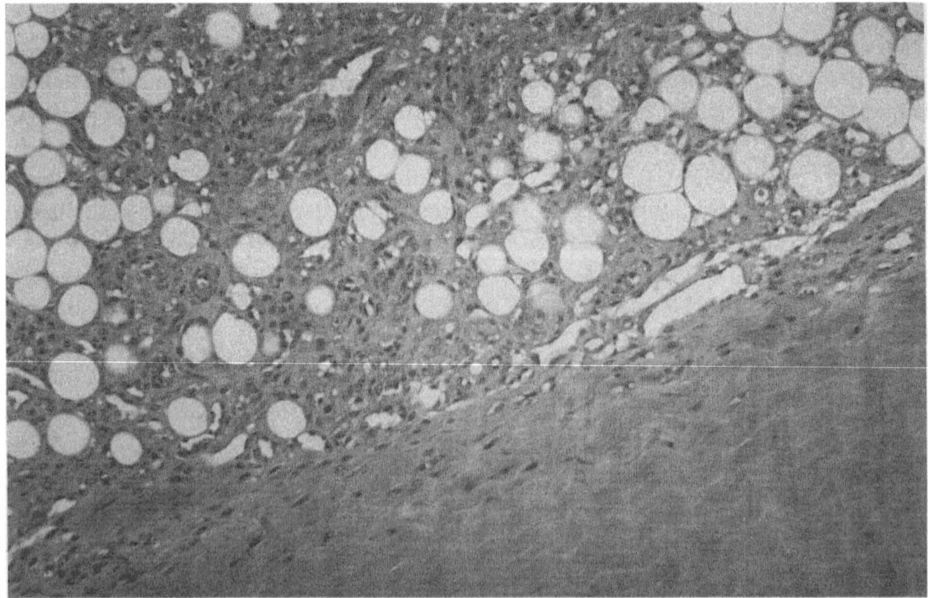

Abb. 1. Zentraler Transplantatlängsschnitt 2 Wochen postoperativ. Azelluläres, nekrotisches Transplantatgewebe und zellreiches Granulationsgewebe. HE, x 100

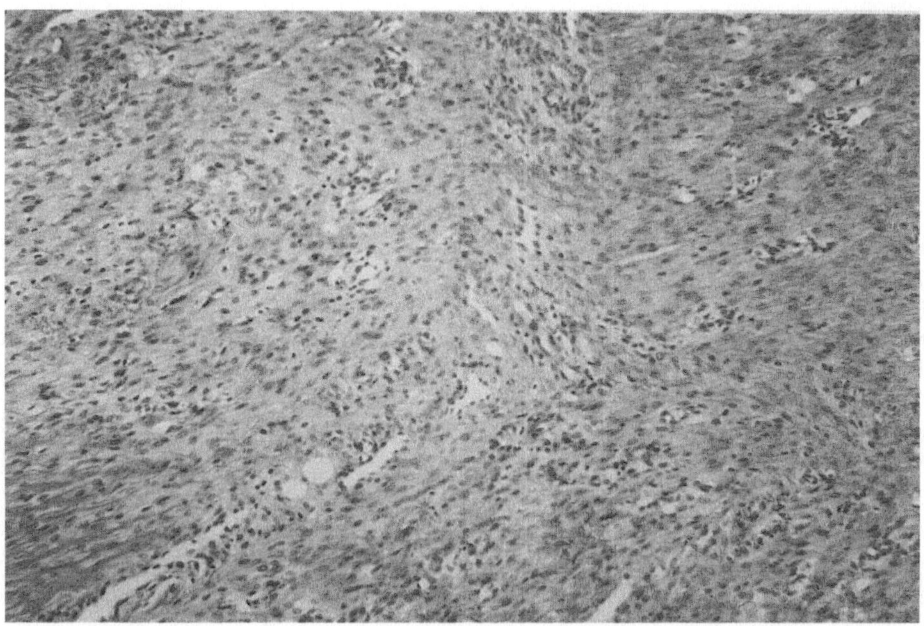

Abb. 2. Transplantatlängsschnitt 6 Wochen postoperativ. Reparative Fibroblastenproliferation mit reichlich dazwischen liegenden Kapillaren. Masson-Goldner, x 100

nophile Areale. Kollagentyp III und V sowie Fibronektin waren im zell- und kapillarreichen Granulationsgewebe mit intensiven Reaktionen nachzuweisen. Die Reaktion für Kollagentyp I dominierte.

6 Wochen postoperativ. Lichtoptisch zeigte sich, peripher ausgeprägter als zentral, eine reparative Fibroblastenproliferation und eine nach zentral fortschreitende Revaskularisation (Abb. 2). Dazwischen lagen zarte Kollagenfasern, die im wesentlichen noch·keine einheitliche Orientierung aufwiesen. In den zellreichen Gewebeabschnitten waren perizellulär fadenförmige, alcianblau-positive Strukturen zu erkennen. Kollagentyp III und Fibronektin konnten in den zellreichen Gewebeabschnitten diffus verteilt nachgewiesen werden.

12 Wochen postoperativ. Peripher war eine angedeutete Längsorientierung der Kollagenfasern zu erkennen. Zentral fand sich noch ein zell- und gefäßreicheres Gewebe mit mehr oder weniger ungeordnetem Verlauf der Kollagenfasern. Die Reaktionen für Kollagentyp III und V sowie für Fibronektin imponierten felderförmig verteilt nicht mehr so intensiv wie zuvor. Kollagentyp I konnte im Bereich des gesamten Transplantates nachgewiesen werden.

16 Wochen postoperativ. Peripher war ein mäßig zell- und gefäßreiches, kompakt erscheinendes Bindegewebe mit überwiegend längsorientierten Kollagenfasern zu erkennen. Zwischen Arealen mit noch ausgeprägter Gefügestörung der extrazellulären

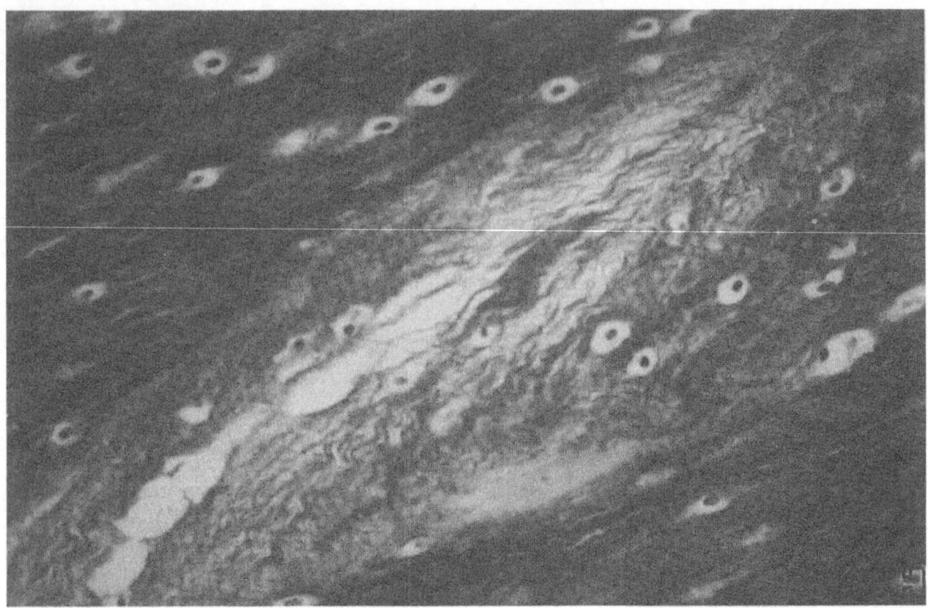

Abb. 3. Zentraler Transplantatlängsschnit 52 Wochen postoperativ. Degenerativ verändertes Transplantatgewebe mit Störung der Fasertextur. Van Gieson, x 250

Matrix und perikapillär fleckförmigen Zellproliferationen fand sich zentral nur abschnittsweise eine angedeutete Ausrichtung der Kollagenfasern. Perizellulär zeigten sich jetzt vermehrt flächenförmig alcianophile Areale. Der immunhistochemische Nachweis von Kollagentyp III und V sowie von Fibronektin war im Vergleich zu den früheren Zeitpunkten weniger intensiv.

26 Wochen postoperativ. Peripher zeigte sich das Transplantatgewebe homogen mit überwiegend längsorientierten Kollagenfasern mit dazwischen liegenden stäbchen- bis spindelförmigen Fibroblasten. Sowohl hyper- als auch hypozelluläre Areale mit ungeordnetem Faserverlauf und teils mit Strukturverlust des Gewebes fanden sich zentral. Histochemisch fielen im gesamten Transplantat herdförmige, teils konfluierende alcianblau-positive Ansammlungen auf, die zentral teils zu einer perizellulären Hofbildung führten. Neben Kollagentyp I zeigte sich im Vergleich zu den vorausgegangenen Zeitpunkten die Reaktionsintensität für Kollagentyp III und V sowie für Fibronektin insgesamt vermindert.

52 Wochen postoperativ. Synovialisnah gelegen war das Transplantat straff bindegewebig organisiert mit reichlich Fibroblasten und einer deutlichen Längsorientierung der Kollagenfasern. Zentral wies das Transplantat jedoch herdförmig chrondroid-metaplastische und degenerative Veränderungen auf. Zudem fanden sich hypo- und azelluläre sowie avaskuläre Areale mit völligem Verlust des faszikulären Aufbaues und vereinzelt zarten Kalkablagerungen (Abb. 3). Sowohl peripher als auch zentral waren flächenhaft, teils konfluierend alcianblau-positive Reaktionen zu finden.

Immunhistochemisch zeigten sich im peripheren kompakten Bindegewebe neben Kollagentyp I fokal positive Reaktionen für Kollagentyp III und V sowie für Fibronektin. Zentral waren Kollagentyp III und Fibronektin teils hofartig um Fibroblasten und teils zwischen den chrondroiden Zellen nachweisbar, während Kollagentyp V hier zentral besonders zellassoziiert bei den chrondroiden Zellen intensiv nachweisbar war.

Ultrastrukturell unterschied sich das Transplantat erheblich von der Patellarsehne und dem hinteren Kreuzband der Gegenseite. Auffällig war die eindeutige Dominanz der dünnen Kollagenfibrillen im Transplantat, während in der Patellarsehne und im hinteren Kreuzband der Gegenseite dünne und dickere Kollagenfibrillen zu erkennen waren. Im Transplantat waren die dünnen Fibrillen teils dicht gepackt, teils war reichlich interfibrilläre Matrix dazwischen. Nur peripher fanden sich Areale, die bezüglich Fibrillengröße und -dichte einem normalen Kreuzband ähnlich waren. Auf Längsschnitten war ein Aufsplitten dickerer Fibrillen in dünnere zu erkennen (Fibrillensplitting).

104 Wochen postoperativ. Peripher fand sich wiederum ein längsorientiertes, kompaktes Fasergewebe mit spindelförmigen Fibroblasten (Abb. 4). Zentral waren zwischen chrondroiden Zellformen avaskuläre und azelluläre Areale ohne faszikuläre Struktur zu erkennen. Besonders um die chrondroiden Zellen herum fanden sich felderförmig alcianophile Areale. Immunhistochemisch ließen sich neben Kollagentyp I, Kollagentyp III und Fibronektin flächenhaft in der Matrix als auch fokal zellassoziiert

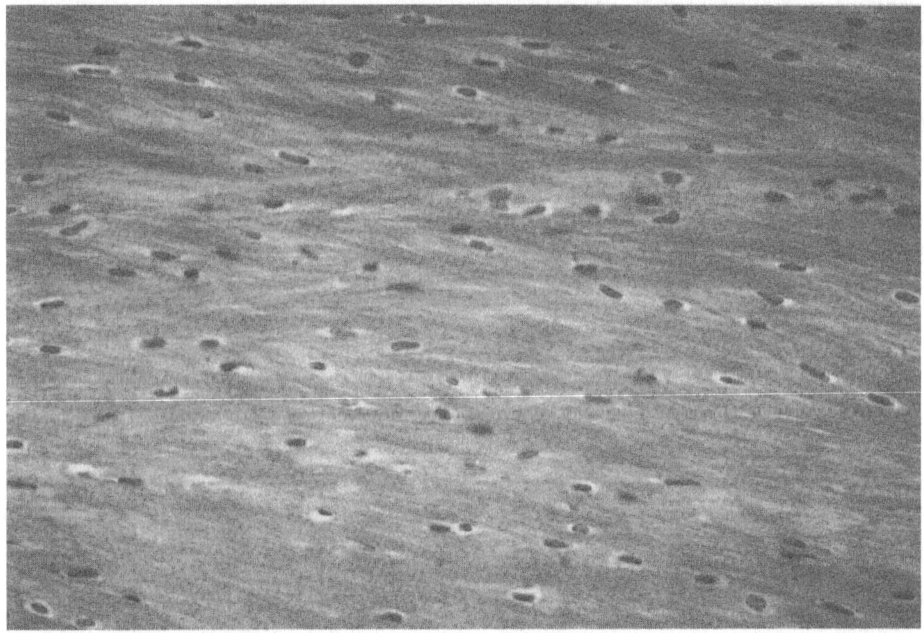

Abb. 4. Peripherer Transplantatlängsschnitt 104 Wochen postoperativ. Kompaktes Bindegewebe mit reichlich Fibroblasten. HE, x 250

88

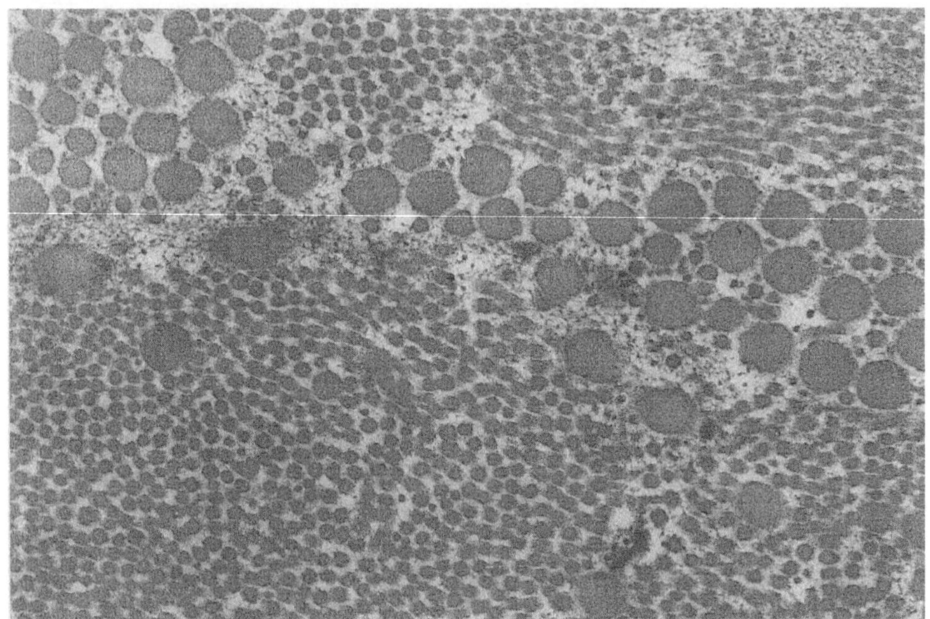

Abb. 5. Transplantatquerschnitt 104 Wochen postoperativ. Überwiegend dünne Kollagenfibrillen. TEM, x 40000

nachweisen. Kollagentyp V war vorwiegend zellassoziiert zu finden. Ultrastrukturell fanden sich fast ausschließlich dünne Kollagenfibrillen (Abb. 5).

Transplantat – augmentiert mit Kennedy-LAD

2 Wochen postoperativ. Beim augmentierten Patellarsehnentransplantat waren neben degenerativen Veränderungen eine starke inflammatorische Reaktion mit Granulozyten, Makrophagen und Lymphozyten sowie eine Auflockerung der Faserstruktur sowohl nahe als auch fern des Polypropylenbandes zu sehen (Abb. 6).

6 Wochen postoperativ. Eine persistierende, ausgeprägte inflammatorisch Reaktion mit Rundzellen und Fremdkörperriesenzellen verbunden mit einer deutlichen Störung der Kollagenfaserstruktur charakterisierten das augmentierte Transplantat (Abb. 7). Fern des Polypropylenbandes in den peripheren Transplantationsbereichen ist eine dem nicht-augmentierten Transplantat vergleichbare Fibroblastenproliferation zu finden.

12 Wochen postoperativ. Peripher zeigte sich partiell eine angedeutete Ausrichtung der Kollagenfasern. Zentral um die alloplastische Augmentation fand sich bis ins benachbarte autogene Transplantatgewebe hineinreichend eine fortbestehende Fremdkörperreaktion mit beginnender bindegewebiger Einscheidung des Polypropylen-

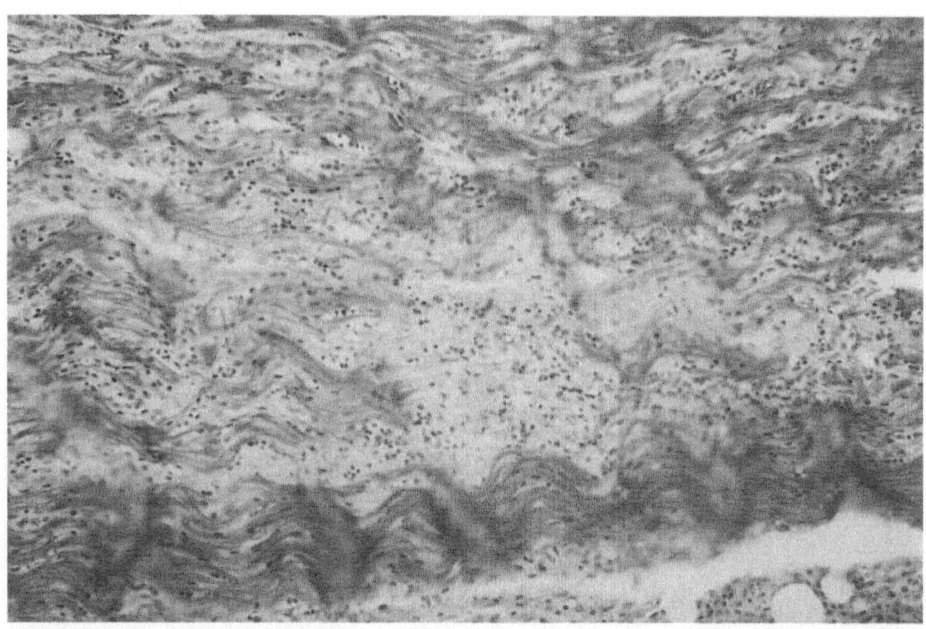

Abb. 6. Zentraler Transplantatlängsschnitt 2 Wochen postoperativ. Alloplastische Augmentation mit Kennedy-LAD. Ausgeprägte rundzellige Infiltration mit Auflockerung des Transplantatgewebes. Masson-Golder, x 100

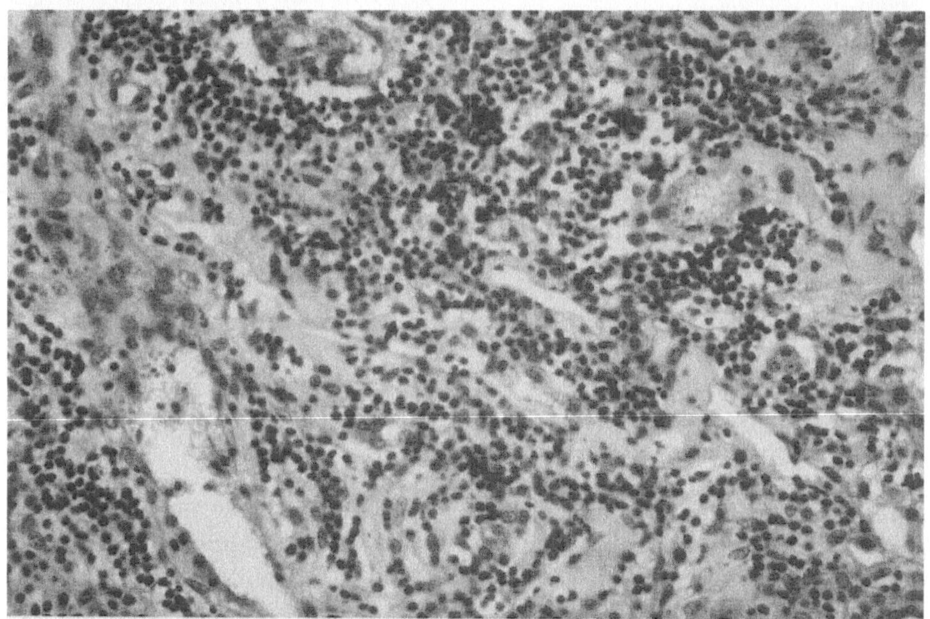

Abb. 7. Transplantatlängsschnitt 6 Wochen postoperativ. Alloplastische Augmentation mit Kennedy-LAD. Inflammatorische Reaktion mit ausgeprägter rundzelliger Infiltration. HE, x 250

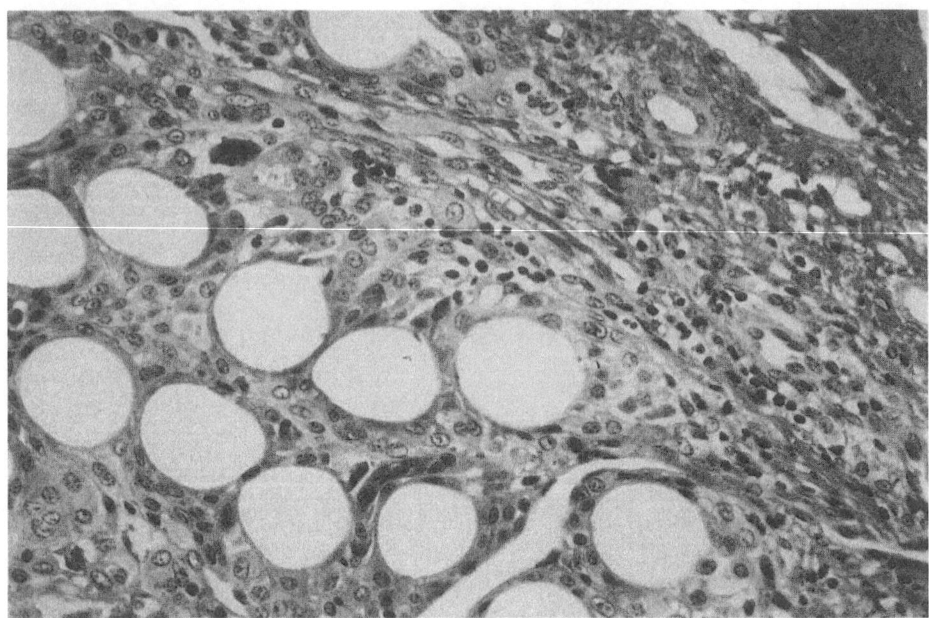

Abb. 8. Transplantatquerschnitt 12 Wochen postoperativ. Bindegewebige Einscheidung des Kennedy-LAD mit persistierender zellulärer Reaktion. Fremdkörperriesenzellen mit Einschluß von Mikropartikeln. Masson-Goldner, x 250

bandes (Abb. 8). Die das Polypropylengeflecht umgebenden Kollagenfasern wiesen eine Verlaufsrichtung quer zur Längsachse des Transplantates auf.

16 Wochen postoperativ. Im Vergleich zum nicht-augmentierten Transplantat erschien hier die Neusynthese von Bindegewebe vermindert zu sein. Peripher zeigte sich eine Längsorientierung der Kollagenfasern bei noch vermehrtem Gefäß- und Zellgehält. Ein Einwachsen von Kollagenfasern in das Polypropylenband war weiterhin nicht zu erkennen.

26 Wochen postoperativ. In den peripheren Abschnitten fand sich überwiegend ein kompaktes, längsgerichtetes Bindegewebe. Dazwischen lagen hyperzelluläre Bezirke mit Gefügestörung des Fasergewebes. Um das Polypopylenband war weiterhin eine chronische Fremdkörperreaktion mit zahlreichen Rundzellen und Fremdkörperriesenzellen, die phagozytierte Abriebpartikel enthielten.

52 Wochen postoperativ. Längsorientierte Kollagenfasern und Fibroblasten waren peripher zu finden. Nach zentral hin zeigte sich das Transplantatgewebe degenerativ verändert mit hypo- und azellulären Arealen. Um das Polypropylenband war eine ausgeprägte chronisch-inflammatorische Reaktion mit zahlreichen Lymphozyten, Plasmazellen, Makrophagen und Fremdkörperriesenzellen zu erkennen. Ein Einwachsen von Bindegewebe in das alloplastische Material war weiterhin nicht zu erkennen (Abb. 9).

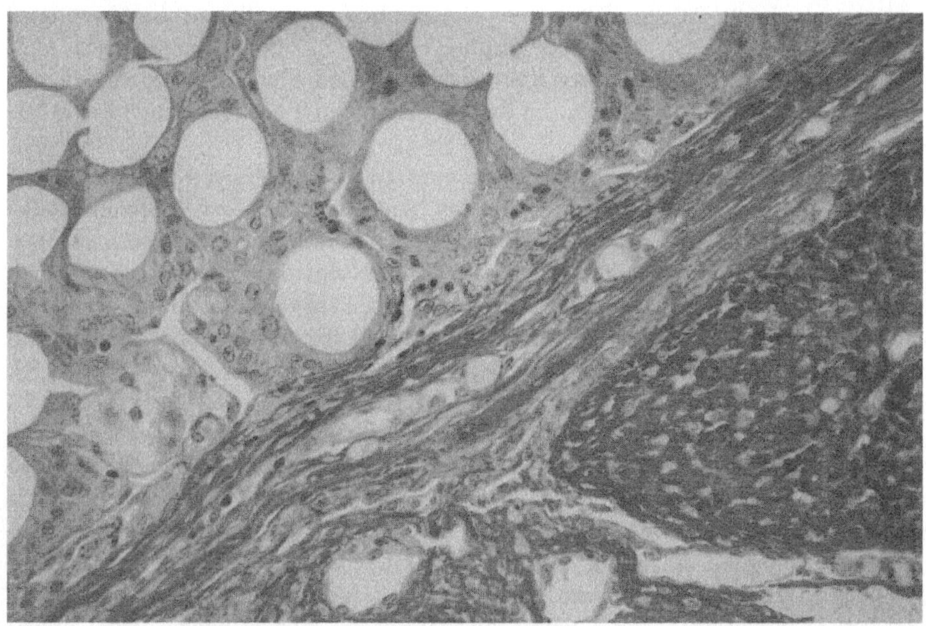

Abb. 9. Transplantatquerschnitt 52 Wochen postoperativ. Bindegewebige Einscheidung des Kennedy-LAD ohne Hinweis für ein Einwachsen von Kollagenfasern. Van Gieson, x 250

Wie im nicht-augmentierten Transplantat waren hier fast nur dünnere Fibrillen zu erkennen, die teils unterschiedlich dicht zusammengelagert waren.

104 Wochen postoperativ. Wie im nicht-augmentierten Patellarsehnentransplantat zeigte sich peripher ein straffes, längsorientiertes Bindegewebe mit Fibroblasten. Nach zentral hin dominierten ausgeprägte degenerative Gewebeveränderungen mit Strukturverlust des Bindegewebes. Das Polypropylenband ist größtenteils von einem fibrösen Gewebe mit unterschiedlich intensiver zellulärer Reaktion umgeben.

Ultrastrukturell dominierten dünne Kollagenfibrillen. Die zentralen Bereiche wiesen im Vergleich zum nicht-augmentierten Transplantat teils vermehrt degenerative Veränderungen auf.

Diskussion

Das Ziel der morphologischen Untersuchungen dieser Studie war die Erfassung struktureller Veränderungen in einem freien, autogenen Patellarsehnentransplantat nach Ersatz des hinteren Kreuzbandes und deren Vergleich mit den Veränderungen der mechanischen Eigenschaften des Transplantates [25]. In Anbetracht erheblicher struktureller Unterschiede zwischen einer Patellarsehne und den Kreuzbändern [4, 55] stellte sich die Frage, ob beim Ersatz eines Kreuzbandes das von extraartikulär nach intraartikulär transplantierte und damit veränderten mechanischen Belastungsbedingungen ausgesetzte Patellarsehnengewebe tatsächlich einem Ligamentisationsprozeß unterliegt. Des weiteren wurde der Einfluß einer temporären alloplastischen Augmentation untersucht. Detaillierte Kenntnisse über den Einheilungsprozeß könnten zudem die Entscheidungshilfe für die Rehabilitation und die längerfristige Belastbarkeit des Transplantates geben.

Entsprechend dem Wandel in der postoperativen Behandlung von Kniebandrekonstruktionen von langfristig immobilisierenden Maßnahmen zu einer frühfunktionellen Therapie wurde auf eine Protektion des operierten Beines in dieser experimentellen Studie verzichtet. Damit sollten die gravierenden Nachteile von immobilisierenden Maßnahmen, wie Verschlechterung der biomechanischen und biochemischen Bindegewebeeigenschaften und ein Wechsel im Zellmetabolismus von anbol nach katabol minimiert und der Einheilungsprozeß positiv beeinflußt werden [2, 3, 22, 26, 28, 37, 43, 48, 52].

Entsprechend den Ergebnissen dieser Studie unterliegt das Patellarsehnengewebe als Ersatz des hinteren Kreuzbandes während der Einheilung einer beachtlichen strukturellen Transformation, die von signifikanten Veränderungen der mechanischen Eigenschaften begleitet wird. Ähnlich der Wundheilung sind verschiedene, fließend ineinander übergehende Phasen zu erkennen [9]. Die initiale Phase ist charakterisiert durch eine partielle ischämische Nekrose und Degeneration des transplantierten Patellarsehnengewebes mit einer mechanischen Schwächung der Kreuzbandrekonstruktion. Die folgende Phase der Revitalisierung wird durch eine Revaskularisierung und Repopulation des Transplantates mit Zellen bestimmt. Der Zell- und Gefäßreichtum, die intensiv positiven Reaktionen für Kollagentyp III und Fibronektin sowie der vermehrte Nachweis von Kollagentyp V sind dabei Ausdruck von reparativ proliferativen Prozessen, wie sie auch z.T. bei der Ligamentheilung nach Ruptur zu finden sind [6, 53]. Die damit verbundene Gefügelockerung des Transplantatgewebes erklärt hinreichend die erhebliche mechanische Schwächung des Transplantatgewebes mit einer relativen Zugfestigkeit von 13% 8 Wochen postoperativ. Die ossäre Einheilung der Transplantatknochenblöckchen im jeweiligen Bohrkanal nach 6 Wochen verdeutlicht, daß dann die Schwachstelle im intraartikulären Transplantatgewebe selbst liegt [8]. In einer weiteren Phase läßt sich eine vermehrte Neusynthese von extraartikulärer Matrixsubstanz, wie z.B. Kollagenfasern und Glykosaminoglykane zeigen. Parallel dazu findet sich teils eine Längsorientierung der Kollagenfasern. In der anschließenden längeren Remodelingphase geht die zunehmend bessere Organisation der extrazellulären Matrix des Transplantatgewebes bis zur 26. Woche postoperativ mit einer im Vergleich zur Revitalisierungsphase verminderten Reaktionsintensität für Kollagentyp III und V sowie Fibronektin einher. Dennoch erreichen die Materialeigenschaften des Transplantates nur ungefähr 1/3 der Werte der Kontrollseite [25]. Das Ende dieser Remodelingphase kann anhand der Ergebnisse nicht angegeben werden. Nach 104 Wochen sind jedoch die Materialeigenschaften der Kreuzbandrekonstruktion gegenüber der Kontrollseite weiterhin signifikant vermindert (relative Zugfestigkeit 60%, relatives E-Modul 70%). Die morphologischen Untersuchungen zeigen, daß sich das Transplantatgewebe ganz erheblich sowohl von einer Patellarsehne als auch von einem hinteren Kreuzband unterscheidet. Die ausgedehnten, vorwiegend zentral gelegenen degenerativen Veränderungen im Transplantatgewebe, das veränderte Vorkommen von Kollagentyp III und V sowie Fibronektin und die ultrastrukturell eindeutige Dominanz der dünnen Kollagenfibrillen zeigen, daß es sich hier um ein Ersatzgewebe handelt und daß ein Ligamentisationsprozeß nicht stattgefunden hat. Da das hintere Kreuzband wesentlich ausgedehntere alcianophile Areale aufweist als die Patellarsehne, könnte die Zunahme der alcinophilen Strukturen im Transplantat zunächst auf eine Entwicklung in Richtung eines Ligamentes hinweisen. Die weitere biochemische Differenzierung der Glykosaminoglykane zeigte jedoch, daß sich das Verteilungsmuster der Glykosaminoglykane im Transplantat von dem in der Patellarsehne und dem im hinteren Kreuzband unterscheidet und somit auch gegen einen Ligamentisationsprozeß spricht [21].

Zahlreiche biochemische Studien über den Ersatz des vorderen Kreuzbandes mit autogenen Geweben zeigten, daß die mechanischen Eigenschaften eines normalen Kreuzbandes innerhalb eines Jahres postoperativ nicht erreicht werden und daß somit ein Ligamentisationsprozeß aus biomechanischer Sicht ebenfalls unwahrscheinlich ist [35]. Auch beim Ersatz des vorderen Kreuzbandes mit einem vaskularisierten Patellarsehnentransplantat wurden ähnliche, verminderte mechanische Eigenschaften 1 Jahr postoperativ ermittelt [14]. Die experimentelle Langzeitstudie über den Ersatz des hinteren Kreuzbandes mit einem freien Patellarsehnentransplantat von Clancy et al. [15] zeigte nach 1 Jahr ebenfalls deutlich reduzierte mechanische Eigenschaften der Kreuzbandrekonstruktion. Dennoch wurde in der Literatur mehrfach die histologische und biochemische Ähnlichkeit des Patellarsehnentransplantates und der Kreuzbänder beschrieben [5, 7, 15].

Die biologischen Ursachen der verminderten Materialeigenschaften des Patellarsehnentransplantates nach Einheilung sind bisher nur wenig untersucht [13]. In Anbetracht der postulierten Korrelation von Fibrillengröße und Zugfestigkeit [39] könnte die Dominanz der dünnen Kollagenfibrillen im Transplantat eine Ursache für die verminderten mechanischen Eigenschaften sein. Immunelektronenmikroskopisch wurde bei dünnen Kollagenfibrillen mit einem Durchmesser von 40–60 nm, Kollagentyp III nachgewiesen [13]. Es wird angenommen, daß für Kollagentyp III dünnere Fibrillen von uniformem Durchmesser und eine geringer Belastbarkeit charakteristisch sind [30, 51]. Andererseits soll es die Koexistenz von Kollagentyp I und III in Fibrillen geben [19, 27], wobei durch Interaktionen zwischen beiden die Fibrillogenese und der Fibrillendurchmesser gesteuert werden kann.

Durch Veränderung der Quervernetzung der Kollagenmoleküle bei hoher Belastung kann es zu einem enzymatischen Splitting dickerer Kollagenfibrillen in dünnere kommen [33, 39]. Glykosaminoglykane beeinflussen ebenfalls die Fibrillogenese sowie die dreidimensionale Anordnung der Fibrillen und deren Integrität. Damit beeinflussen sie ebenfalls die mechanischen Eigenschaften [38, 42, 44]. Des weiteren interagiert Kollagentyp V direkt mit Kollagentyp I und soll auf diese Weise das Fibrillenwachstum inhibieren [1].

Während in den ersten Wochen postoperativ das vermehrte und veränderte Vorkommen von Fibronektin und Kollagentyp III im Transplantatgewebe Ausdruck von reparativen Prozessen ist, könnten die erneut intensiv-positiven Reaktionen für Fibronektin 1 und 2 Jahre postoperativ ein Indikator für eine fortwährende Mikrotraumatisierung des Patellarsehnengewebes sein [12]. Das im Vergleich zum hinteren Kreuzband mechanisch-signifikant weniger belastbare Transplantat könnte bei einem Mißverhältnis von Belastung und Belastbarkeit vermehrt degenerativen Veränderungen unterliegen. Diese wiederum könnten ein Stimulus für fortwährende reparative Prozesse im Transplantatgewebe mit vermehrter Synthese von Kollagentyp III sein. Kollagentyp III findet sich generell bei reparativen Prozessen im Bindegewebe [6]. Die auffällige Koexistenz von Fibronektin und Kollagentyp III könnte somit auf degenerative und reparative Prozesse bei offensichtlich fehlender biologischer Adaptationsfähigkeit des transplantierten Sehnengewebes an die intraartikulären Bedingungen sein.

Aufgrund der initialen mechanischen Schwächung des Transplantates, bedingt durch die beschriebenen biologischen Prozesse, erschien zunächst die alloplastische Augmentation des biologischen Gewebes sinnvoll. Sie könnte die Möglichkeit einer sofortigen Stabilität bei prozentualer Lastverteilung („load sharing") auf die einzelnen Komponenten bieten, um einerseits das Transplantat vor Überdehnung zu schützen und andererseits den positiven Einfluß einer Frühmobilisation auf die Transplantateinheilung nicht vollständig zu kompensieren („stress protection"). Die vorliegenden Ergebnisse zeigen jedoch, daß es sich sowohl beim nicht- als auch beim augmentierten Transplantat nach 1 und 2 Jahren nur um ein Ersatzgewebe handelt. Somit kann die Hypothese einer Begünstigung der Revitalisierungs- und Remodelingsprozesse im augmentierten Patellarsehnentransplantat in dieser Studie nicht aufrechterhalten werden. Das intraoperative Vorspannen und die chirurgische Fixierung des Transplantates sind jedoch durch die alloplastische Augmentaion erleichtert. Die chronische inflammatorische Reaktion um das Polypropylenband über den gesamten Untersuchungszeitraum kann einerseits Folge von zytotoxischen Effekten und Folge von Abriebpartikeln aus dem Polypropylenband und andererseits Folge von Relativbewegungen zwischen dem biologischen Gewebe und dem alloplastischen Material sein [10]. Ungeklärt bleibt, wie sich im zeitlichen Verlauf die prozentuale Lastverteilung zwischen der alloplastischen und autogenen Transplantatkomponente ändert und ob, bzw. wann bei einer Doppelendfixierung des alloplastischen Materials die Dynamisierung (Lösen der Fixation auf 1 Seite) sinnvoll ist. Bis zum jetzigen Zeitpunkt sind die Kenntnisse über den biologischen Einfluß einer Augmentation auf die Transplantateinheilung eher spärlich, so daß die Indikation zur alloplastischen Augmentation eines Kreuzbandersatzes eher mit Zurückhaltung gestellt werden sollte.

Die dargestellten Befunde wurden in einem Tierexperiment erhoben. Diese Ergebnisse konnten z.T. bereits bei humanen Patellarsehnentransplantaten bestätigt werden [29, 31, 45]. Trotz einer offensichtlich fehlenden Ligamentisation und einer mechanischen Belastbarkeit, die nicht der eines normalen Kreuzbandes entspricht, ist das Patellarsehnentransplantat aufgrund vieler Gesichtspunkte z.Z. das Transplantat der Wahl, sowohl für den Ersatz des vorderen und als auch des hinteren Kreuzbandes. Die Ergebnisse dieser Studie sollten deshalb nicht das Patellarsehnentransplantat als Kreuzbandersatz in Frage stellen. Vielmehr sind sie als eine Basis für eine biologiegerechte Rehabilitation und für die Beurteilung der Belastbarkeit, z.B. der Sportfähigkeit nach Ersatz des hinteren Kreuzbandes zu verstehen.

Literatur

1. Adachi E, Hayashi T (1986) In vitro formation of hybrid fibrils of type V collagen and type I collagen. Connect Tissue Res 14:257–266
2. Akeson WH (1990) The response of ligaments to stress modulation and overview of the ligament healing response. In: Daniel D, Akeson WH, O'Connor J (eds) Knee ligaments: Structure, function, injury, and repair. Rave, New York, pp 315–327
3. Amiel D, Woo SL-Y, Harwood FL, Akeson WH (1982) The effect of immobilization on collagen turnover in connective tissue: a biochemical-biomechanical correlation. Acta Orthop Scand: 53:325–332
4. Amiel D, Frank C, Harwood F, Fronek J, Akeson WH (1984) Tendons and ligaments: a morphological and biochemical comparison. J Orthop Res 1:257–265
5. Amiel D, Kleiner JB, Akeson WH (1986) The natural history of the anterior cruciate ligament autograft of patellar tendon origin. Am J Sports Med 14:449–462
6. Andriacchi T, Sabiston P, DeHaven K et al. (1988) Ligament: Injury and repair. In: Woo SL-Y, Buckwalter JA (eds) Injury and repair of the muscoloskeletal soft tissues. American Academy of Orthopedic Surgeous, Park Ridge JL. pp 103–128
7. Arnoczyk SP, Tarvin GB, Marshall JL (1982) Anterior cruciate ligament replacement using patellar tendon. J Bone Joint Surg [Am] 64:217–224
8. Bosch U, Kasperczyk W, Marx M, Reinert C, Oestern JH, Tscherne H (1989) Healing at graft fixation site under functional conditions in posterior cruciate ligament reconstruction. A morphological study in sheep. Arch Orthop Trauma Surg 108:154–158
9. Bosch U, Kasperczyk WJ, Oestern JH, Tscherne H (1990) Die Einheilungsphasen beim autogenen hinteren Kreuzbandersatz. Unfallchrirurg 93:187–196
10. Bosch U, Kasperczyk WJ, Decker B, Oestern JH, Tscherne H (1991) Einfluß der alloplastischen Augmentation auf die Revitalisierung eines Patellarsehnentransplantates beim Ersatz des hinteren Kreuzbandes. Langenbecks Arch Chir (Chir Forum) 221–226
11. Bosch U, Nerlich A, Decker B, Kasperczyk WJ, Oestern JH, Tscherne H (1991) Veränderungen der extrazellulären Matrix eines freien Patellarsehnentransplantates beim hinteren Kreuzbandersatz. Hefte Unfallheilkd 220:568
12. Bosch U, Nerlich A, Kasperczyk , Oestern HJ, Tscherne H (1992) Fibronektin und Typ III Kollagen – Indikatoren für degenerative und reparative Prozesse im Patellarsehnentransplantat nach Ersatz des hinteren Kreuzbandes? Langenbecks Arch Chir (Chri Forum) 53–56
13. Bosch U, Decker B, Kasperczyk W, Nerlich A, Oestern JH, Tscherne H (1992) The relationship of mechanical properties to morphology in patellar tendon autografts after posterior cruciate ligament replacement in sheep. J Biomech 25:821–830
14. Butler DL, Grood ES, Noyes FR, Omstead ML, Hohn RB, Arnoczky SP, Siegel MG (1989) Mechanical properties of primate vascularized vs. non-vascularized patellar tendon grafts; changes over time. J Orthop Res 7:68–79
15. Clancy WG, Narechania RG, Rosenberg TP, Gmeiner JG, Wisnefske DD, Lange TA (1981) Anterior and posterior cruciate ligament reconstruction in rhesus monkeys. J Bone Joint Surg [Am] 63:1270–1284
16. Clancy WG, Shelbourne KD, Zocllncr GB, Keene JS, Reider B, Rosenberg TD (1983) Treatment of knee joint instability secondary to rupture of the posterior cruciate ligament: report of a new procedure. J Bone Joint Surg [Am] 64:310–322
17. Cross MJ, Powell JF (1984) Long-term follow-up of posterior cruciate ligament rupture: a study of 116 cases. Am J Sports Med 12:292–297
18. Dandy DJ, Pusey RJ (1982) The long-term results of unrepaired tears of the posterior cruciate ligament. J Bone Joint Surg [Br] 64:92–94
19. Fleischmajer R, Perlish JS, Burgeson RE, Straikh-Bahai F, Timpl R (1990) Type I and type III collagen ineractions during fibrillogenesis. Ann NY Acad Sci 580:161–175
20. Fowler PJ, Messieh SS (1987) Isolated PCL injuries in athletes. Am J Sports Med 15:553–557

21. Gässler N, Tugtekin I, Bosch U, Kasperczyk WJ, Delbrück A (1991) Unterschiede in der Zusammensetzung des extrazellulären Gewebes von hinteren Kreuzbändern und Patellarsehnen beim Schaf. Lab Med 15:250
22. Gamble JG, Edwards CC, Max SR (1984) Enzymatic adaptation in ligaments during immobilization. Am J Sports Med 12:221–228
23. Hanley P, Lew WD, Lewis JL, Hunter RE, Kirstukas S, Kowalczyk C (1989) Load sharing and graft forces in anterior cruciate ligament reconstructions with the ligament augmentation device. Am J Sports Med 17:414–422
24. Jones KG, Rock L (1963) Reconstruction of the anterior cruciate ligament. J Bone Joint Surg [Am] 45:925–932
25. Kasperczyk WJ, Bosch U, Oestern HJ, Tscherne H (1991) Heilungsphasen nach experimentellem Kreuzbandersatz mittels Patellarsehnentransplantat – Biomechanische Aspekte. Hefte Unfallheilkd 217:21–37
26. Kasperczyk WJ, Bosch U, Oestern HJ, Tscherne H (1991) Influence of immoblilization on autograft healing in the knee joint. Arch Orthop Trauma Surg 110:158–161
27. Keene DR, Sakai LY, Bachinger HP, Burgeson RE (1987) Type III collagen can be present on banded collagen fubrils regardless of fibril diameter. J Cell Biol 105:2392–2402
28. Krippaehne WW, Hunt TK, Jackson DS, Dunphy JE (1962) Studies on the effect of stress on transplants of autologous and homologous connective tissue. Am J Surg 104:267–272
29. Kurosaka M, Yoshiya S, Andrish JT (1987) A biomechanical comparison of different surgical techniques of graft fixation in anterior cruciate ligament reconstruction. Am J Sports Med 15:225–229
30. Lapiere CM, Nusgens B, Pierard GE (1977) Interaction between collagen type I and type III in conditioning bundles organization. Connect Tissue Res 5:21–29
31. McLeand I, Deacon O, Oakes B (1992) The final morphology of anterior cruciate ligament grafts. First World Congress of Sports Trauma. Palma de Mallorca, Spain, May 25–29, 1992
32. McPherson GK, Mendenhall HV, Gibbons DF, Plenk H, Rottmann W, Sanford JB, Kennedy JC, Roth JH (1985) Experimental mechanical and histologic evaluation of the Kennedy ligament augmentation device. Clin Orthop 196:186–195
33. Michna H (1984) Mophometric analysis of loading-induced changes in collagen-fibril population in young tendons. Cell Tissue Res 236:465–470
34. Mohr W (1987) Pathologie des Bandapparates. Springer, Berlin Heidelberg New York
35. Newton PO, Shuji H, Woo SL-Y (1990) In: Daniel D, Akeson WH, O'Connor J (eds) Knee ligaments: Structure, function, injury, and repair. Raven, New York, pp 389–399
36. Noyes FR, Butler DL, Grood ES, Zernicke RF, Hefzy MS (1984) Biomechanical analysis of human ligament grafts used in knee-ligament repairs and reconstructions. J Bone Joint Surg [Am] 66:344–352
37. Noyes FR, Mangine RE, Barber S (1987) Early knee motion after open and arthroscopic anterior cruciate ligament reconstruction. Am J Sports Med 15:149–160
38. Parry DAD, Craig AS (1978) Collagen fibrils and elastic fibers in rat-tail tendon: an electron microscopic investigation. Biopolymers 17:843–855
39. Parry DAD, Craig AS (1984) Growth and development of collagen fibrils in connective tissue. In: Ruggeri A, Motta PM (eds) Ultrastructure of connective tissue matrix: Nijhoff, Boston, pp 34–64
40. Pournaras J, Symeonides PP (1991) The results of surgical repairs of acute tears of the posterior cruciate ligament. Clin Orthop 267:103–107
41. Roth JH, Kennedy JC, Lockstadt H, McCallum CL, Cunning LA (1985) Polypropylene braid augmented and nonaugmented intraarticular anterior cruciate ligament reconstruction. Am J Sports Med 13:321–336
42. Ruggeri A, Benazzo F (1984) Collagen-proteoglycan interaction. In: Ruggeri A, Motta PM (eds) Ultrastructure of the connective tissue matrix. Nijhoff, Boston, pp 113–125
43. Salter RB (1989) The biologic concept of continous passive motion of synovial joints. Clin Orthop 242:12–25

44. Scott JE, Hughes EW (1986) Proteoglycan-collagen relatinships in developing chick and bovine tendons. Influence of the physiological environment. Connect Tissue Res 14:267–278
45. Singewald M, Brandis A, Westermann K (1992) Patellarsehnenersatzplastik des vorderen Kreuzbandes mit temporärer Augmentation durch eine PDS-Gewebeschlauch – Arthroskopische und histologische Befunde. Symposium „Bandchirurgie des Kniegelenkes und Bandaugmentation", Marburg, 20.–21.03.1992 (Vortrag)
46. Strum DM, Larson RL (1985) Clinical experience and early results of carbon fiber augmentation of anterior cruciate reconstruction of the knee. Clin Orthop 196:124–138
47. Tibone JE, Antich TJ, Perry J, Moynes D (1988) Functional analysis of untreated and reconstructed posterior cruciate ligament injuries. Am J Sports Med 16:217–223
48. Tipton CM, Matthes RD, Maynard JA, Carey RA (1975) The influence of physical activity on ligaments and tendons. Med Sci Sports 7:165–175
49. Torg JS, Barton TM, Pavlov H, Stine R (1989) Natural history of the posterior cruciate ligament-deficient knee. Clin Orthop 246:208–216
50. Van den Bossche J, Vandendriessche G, Verdonk R, Claessens H (1991) Ligamentoplastie os-tendon rotulien-os de substitution du ligament croisé postérieur. Rev Chir Orthop 77:329–335
51. Viidik A (1973) Functional properties of connective tissues. Int Rev Connect Res 6:127–215
52. Vilarta R, de Campos Vidal B (1989) Anisotropic and biomechanical properties of tendons modified by exercise and denervation: aggregation and macromolecular order in collagen bundles. Matrix 9:55–61
53. Williams IF, McCullagh KG, Silver IA (1984) The distribution of types I and III collagen and fibronectin in the healing equine tendon. Connect Tissue Res 12:211–227
54. Wirth CJ (1989) Kreuzbandverletzungen des Kniegelenkes. Orthopädie 18:302–314
55. Yahia LH, Drouin G (1989) Microscopical investigations of canine anterior cruciate ligament and patellar tendon: collagen fascicle morphology and architecture. J Orthop Res 7:243–251

Die Biomechanik des heilenden, autogenen Patellarsehnentransplantates und die Bedeutung einer Augmentation – Eine tierexperimentelle Studie zum Ersatz des hinteren Kreuzbandes*

W. J. Kasperczyk[1], U. Bosch[1], H.-J. Oestern[2] und H. Tscherne[1]

[1] Unfallchirurgische Klinik, Medizinische Hochschule Hannover,
Konstanty-Gutschow-Straße 8, D-30625 Hannover
[2] Unfallchirurgische Klinik, Allgemeines Krankenhaus Celle, Siemensplatz 4, D-29223 Celle

Einleitung

Zur Rekonstruktion der Kreuzbänder des Kniegelenkes werden eine Vielzahl autogener Ersatzgewebe verwendet. Campell [23] verwendete 1936 als erster die Patellarsehne. Jones (1963) [48] und später Mc Intosh (1974) [63] beschrieben eigene Techniken unter Einsatz dieses Gewebes. Heute ist im klinischen Bereich das Patellarsehnendrittel eines der bevorzugten Strukturen zum vorderen [1, 10, 17, 49, 68, 74, 80] wie zum hinteren [28] Kreuzbandersatz. Im Gegensatz zu den i.allg. guten bis exzellenten klinischen Ergebnissen konnte in experimentellen Untersuchungen bisher kein Transplantat dargestellt werden, welches die biomechanischen Eigenschaften eines normalen Kreuzbandes hat [17, 21, 22, 26, 29, 47].

Allen autogenen Ersatzgeweben zur Rekonstruktion der Kreuzbänder ist der frühzeitige Verlust der guten Primärstabilität im Rahmen der Einheilungsprozesse gemeinsam. Im Tierexperiment konnten Clancy et al. [26] als erste nachweisen, daß es während der Einheilung des Patellarsehnentransplantates zu einer erheblichen Verminderung der initialen Festigkeit kommt. Es entsteht eine sog. „mechanische Stabilitätslücke" [12], die erst mit Erreichen der Langzeitfestigkeit wieder geschlossen wird. Es wurden deshalb schon früh Versuche unternommen, die Rekonstruktion durch körpereigene oder körperfremde Materialen während der kritischen Einheilungsphase zu verstärken. Dieses Vorgehen wird international „augmentation" genannt.

Zur Augmentation von Patellarsehnentransplantaten wurden resorbierbare Bänder entwickelt (Polydioxanon = PDS; Polyglactin = Vicryl). Im Tierversuch an Schafen wurden bei Augmentation mit einer Polydioxanonkordel 1 Jahr postoperativ jedoch keine signifikant besseren Resultate erzielt als bei nicht-augmentierten Patellarsehnentransplantaten [45]. Siebels et al. [83] beobachteten bei der Augmentation mit Polydioxanon wie auch Polyglactin nach 1/2 Jahr Versuchszeit an Schafen sogar eine signifikante Verminderung der Reißkraft und sahen Parallelen zu den Auswirkungen einer Gipsimmobilisation auf das autogene Patellarsehnentransplantat. Gleichartig schlechte Ergebnisse wurden bei der Dacronaugmentation festgestellt, zudem waren 3 Monate postoperativ im Tierexperiment 50% der Kunststoffbänder gerissen [4]. Auch Proplast wird wegen hoher Rupturraten im klinischen Bereich nicht mehr eingesetzt

---

* Förderung durch die Deutsche Forschungsgemeinschaft (Oe 88 2–1).

Hefte zu der Unfallchirurg, Heft 234
L. Claes (Hrsg.)
© Springer-Verlag Berlin Heidelberg 1994

[38]. Strum u. Larson [84] führten die unbefriedigenden Ergebnisse bei Karbonfaseraugmentation auf die schlechtere Biegefestigkeit des Materials und daraus folgenden vorzeitigen Bandversagen zurück, beschrieben aber auch die gute Gewebeverträglichkeit der Kohlenstoffasern. 1980 stellten J. C. Kennedy et al. [52] ein geflochtenes, nicht-resorbierbares Polypropylenband vor. Das relativ schwache autogene Transplantat, bestehend aus einem Streifen der Patellarsehne, präpatellaren Gewebes und Quadrizepssehne wurde in vitro durch Kombination mit dem Polypropylenband von 74 N auf 503 N verstärkt. Distal gestielt in der Mc-Intosh-Technik konnte im Versuch an Schweinen die Transplantatreißkraft unmittelbar postoperativ von 225 N (nicht-augmentiert) auf 295 N (Polypropylenaugmentation) verbessert werden. Mit der Zulassung des mittlerweile Kennedy-LAD genannten (LAD = Ligament Augmentation Device) Bandes im Mai 1987 durch die Food and Drug Administration, USA fand das Polypropylenband als synthetische Augmentation im klinischen Bereich breite Anwendung. Die Zulassung ist auf die sog. Mc-Intosh-Technik beschränkt. Das Kennedy-LAD wird dabei nur femoral fixiert, um ein sog. „stress-shielding" zu vermeiden. Würde die Augmentation die gesamte Last aufnehmen, könnte das Fehlen des Belastungsreizes zu Heilungsstörungen der autogenen Komponente führen. Im Tierexperiment an Ziegen [64] wie bei der klinischen Anwendung [11, 36, 78, 79] erbrachte die Polypropylenaugmentation bei der Rekonstruktion des vorderen Kreuzbandes mit der Mc-Intosh-Technik gute Ergebnisse. In Europa berichtete Schabus [82] von überwiegend guten Ergebnissen bei der Augmentation eines freien Patellarsehnentransplantates zum Ersatz des vorderen Kreuzbandes, ohne jedoch den Vergleich mit einer nicht-augmentierten Gruppe zu führen. Das Kennedy-LAD wurde dabei an Femur wie Tibia fixiert und nach 6–12 Monaten die tibiale Fixation entfernt.

Die hintere Kreuzbandrekonstruktion ist im Heilungsverfahren einer besonderen mechanischen Belastung durch die spontane hintere Schublade ausgesetzt. Eine synthetische Augmentation könnte diesen Kräften entgegenwirken und so zu besseren funktionellen Ergebnissen führen.

Es gibt bisher keine klinischen oder experimentellen Untersuchungen, die die Einheilung eines autogenen Patellarsehnentransplantates beim Ersatz des hinteren Kreuzbandes (HKB) über eine längere Versuchszeit systematisch untersuchen. Im Tierexperiment kann am Modell der unidirektionalen hinteren Instabilität die funktionellen Veränderungen bei der Einheilung eines Patellarsehnentransplantates durch biomechanische Methoden dargestellt werden.

Das Ziel der vorliegenden experimentellen Untersuchung am Schafknie mit 2jähriger Versuchsdauer war deshalb die Überprüfung folgender Fragen:

1. Welche Folgen hat der Verlust des hinteren Kreuzbandes für das betroffene Kniegelenk?
2. Wie verändert sich die biomechanische Belastbarkeit des autogenen Patellarsehnentransplantates während der Einheilung?
3. Kann die durch die Kreuzbandrekonstruktion erreichte Gelenkstabilität degenerative Knorpelläsionen im Versuchszeitraum verhindern?
4. Verbessert die Augmentation des autogenen Gewebes mit einem synthetischen Band die Einheilungsprozesse und führt so zu einem funktionell höherwertigen Ergebnis?

100

Material und Methode

Versuchsgruppen

Die experimentellen Untersuchungen wurden am Versuchstier Schaf vorgenommen. In die Studie gingen 96 Tiere ein. Die Tiere waren weiblichen Geschlechts und rein-rassig (Deutsches Schwarzkopfschaf). Die Rasse ist frühreif, der Epiphysenfugen-schluß findet nach 18–20 Monaten statt [76]. Zum Zeitpunkt des Versuchsbeginns waren die Tiere 2 Jahre alt, die Reife wurde anhand von Röntgenaufnahmen des Kniegelenks und des Zahnstatus überprüft. Das mittlere Körpergewicht betrug 78,5 ± 11,3 kg. Es wurden 3 Versuchsgruppen gebildet. In Intubationsnarkose unter aseptischen Bedingungen wurde bei allen Tieren das hintere Kreuzband des linken Hinterlaufes reseziert.

In der *Gruppe 1* (PT) wurde das HKB durch ein freies, zentrales Patellarsehnen-transplantat des gleichseitigen Kniegelenks ersetzt (Abb. 1). Transplantatbreite: 5 mm, durchschnittliche Transplantatlänge inklusive anhängender Knochenblöcke:

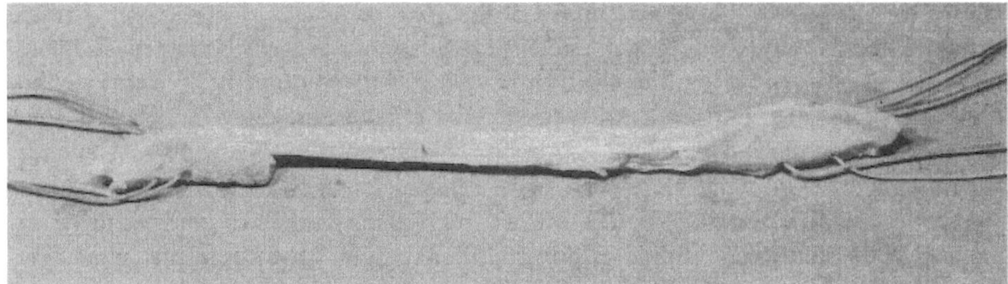

Abb. 1. Das autogene Patellarsehnentransplantat (Breite 5 mm)

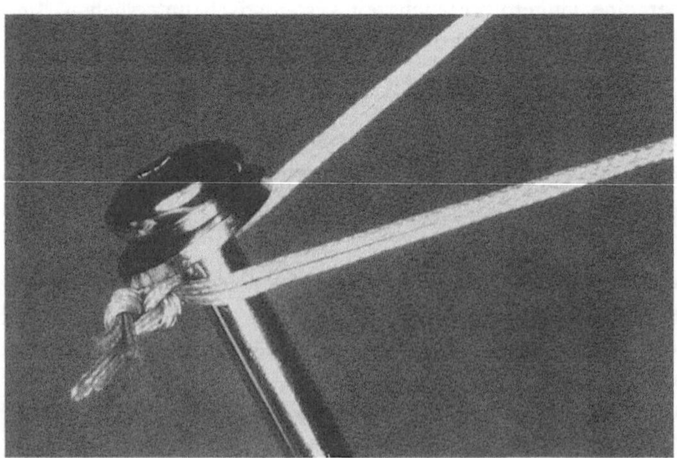

Abb. 2. Fadenfixation des Transplantates in der Gruppe PT (Mersilene, 0/3,5 metric)

94,2 ± 3,0 mm, mittlere Länge des sehnigen Transplantatanteiles: 59,9 ± 3,1 mm. Die mittlere Patellarsehnenbreite vor Entnahme des Transplantates betrug: 13,3 ± 0,6 mm. Mit Hilfe einer speziell entwickelten Sägeschablone wurden keilförmige Knochenblöcke von 5 mm Breite und 5 mm Tiefe entnommen. Durch 2 1 mm große Bohrlöcher in jedem Knochenblock wurden je 1 nicht-resorbierbarer Faden (Mersilene) der Stärke metric 3,5/USP O geführt. Diese dienten der späteren Fixation unter einer bikortikalen 4,0-AO-Spongiosaschraube mit Metallunterlegscheibe (Abb. 2).

In der *Gruppe 2* (PT + LAD) wurde das HKB durch ein Komposittransplantat ersetzt. Dieses bestand aus einem Patellarsehnentransplantat wie in Gruppe 1 in Verbindung mit einem alloplastischem Band. Es wurde das Kennedy-LAD (3M, St. Paul, MN, USA) aus geflochtenem Polypropylen eingesetzt: Bandbreite 6 mm, Bandlänge 20 cm, Banddicke 1 mm (Abb. 3). Das autogene Patellarsehnentransplantat wurde so mit dem alloplastischen Band vernäht, daß 2 gleich lange Kunststoffenden verblieben. Im Bereich der Knochenblöcke und des Übergangsbereiches Knochen/Sehne (extraartikulärer Anteil) wurde das Komposit durch je 3 nicht-resorbierbare Fäden (Mersilene, metric 3,5/USP O) vernäht, wobei 2 Fäden durch 1 mm große Bohrkanäle im Knochenblock geführt wurden. Im Bereich des intraartikulären Anteils wurde in fortlaufender Nahttechnik mit einem resorbierbaren Polyglactinfaden (Vicryl, metric 2/USP 3/0) das Komposit so vernäht, daß das Kunststoffband durch randständige Patellarsehnenanteile vollständig bedeckt war. Das Polypropylenband stand somit nicht in direktem Kontakt mit dem intraartikulären Milieu. Das Komposit wurde auf einer speziell entwickelten Sehnenspannvorrichtung erstellt. Diese gestattete eine statische Vorspannung des autogenen Anteils mit 50 N, während das Polypropylenband manuell kräftig angespannt in einer Klemmvorrichtung fixiert wurde. Das Komposit (Komponenten parallel gelegen) wurde an den freien Kunststoffenden femoral und tibial am Knochen fixiert. Der Fixation diente eine spezielle Steckhülse (die nach Spreizen der geflochtenen Bandstruktur durch die Mitte des flachen Bandes gesteckt wurde) mit Plastikunterlegscheibe und bikortikaler 4,0-AO-Spongiosaschraube (Abb. 4).

In der *Gruppe 3* (Nicht-PT) wurde der Eingriff mit der Resektion des hinteren Kreuzbandes beendet. Eine Rekonstruktion wurde nicht vorgenommen.

An keinem Versuchstier wurde das kontralaterale rechte Knie operiert. Es diente bei den biomechanischen Testungen stets als nicht-operierte Kontrollseite. In den

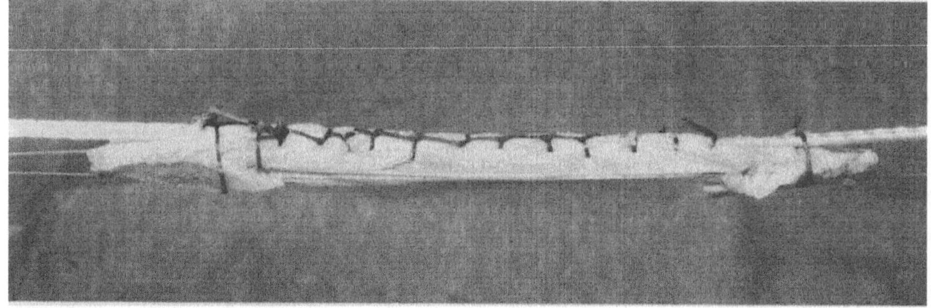

Abb. 3. Das Komposittransplantat

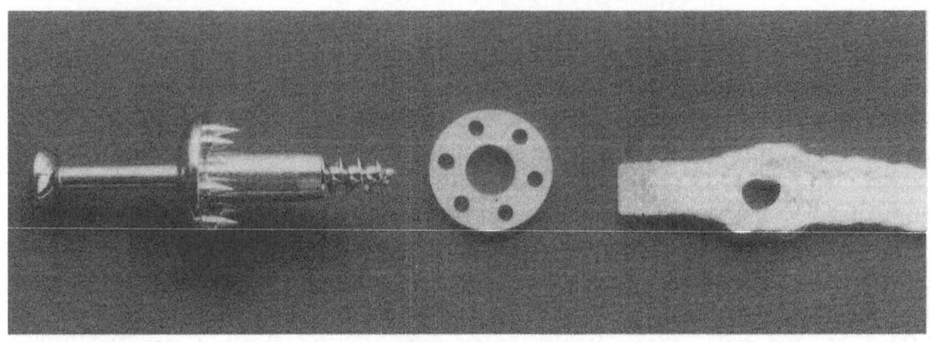

Abb. 4. Fixation des Komposittransplantates mittels Steckhülse und Plastikunterlegscheibe

Gruppen 1 und 2 wurden in allen Fällen nach 8 Wochen die tibiale Fixation des Bandersatzes in intravenöser Kurznarkose (Ketanest, 2 mg/kg KG) entfernt.

Operationstechnik

In Rückenlage erfolgte nach anterolateralem Hautschnitt zunächst die Darstellung der Patellarsehne und Entnahme des zentralen Patellardrittels. Nach entsprechender Armierung bzw. Kompositerstellung wurde das Transplantat in einer mit physiologischer Kochsalzlösung getränkten Kompresse abgelegt. Anschließend wurde das Kniegelenk medial parapatellar eröffnet und nach Lateralverschiebung der Patella das HKB dargestellt. Aufliegende Teile des Hoffa-Fettkörpers wurden sparsam unter Schonung des Fettkörpers reseziert. Bei 90° gebeugtem Gelenk wurde das Kreuzband an seinem femoralen Ansatz scharf abgelöst. Über eine 2. mediokaudale Inzision distal des erhaltenen Pes anserinus konnte nach subperiostalem Abschieben des M. popliteus der tibiale Ansatz des HKB dargestellt werden. Der Muskelbauch schützt das Gefäß-Nerven-Bündel. Nach vollständiger Resektion des Kreuzbandes wurde die resultierende, klinisch eindeutige, unidirektionale hintere Instabilität überprüft. Mit Hilfe einer Bohrhülse wurde dann der femorale Bohrkanal mit einem 6-mm-Bohrer angelegt. Anschließend wurde unter Einsatz eines speziell angefertigten Zielgerätes von der mediokaudalen Inzision aus der tibiale Bohrkanal von ventral nach dorsal mit gleichem Durchmesser gebohrt. Danach konnte das Transplantat eingezogen und zuerst femoral fixiert werden. Unter kräftiger manueller Anspannung des Transplantates mittels der distalen Fäden bzw. des Kunststoffbandes, welche aus dem ventralen medialen Bohreingang der Tibia herausragen, wurde das Gelenk nun einige Male in vollem Bewegungsumfang durchbewegt. Durch diese Maßnahme wurde einerseits die resultierende Stabilität überprüft, andererseits wurden die Knochenblöcke in die Bohrkanäle eingerüttelt. Zudem wurde so eine Präkonditionierung des Transplantates erreicht. Jetzt wurde die tibiale Fixation des Transplantates unter Vorspannung vorgenommen. Nach erneuter klinischer Überprüfung der Stabilität und des freien Bewegungsumfanges wurde das Gelenk mit einer wässrigen Antibiotikalösung (Neomycinsulfat/Bacitracin) großzügig gespült. Die Gelenkkapsel und Faszien wurden mit resorbierbarem Nahtmaterial (Vicryl metric 3,5/USP0) schichtweise verschlossen. Der Hauptverschluß wurde in Einzelknotentechnik mit Polypropylenfäden vorgenommen. Es wurde ein Sprühverband aufgebracht (Nobecutan).

Plazierung des Transplantates

Im Rahmen einer In-vitro-Versuchsreihe wurden die Lage des femoralen und tibialen Bohrkanales festgelegt. Grundlage war die Arbeit von Clancy et al. [28], die den femoralen Bohrkanal anterior und medial des Zentrums des Kreuzbandansatzes plazieren. Der inferiore und laterale Rand des Bohrkanals liegt dann im anatomischen Zentrum der Insertion. Der tibiale Bohrkanal beginnt medial am kaudalen Ende der Tuberositas tibiae und tritt dorsal 5 mm inferior und lateral des anatomischen Zentrums des tibialen Ansatzes aus. Dadurch liegt der superiore und mediale Rand des Bohrkanales im Zentrum des Ansatzes. An Hand der so vorgegebenen Orientierungspunkte wurde die Lage der Bohrkanäle beim Schaf festgelegt. Für die operative Anwendung ergab sich die folgende Routine: Femur: Kniebeugung 90°, Aufsetzen der 6-mm-Bohrhülse in 10-Uhr-Position, 2 mm vor der Knorpel-Knochen-Grenze der medialen Femurrolle entfernt, Tibia: Kniebeugung 50°, Aufsetzen des tibialen Zielgerätes ca. 3 mm unterhalb des gut tastbaren dorsalen Tibiarandes im Bereich der Area intercondylaris caudalis (Schafanatomie, s. [76]), a.-p.-Bohrrichtung mit einem 6-mm-Bohrer. Die Isometrie des flachen Transplantates in den runden Bohrkanälen wurde mittels eines Tensiometers (Tension Isometer MEDmetric Corp. CA, USA) überprüft. Bei Längenänderungen < 2 mm unter 10 pounds Belastung (amerikanische Skalierung des Gerätes) im Bewegungsdurchgang von vollständiger Extension zu 130°-Beugung wurde eine quasi isometrische Plazierung angenommen. Bei allen Überprüfungen der Plazierung waren die Längenänderungen < 2 mm.

Vorspannung des Transplantates

Im Anschluß an die femorale Fixation des Transplantates wurde unter kräftiger manueller Anspannung desselben das Gelenk einige Male vollständig durchbewegt. Das so präkonditionierte Transplantat wurde dann mittels einer Präzisionsfederwaage unter Vorspannung fixiert. Eigene Vorversuche zeigten, daß bei Applikation von 50 N für das autogene Transplantat nach klinischen Gesichtspunkten eine gute Gelenkstabilität erreicht werden konnte. Für das Komposittransplantat wurde vom Hersteller eine Vorspannung von 100 N empfohlen. Beim Erstellen des Komposits wurde zu einer Vorspannung der autogenen Komponente von 50 N geraten (Mendenhall, 3M Company. Persönliche Mitteilung, 1986).

Fixation des Transplantates

Für das autogene Transplantat wurde eine bewährte Fadenfixation mittels Polyesterfäden (Mersilene, metric 3,5/USP0) gewählt, die unter bikortikalen AO-Spongiosaschrauben (4 mm) mit Metallunterlegscheibe geknotet wurden. Das Komposit wurde

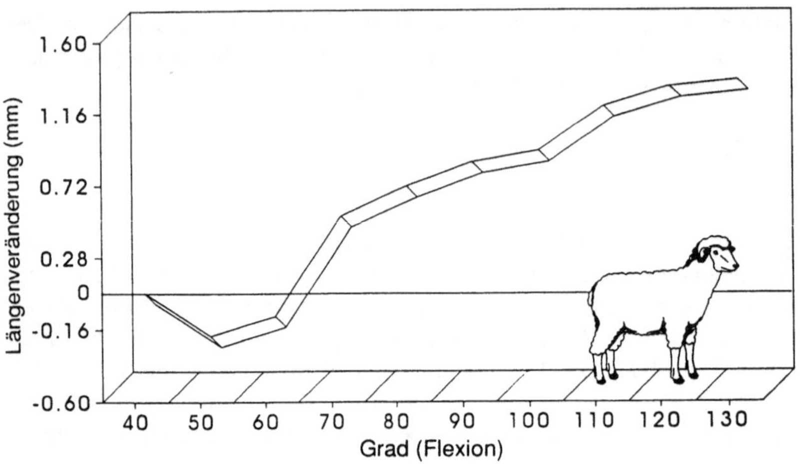

Abb. 5. Intraartikuläre Kreuzbandlängenänderung (HKB-Schaf) nach Dorlot et al. [33]

mittels einer speziellen Steckhülse mit Plastikunterlegscheibe und Spongiosaschraube fixiert, welche vom Hersteller des Polypropylenbandes mitgeliefert wurden. Der Gelenkwinkel, bei dem die Fixation unter Vorspannung vorgenommen werden sollte, wurde im Rahmen einer In-vitro-Untersuchung zum normalen Spannungsverhalten des hinteren Kreuzbandes beim Schaf bestimmt (n = 6). Die angewandte Fadenmethode erfaßt intraartikuläre Längenveränderungen. Die Zunahme der intraartikulären Fadenlänge beim Bewegungsdurchgang von der Extension zur Flexion deutet auf eine Zunahme der Spannung des Kreuzbandes hin, eine Verminderung der Fadenlänge reflektiert eine Spannungsverminderung des Kreuzbandes [33]. Die Abb. 5 zeigt, daß es aus der vollen Streckung (beim Schaf 40°-Beugung) bis 60°-Beugung zu einer Längenverminderung kommt, gefolgt von einer kontinuierlichen Längenvermehrung. Das Kreuzband hat zwischen 50 und 60° Beugung sein Spannungsminimum. Es wurde entschieden, die Fixation bei 70°-Beugung vorzunehmen.

Postoperative Nachbehandlung

Bis zum Abschluß der Wundheilung verblieben die Schafe in Gruppen zu 15 Tieren in einem Auslauf des Zentralen Tierlaboratoriums. Anschließend wurden sie auf eine Außenstelle des Zentralen Tierlaboratoriums transferiert. Hier hatten sie freien Auslauf in der Herde. Zu keinem Zeitpunkt wurde eine Protektion des operierten Hinterlaufes vorgenommen. Die Tiere wurden während der ersten 3 Monate 5mal pro Woche visitiert. Für jedes Tier wurde ein Protokoll geführt, welches Stehen, Gehen und Laufen beurteilte. Während der ersten 3 postoperativen Wochen liefen die Tiere auf 3 Beinen. Dabei wurde das operierte Gelenk passiv mitbewegt. Im Stand wurde der linke Hinterlauf abgestellt. In den folgenden Wochen konnte eine zunehmende Belastung beim Stehen und Gehen sowie eine Zunahme des aktiven Bewegungsumfanges beobachtet werden. Nach 6–8 Wochen belasteten die Tiere den operierten Hinterlauf

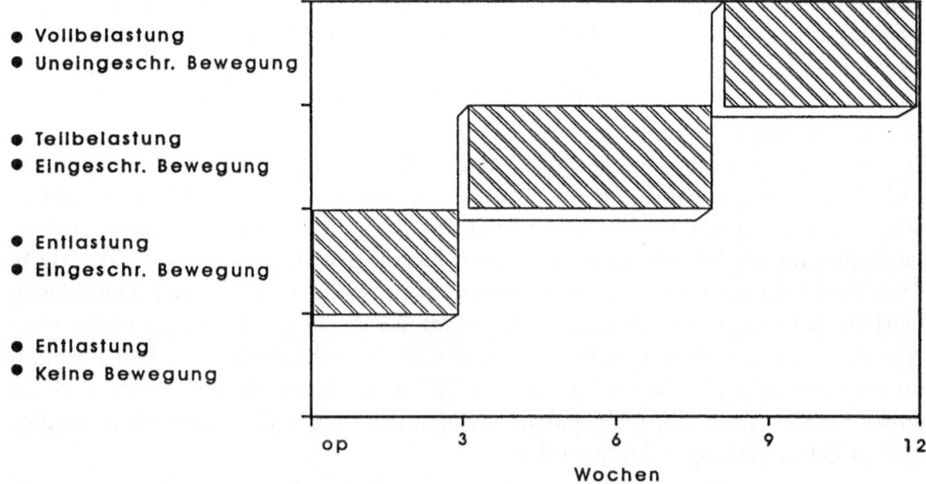

Abb. 6. Postoperativer Bewegungs- und Belastungsverlauf innerhalb der ersten 12 Wochen

vollständig, das Gangbild wurde unauffällig [50]. Der postoperative Belastungs- und Bewegungsverlauf wird in Abb. 6 gezeigt.

Versuchsprotokoll

Die biomechanischen Untersuchungen wurden 0, 8, 16, 26, 52 und 104 Wochen postoperativ vorgenommen. Zu jedem Zeitpunkt befanden sich in jeder Versuchsgruppe 6 Tiere. Tabelle 1 zeigt das Versuchsprotokoll.

Biomechanische Testung

Unmittelbar nach der Tötung mit einer i.v.-Lethaldosis (8 ml/50 kg KG) T 61 (Embutramid + Mebezoniumjodid + Tetracainhydrochlorid) wurden beide Hinterläufe exartikuliert und die Kniegelenke präpariert. Die Präparate wurden mit feuchten Papier-

Tabelle 1. Versuchsprotokolle

Versuchs-gruppe	Wochen post-op n					
	0	8	16	26	52	104
PT	6	6	6	6	6	6
PT + LAD	6	6	6	6	6	6
Nicht-PT	6	-	-	6	6	6

PT: Rekonstruktion mit autogenem Patellarsehnentransplant (PT), PT + LAD: Komposit-Transplantat: autogenes PT plus Kennedy-LAD, Nicht PT: Keine Rekonstruktion des resezierten HKB.

tüchern (Ringer-Laktat) bedeckt, anschließend mit einer Kunststoffolie und Aluminiumfolie umwickelt und luftdicht in einer Gefriertüte verschnürt. So konnte ein Austrocknen sicher verhindert werden. Die Lagerung erfolgte bei $-20\,°C$. Die Lagerungszeit bis zur Testung betrug ca. 2 Wochen. Nach Auftauen der Proben bei Raumtemperatur wurden die periartikulären Weichteile bis auf die Patellarsehne, die Kollateralbänder, die Popliteussehne und die (intakte) Gelenkkapsel entfernt. Vor Beginn der Testungen wurde die femorale Transplantatfixation (nicht zum Zeitpunkt Null) entfernt. Es schloß sich die dynamische Stabiliätstestung an. Danach erfolgte die Eröffnung der Gelenke und Präparation bis auf das Transplantat bzw. das HKB. Nach Entfernen der synovialen Verschiebeschicht wurde die Länge des Transplantates/HKB mit einem Stechzirkel als Mittelwert aus der längsten und kürzesten Messung bestimmt. Die Gewebequerschnittfläche wurde nach der Methode von Ellis [34] mittels eines Flächenmikrometers bei 0,12 MPa für 2 min vorgenommen [17]. Es wurde ein Mittelwert aus 2 Testungen gebildet. Anschließend wurden die biomechanischen Zerreißtestungen durchgeführt.

Dynamische Stabilitätstestung

Die dynamischen Stabilitätstestungen wurden an allen Tieren der 3 Versuchsgruppen 0, 26 sowie 52 und 104 Wochen postoperativ und stets an operierter und nicht-operierter Seite vorgenommen. Die Testung erfolgte als kontinuierliche a.-p.-Kraft-Elongationsmessung an einer mechanischen Prüfmaschine (Zwick Typ 1387, Kraftdose U1, Genauigkeitsklasse 1) bei einer Dehnungsrate von 5 mm/min, bei 90° gebeugtem Kniegelenk, Femur und Tibia (ca. 5 cm Länge) in Spezialhalterungen fixiert, wobei die Tibia sich rotationsstabil in Neutralposition befand (Abb. 7). Datenaufnahme mittels x-y-Schreiber. Die Belastung bei anteriorer bzw. posteriorer Translation erfolgt bis 50 N. Die ersten 3 Testdurchgänge eines jeden Gelenks wurden verworfen. Es wurden Mittelwerte aus den folgenden 3 Testungen gebildet. Die Auswertungen erfolgten nach der Methode von Grood [44]. Es wurden die Parameter totale AP-Laxität (TAPL), primäre AP-Laxität (Papl), die sekundäre posteriore Laxität (SPL), die neutrale Steifigkeit (NST) und posteriore Steifigkeit (PST) bestimmt. Die Abb. 8 zeigt eine Schemazeichnung der dynamischen Testkurve.

Biomechanische Zerreißtestung

In der Gruppe PT und PT + LAD wurden unter uniaxialer Ausrichtung (Bandstruktur in der vertikalen Belastungsachse der Prüfmaschine) des Transplantates/HKB die Probe bis zur vollständigen Ruptur belastet. Die Dehnungsrate an einer Wolpert-Prüfmaschine (Testatron, Otto Wolpert, Ludwigshafen) betrug 800 mm/min. Unmittelbar vor der Testung wurde die Probe 3mal bis 50 N für die Dauer von je 3 min belastet. Der Reißtest wurde unmittelbar ohne Vorlast angeschlossen. Mittels x-y-Schreiber erfolgte die Datenaufnahme. Es wurden die Strukturparameter Reißkraft, Elongation zur Ruptur und lineare Steifigkeit ermittelt. Unter Berücksichtigung der Transplantatmaße wurden die Materialeigenschaften, Höchstspannung und das Elastizitätsmodul errechnet. Die Abb. 9 zeigt die Schemazeichnung der Zerreißtestbedingungen.

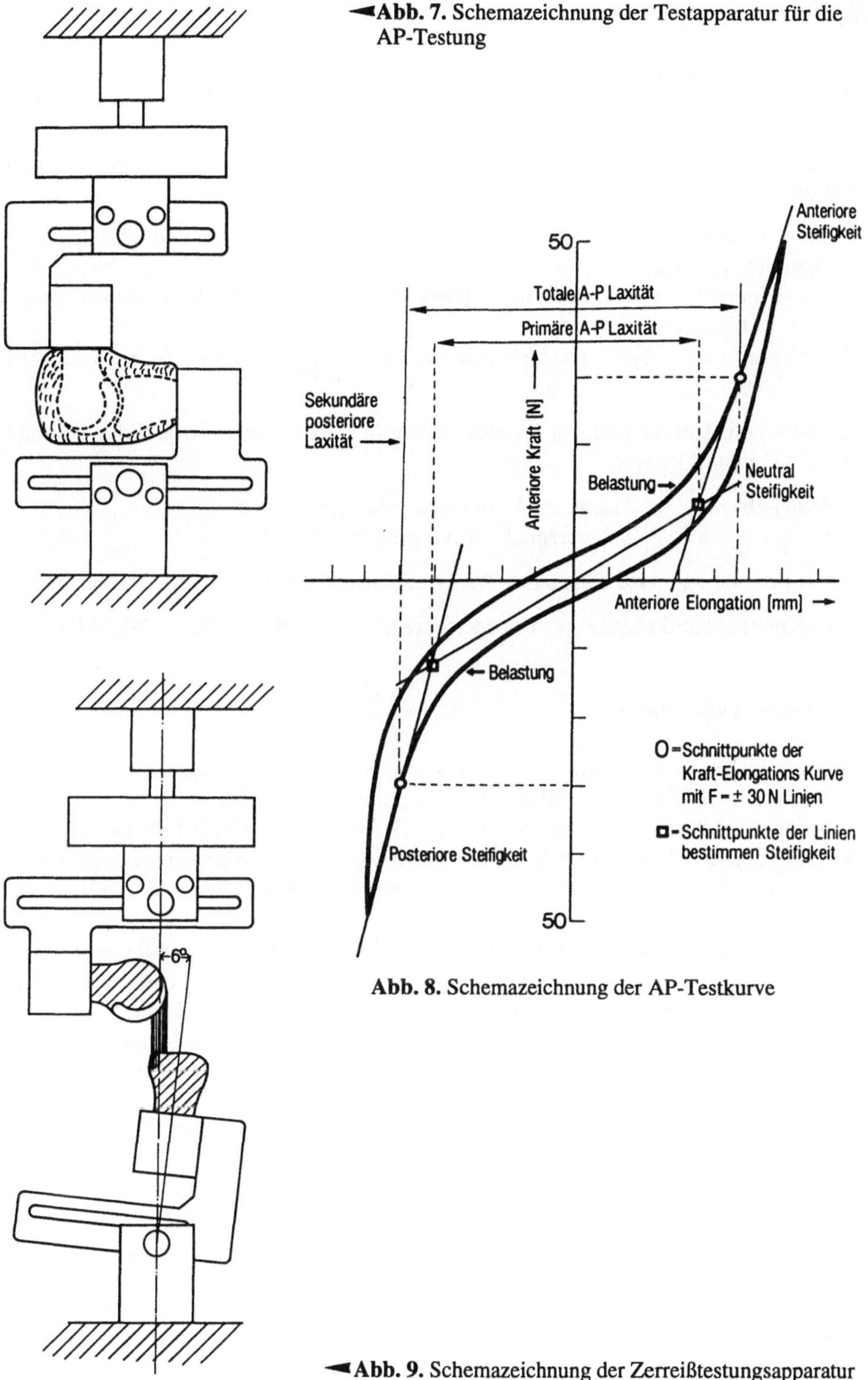

◄Abb. 7. Schemazeichnung der Testapparatur für die AP-Testung

Abb. 8. Schemazeichnung der AP-Testkurve

◄Abb. 9. Schemazeichnung der Zerreißtestungsapparatur

Erfassung der degenerativen Knorpelveränderungen

Der Gelenkknorpelstatus wurde 0, 26 und 104 Wochen postoperativ an den operierten wie nicht-operierten Kniegelenken der 3 Versuchsgruppen im Bereich der tibialen, femoralen und retropatellaren Gelenkfläche sowie des femoralen Gleitlagers der Patella erfaßt. Beurteilt wurden die Lokalisation, der Umfang (mm) und der Schweregrad der Läsion [58].

- *Schweregrad 1* = Intakte Oberfläche mit Farbveränderungen und/oder Oberflächenrauhigkeiten,
- *Schweregrad 2* = Oberfläche nicht mehr intakt/Knorpelverluste, Knochen jedoch nicht freiliegend,
- *Schweregrad 3* = Freiliegender subchondraler Knochen mit Knorpelfragmentation der Umgebung.

Zur statischen Aufbereitung der Ergebnisse wurde ein Knorpelscore gebildet, getrennt für die 4 Gelenkflächen.

Knorpelscore = Fläche der Veränderungen (mm^2) x
Schweregrad der Ausprägung (1, 2, 3).

Stets wurde die operierte Seite eines Tieres auf die nicht-operierte Seite bezogen:

+/-KnorpelrelativScore = Knorpelscore-OP minus Knorpelscore Nicht-OP

Statistische Auswertung

Zur statistischen Auswertung der Daten wurde das „Statistik Programm System für die Sozialwissenschaften X" (SPSS X), 10. Version angewendet.

Der Einfluß der Rekonstruktion des HKB (PT vs. PT + LAD) auf die Heilungszeit (0–104 Wochen = 6 Zeitpunkte) auf die 3 Struktur- und 2 Materialparameter sowie die 2 Geometriedaten wurde mittels Varianzanalyse (Manova: 2fach Klassifikationseffekt mit F-Test) geprüft. Signifikanzniveau $p < 0{,}05$. Sofern Unterschiede zwischen den Gruppen aufgrund signifikanter Wechselwirkungen und/oder signifikanter Gruppeneffekte existierten, wurde der Unterschied zwischen den Gruppen zu jedem Zeitpunkt mit dem p-Wert des unverbundenen t-Testes beschrieben. Gleiches Vorgehen wurde für den Vergleich benachbarter Zeitpunkte innerhalb einer Gruppe durchgeführt. Außerdem wurden je Gruppe die Unterschiede zwischen den Zeitpunkten mit Student-Newman-Keuls-Procedere geprüft.

Der Einfluß der operativen Maßnahme (PT, PT + LAD und Nicht-PT) auf die Parameter der dynamischen Stabilitätstestung und die Heilungszeit wurde ebenfalls mittels Manova bestimmt. Es schloß sich das beschriebene Testprocedere s. S. 108 an.

Bei den Knorpelveränderungen wurden ebenfalls der Einfluß der operativen Maßnahme (hier: PT, PT + LAD und Nicht-PT) und die Heilungszeit (hier: 26, 52 und 104 Wochen) mittels Manova geprüft. Sofern Unterschiede zwischen den Gruppen aufgrund signifikanter Wechselwirkungen und/oder signifikanter Gruppeneffekte existierten, wurde der Unterschied zwischen den Gruppen zu jedem Zeitpunkt mit dem p-Wert des Mann-Witney-U-Testes (relativ geringe Fallzahl, Abweichung von der Normalverteilung) beschrieben.

Dem statistischen Vergleich lagen bei den Daten des Zerreißtests wie den Knorpelveränderungen relative Werte zugrunde, d.h., die operierte Seite wurde stets auf die nicht-operierte Kontrollseite bezogen. Da bei der dynamischen Testung aufgrund bestimmter physiologischer und methodischer Gegebenheiten nicht für alle Parameter Werte für die nicht-operierte Seite existierten, wurde die statistische Prüfung anhand der absoluten Werte vorgenommen.

Ergebnisse

Bewegungsumfang und Komplikationen

Bewegungsumfang der Gelenke

Zum Zeitpunkt des Abtötens waren alle Tiere (bis auf die des Zeitpunktes Null) aktiv und liefen ohne erkennbare Einschränkungen umher. Unmittelbar post mortem wurde der Bewegungsumfang des Kniegelenks überprüft. Es wurden keine Bewegungseinschränkungen festgestellt.

Komplikationen

Während der Gesamtdauer des Experimentes gab es 3 oberflächliche Wundheilungsstörungen, die mit lokalen Maßnahmen beherrscht werden konnten. In 1 Fall wurde 8 Tage postoperativ ein Gelenkinfekt manifest, so daß das Tier getötet werden mußte.

Biomechanische Daten

Dynamische Stabilitätstestung

Stabilität der nicht-operierten Kniegelenke. Die Stabilität eines Kniegelenks wird durch die Laxität (a.-p.-Translation in mm) und die Steifigkeit (Widerstand gegenüber einwirkenden Kräften in N/mm) bestimmt. Geringe Laxität und hohe Steifigkeit signalisieren ein stabiles Knie. Das Schafknie ist ein außerordentlich festes Gelenk ohne klinisch darstellbares Gelenkspiel. Auch die apparative Stabilitätstestung ließ mit der angewandten Methode ein physiologisches Gelenkspiel nicht erkennen. Demzufolge war der Äquivalenzparameter primäre AP-Laxität nicht zu bestimmen und damit nicht die sekundären AP-Laxitäten. Die Stabilitätsparameter für das nicht-operierte Kniegelenk sind in Tabelle 2 dargestellt. Die Überprüfung der anterioren Parameter (sekundäre anteriore Laxität und anteriore Steifigkeit) mittels Varianzanalyse hinsichtlich Wechselwirkungen, Gruppen- und Zeiteffekten zeigte in den 3 Versuchsgruppen keine Signifikanz. Daraus folgt, daß die Veränderungen der totalen AP-Laxität im zeitlichen Verlauf ausschließlich auf Veränderungen der posterioren Komponenten zurückzuführen sind.

110

Tabelle 2. AP: Stabilitätsparameter für nicht-operierte (Kontroll) Seite. Mittelwert ± SD aus den Gruppen Nicht-PT, PT und PT + LAD der Zeitpunkte Null, 26, 52 und 104 Wochen post-op (n = 72)

TAPL (mm)	NST (N/mm)	PST (N/mm)
1.6 ± 0.1	33.5 ± 5.9	48.0 ± 5.4

TAPL: Totale AP Laxität, NST: Neutrale Steifigkeit, PST: Posteriore Steifigkeit.

Tabelle 3. AP: Stabilitätsparameter für die Gruppe **Nicht-PT** im zeitlichen Verlauf. Statistik: Vergleich benachbarter Zeitpunkte

Wochen post-op	n	TAPL (mm)	PAPL (mm)	SPL (mm)	NST (N/mm)	PST (N/mm)
Null	6	11.8 ± 3.9	9.8 ± 3.8	1.5 ± 3.8	0.8 ± 0.2	7.6 ± 0.6
p-Wert		ns	ns	ns	ns	0.005
26	6	8.8 ± 1.4	6.8 ± 1.3	1.5 ± 0.1	0.7 ± 0.2	18.5 ± 2.6
p-Wert		ns	ns	ns	ns	ns
52	6	6.9 ± 1.7	5.1 ± 1.6	1.2 ± 0.2	1.6 ± 0.3	18.2 ± 2.7
p-Wert		0.02	0.01	ns	0.0005	0.001
104	6	9.8 ± 1.9	8.2 ± 1.9	1.0 ± 0.1	0.5 ± 0.2	24.8 ± 1.6

TAPL: Totale AP-Laxität, PAPL: Primäre AP Laxität, SPL: Sekundäre posteriore Laxität, NST: Neutrale Steifigkeit, PST: Posteriore Steifigkeit.

Stabilität der Gelenke nach Resektion des HKB. Nach Resektion des HKB betrug die totale AP-Laxität 11,8 ± 3,9 mm (Tabelle 3). Dies entspricht dem 7,3fachen der normalen TAPL. Innerhalb des 1. Jahres verbesserte sich die Stabilität, d.h. die TAPL verringert sich. Im weiteren Verlauf zwischen der 52. und 104. postoperativen Woche steigt die TAPL jedoch statistisch signifikant an. Die Laxitätzunahme beträgt im Mittel 2,9 mm. Der die TAPL bestimmende Parameter primäre AP-Laxität stieg signifikant an, begleitet von einem signifikanten Abfall der neutralen Steifigkeit.

Stabilität der Gelenke nach HKB-Rekonstruktion mit Patellarsehnentransplantat. Die Kreuzbandrekonstruktion mit einem freien Patellarsehnentransplantat (Gruppe PT) hat nach 2 Jahren nicht zu Stabilitätsverhältnissen geführt, die einem normalen Kniegelenk entsprechen (TAPL: 1,6 mm ± 0,1 mm versus 3,5 ± 0,3 mm) (Tabelle 4). Die vermehrte AP-Laxität wird dabei zu 62% durch die primäre AP-Laxität bestimmt.

Die Stabilitätswerte zum Zeitpunkt Null in den rekonstruierten Versuchsgruppen (PT bzw. PT + LAD) sind mit den Zeitpunkten 26, 52 und 104 Wochen nicht vergleichbar. Zum Zeitpunkt Null werden die Daten bestimmt durch die viskoelastischen

Tabelle 4. AP: Vergleich der Stabilitätsparameter zwischen den Gruppen **Nicht-PT** und **PT** im zeitlichen Verlauf. Statistik: Vergleich der Gruppen zu jedem Zeitpunkt

Wochen post-op/ Gruppen	n	TAPL (mm)	PAPL (mm)	SPL (mm)	NST (N/mm)	PST (N/mm)
26 Wochen						
PT	6	4.5±0.5	3.0±0.6	0.9±0.1	2.0±0.5	28.5±4.1
Nicht-PT	6	8.8±1.4	6.8±1.3	1.5±0.1	0.7±0.2	18.5±2.6
p-Wert		0.003	0.003	0.003	0.003	0.003
52 Wochen						
PT	6	3.0±0.6	1.6±0.3	0.7±0.1	5.5±2.0	43.6±7.4
Nicht-PT	6	6.9±1.7	5.1±1.6	1.2±0.2	1.6±0.3	18.2±2.7
p-Wert		0.005	0.003	0.003	0.003	0.003
104 Wochen						
PT	6	3.5±0.3	2.2±0.3	0.7±0.1	3.2±0.8	37.3±2.8
Nicht-PT	6	9.8±1.9	8.2±1.9	1.0±0.1	0.5±0.2	24.8±1.6
p-Wert		0.003	0.003	0.003	0.003	0.003

TAPL: Totale AP-Laxität, PAPL: Primäre AP-Laxität, SPL: Sekundäre posteriore Laxität, NST: Neutrale Steifigkeit; PST: Posteriore Steifigkeit.

Eigenschaften der Fixationsmittel und durch ein Transplantat, dessen sehniger Anteil die doppelte Länge eines normalen HKB hat. Bei gleichartigem Dehnungsausmaß muß die Belastung einer längeren Probe zu vermehrter Elongation führen. Nach 26, 52 und 104 Wochen ist das Transplantat an den Insertionsorten fest eingeheilt, die freie Länge des Transplantates entspricht dem intraartikulären Anteil und ist damit hinsichtlich der Ausgangsbedingungen einem normalen HKB vergleichbar.

Beim Vergleich der nicht-rekonstruierten Versuchsgruppe (Nicht-PT) mit der mit freiem Patellarsehnentransplantat rekonstruierten Gruppe (PT) wurden hochsignifikante Wechselwirkungen und Gruppeneffekte für die Parameter totale AP-Laxität, primäre AP-Laxität, neutrale Steifigkeit und posteriore Steifigkeit festgestellt, d.h., es bestehen deutliche Unterschiede zwischen den Versuchsgruppen. Die totale AP-Laxität in der Gruppe Nicht-PT ist im Vergleich mit der Gruppe PT nach 104 Wochen um das 2,8fache vermehrt (3,5 ± 0,3 mm versus 9,8 ± 1,9 mm). Der Unterschied ist hochsignifikant. Ebenfalls hochsignifikant unterscheiden sich die primären AP-Laxitäten zu den Zeitpunkten 26, 52 und 104 Wochen. Die primäre AP-Laxität bestimmt entscheidend die totale AP-Laxität. Die neutrale Steifigkeit, welche mit der primären AP-Laxität korrespondiert, ist im Gruppenvergleich ebenfalls zu den Versuchszeitpunkten 26, 52 und 104 Wochen in der Gruppe Nicht-PT hochsignifikant vermindert. Auch im oberen Belastungsbereich der dynamischen Stabilitätstestung (sekundäre posteriore Steifigkeit) sind die Gruppenunterschiede zu den Zeitpunkten 26, 52 und 104 Wochen hochsignifikant unterschiedlich.

Stabilitätsvergleich PT versus PT + LAD. Der statistische Vergleich der Gruppen PT versus PT + LAD mittels Varianzanalyse zeigt keine signifikanten Wechselwirkungen und keinen Gruppeneffekt oder Zeiteffekt für die Stabilitätsparameter. Die Ausnahme bildet der Parameter neutrale Steifigkeit, der in der Gruppe PT + LAD erhöht ist

Tabelle 5. AP: Stabilitätsparameter für die Gruppe **PT + LAD** im zeitlichen Verlauf. Statistik: Vergleich benachbarter Zeitpunkte

Wochen post-op	n	TAPL (mm)	PAPL (mm)	SPL (mm)	NST (N/mm)	PST (N/mm)
Null	6	2.8±0.4	1.4±0.2	0.7±0.2	4.1±0.8	23.8±1.7
p-Wert		ns	ns	ns	ns	ns
26	6	4.8±0.6	3.4±0.5	0.8±0.1	1.7±0.5	33.5±5.1
p-Wert		0.02	0.01	ns	0.04	ns
52	6	3.6±0.8	2.2±0.7	0.8±0.05	3.7±1.5	33.2±3.3
p-Wert		ns	ns	0.000	0.02	0.01
104	6	3.4±0.3	2.1±0.3	0.6±0.05	5.6±0.7	39.8±4.1

TAPL: Totale AP-Laxität, PAPL: Primäre AP-Laxität, SPL: Sekundäre posteriore Laxität, NST: Neutrale Steifigkeit; PST: Posteriore Steifigkeit.

Tabelle 6. Biomechanische Eigenschaften des HKB und des zentralen Patellarsehnentransplantates (PT) beim Schaf

	N	Reißkraft (N)	Höchstspannung (N/mm²)	Elastizitätsmodul (MPa)
HKB	6	925±70	41.3±1.9	172.3±14.6
PT	6	935±228	57.2±5.5	368.8±49.3

(Tabelle 5). Für diesen Parameter sind hochsignifikante Wechselwirkungen, Zeit- und Gruppeneffekte darstellbar.

Biomechanische Zerreißtestung

Biomechanische Eigenschaften des HKB im Vergleich mit dem Transplantat. Tabelle 6 zeigt die Reißkraft und Materialeigenschaften des normalen HKB des Schafes im Vergleich mit den Eigenschaften des verwendeten zentralen Patellardrittels von 5 mm Breite. Die Reißkräfte beider Strukturen sind nahezu identisch (HKB = 925 ± 70 N, Patellarsehnentransplantat = 935 ± 228 N). Die Höchstspannung des Transplantates ist im Vergleich mit dem hinteren Kreuzband um 38% vermehrt, das Elastizitätsmodul des Transplantates beträgt 214% bezogen auf das HKB. Es wird deutlich, daß ein ausreichend dimensioniertes Transplantat zur Verfügung stand.

Transplantatgeometrie in der Gruppt PT. In der Heilungszeit kommt es zu gravierenden Veränderungen der Transplantatgeometrie. Schon nach 8 Wochen beträgt die Gewebequerschnittfläche in der Gruppe PT 124% der Kontrollseite. Die Umfangver-

Tabelle 7. Transplantat- bzw. HKB-Querschnittflächen (QF) und Längen der **Gruppe PT** und Kontrollseite im zeitlichen Verlauf. Mittelwerte ± SD. Statistik: Vergleich benachbarter Zeitpunkte

QF (mm²)	Null	Versuchszeitpunkte (Wochen post-Op)				
		8	16	26	52	104
Kontrolle	22.4 ±1.7	24.7±2.2	21.6±1.7	21.4±1.3	23.8±1.5	26.7±2.0
PT	17.7 ±1.0	30.7±1.7	35.5±1.9	39.4±1.3	31.0±2.2	36.2±2.8
p-Wert	⊢ 0.005 ⊣	0.05 ⊣	ns ⊣	0.01 ⊣	ns ⊣	

Länge (mm)	Null	Versuchszeitpunkte (Wochen post-Op)				
		8	16	26	52	104
Kontrolle	29.5 ±1.4	30.0±0.7	29.5±1.1	29.5±1.2	29.3±0.9	29.4±0.7
PT	45.4 ±3.9	35.1±2.7	30.2±1.4	29.9±1.7	28.5±1.3	28.2±0.8
p-Wert	⊢ 0.001 ⊣	ns ⊣	ns ⊣	ns ⊣	ns ⊣	

Tabelle 8. Zerreißtestung. Relative Höchstspannung (% der Kontrollseite) und relativer Elastizitätsmodulus der **Gruppe PT** im zeitlichen Verlauf. Mittelwerte ± SD. Statistik: Vergleich benachbarter Zeitpunkte.

	Null	Versuchszeitpunkte (Wochen post-Op)				
		8	16	26	52	104
Höchst-spannung	23.5±2.8	12.8±1.7	22.7±3.1	33.3±2.9	47.7±4.3	60.3±5.6
p-Wert	⊢ 0.0005 ⊣	0.0005 ⊣	0.0005 ⊣	0.0005 ⊣	0.0005 ⊣	
E.modul.	88.7 ±17.7	39.7±4.6	42.3±4.4	39.1±4.4	56.0±9.4	70.5±7.0
p-Wert	⊢ 0.001 ⊣	ns ⊣	ns ⊣	0.005 ⊣	ns ⊣	

mehrung nimmt kontinuierlich bis zur 26 postoperativen Woche zu und erreicht ein Maximum von 185% der Kontrollseite, dies entspricht 39,4 ± 1,3 mm² (Tabelle 7). Im weiteren Heilungsverlauf vermindert sich die Querschnittfläche, beträgt aber nach 104 Wochen noch 136% der Kontrollseite (36,2 ± 2,8 mm²). Die freie, intraartikuläre Länge des Transplantates ist im Vergleich mit dem HKB deutlich vermehrt. Erst mit Ausbildung der neuen Insertionsbereiche des Transplantates sind die gemessenen Längen nicht mehr unterschicdlich.

Materialparameter in der Gruppe PT. Die relative Höchstspannung (% der Kontrollseite) des Transplantates fällt auf ein Minimum von 12,8 ± 1,7% nach 8 Wochen ab. Der kontinuierliche Zuwachs im weiteren Heilungsverlauf ist beim Vergleich benachbarter Zeitpunkte stets signifikant, verläuft jedoch in kleinen Schritten. Nach 26 Wochen sind 33,3 ± 2,9% der Kontrollseite erreicht. Die Höchstspannung erreicht nach 52 Wochen 47,7 ± 4,3% der Kontrollseite, nach 104 Wochen 60,3 ± 5,6% (Tabelle 8). Das Elastizitätsmodul hat ebenfalls nach 8 Wochen mit 39,4 ± 4,6% der Kontrollseite sein Minimum. Es verbleibt dann bis zur 26. Woche nahezu konstant. Erst im 2. Halbjahr der Heilung kommt es zu einem signifikanten Anstieg auf

Tabelle 9. Zerreißtestung. Relative Werte (% der Kontrollseite) für die Reißkraft, Steifigkeit und Elongation der **Gruppe PT** im zeitlichen Verlauf. Statistik: Vergleich benachbarter Zeitpunkte

| | Versuchszeitpunkte (Wochen post-Op) | | | | | |
	Null	8	16	26	52	104
Reiß-kraft (%)	18.7 ± 2.9	16.0 ± 2.7	37.7 ± 3.2	61.5 ± 4.0	66.7 ± 5.7	80.5 ± 10.1
p-Wert	⊢—[ns]—	—[0.0005]—	—[0.0005]—	—[ns]—	—[0.02]—⊣	
Steifig-keit (%)	45.1 ± 3.7	42.2 ± 3.3	67.8 ± 4.4	71.3 ± 9.2	80.0 ± 13.1	100.1 ± 13.2
p-Wert	⊢—[ns]—	—[0.0005]—	—[0.0005]—	—[ns]—	—[0.02]—⊣	
Elonga-tion (%)	30.5 ± 4.6	27.9 ± 5.6	50.6 ± 7.1	72.3 ± 9.2	77.9 ± 3.5	71.7 ± 5.7
p-Wert	⊢—[ns]—	—[0.0005]—	—[0.001]—	—[ns]—	—[ns]—⊣	

56,0 ± 9,4% der Kontrollseite. Im Verlaufe des 2. Versuchsjahres erreicht das Elastizitätsmodul 70,5 ± 7,0% der Kontrollseite. Der Zuwachs ist jedoch nicht statistisch signifikant.

Struktureigenschaften in der Gruppe PT. Die Struktureigenschaften (Tabelle 9) des heilenden autogenen Transplantates verbessern sich schneller als die Materialeigenschaften. Nach dem Reißkraftminimum zum Zeitpunkt 8 Wochen kommt es zu hochsignifikanten Zuwächsen nach 16 Wochen und nach 26 Wochen. Die weitere Verbesserung im 2. Versuchshalbjahr ist nur gering ausgeprägt und nicht-signifikant. Nach 104 Wochen erreicht die Reißkraft 80,5 ± 10,1% der Kontrollseite. Die Verbesserung ist signifikant. Für die Steifigkeit wird ein im Prinzip gleichartiger Verlauf beobachtet. Die Steifigkeit beträgt nach 104 Wochen 100,1 ± 13,2% der Kontrollseite. Bedeutsam bei der Elongation ist die Verminderung der Werte im 2. Versuchsjahr von 77,9 ± 3,5% nach 52 Wochen auf 71,7 ± 5,7% der Kontrollseite nach 104 Wochen. Der Unterschied ist jedoch nicht statistisch signifikant.

Vergleich der Versuchsgruppen PT und PT + LAD. Die relativen Werte für die Struktureigenschaften der Versuchsgruppe PT + LAD sind in der Tabelle 10 dargestellt. Die Varianzanalyse der Geometriedaten der Gruppen PT versus PT + LAD zeigte für die Transplantatlänge (Tabelle 11) weder signifikante Wechselwirkung noch einen Gruppeneffekt. Der Zeiteffekt war jedoch signifikant. Auch hier ist zu beachten, daß die Transplantatlänge zum Zeitpunkt Null die freie Distanz zwischen den beiden Bohrlöchern wiedergibt. Das tibiale Bohrloch liegt unterhalb der Tibiahinterkante und trägt so maßgeblich zur Längenvermehrung bei. Die Überprüfung der Gewebequerschnittfläche erbrachte hochsignifikante ($p < 0{,}0005$) Wechselwirkungen, Gruppen- und Zeiteffekte. In der Gruppe PT nahm im Laufe der Zeit die Querschnittfläche kontinuierlich zu und erreichte nach 26 Wochen ein Maximum von $39{,}4 \pm 1{,}3\ mm^2$ (Tabelle 12). In der Gruppe PT + LAD betrug der Zuwachs vom Zeitpunkt Null zur 8. Woche nur 10%. Im gleichen Zeitraum kam es in der Gruppe PT zu einer Querschnittflächenvermehrung von 45%. Erst jenseits der 8. Woche, nach

Tabelle 10. Zerreißtestung. Relative Werte (% der Kontrollseite) für die Reißkraft, Steifigkeit und Elongation der **Gruppe PT + LAD** im zeitlichen Verlauf. Statistik: Vergleich benachbarter Zeitpunkte

	Versuchszeitpunkte (Wochen post-Op)					
	Null	8	16	26	52	104
Reiß-kraft (%)	45.1±9.3	20.1±1.9	23.7±3.1	60.9±3.8	68.5±11.5	71.2±7.4
p-Wert	⊢ 0.001 ⊣	⊢ ns ⊣	⊢ 0.0005 ⊣	⊢ ns ⊣	⊢ ns ⊣	
Steifig-keit (%)	53.4±8.6	46.0±3.3	57.7±5.2	62.4±9.8	84.3±12.9	132.5±14.2
p-Wert	⊢ ns ⊣	⊢ 0.001 ⊣	⊢ ns ⊣	⊢ 0.008 ⊣	⊢ 0.0005 ⊣	
Elonga-tion (%)	59.2±9.9	35.7±5.3	39.7±4.3	70.6±6.4	74.8±10.5	50.7±4.6
p-Wert	⊢ 0.001 ⊣	⊢ ns ⊣	⊢ 0.0005 ⊣	⊢ ns ⊣	⊢ 0.001 ⊣	

Tabelle 11. Zerreißtestung. Transplantatlänge der **Gruppen PT** und **PT + LAD** im zeitlichen Verlauf. Mittelwerte ± SD

(mm²)	Statistik: Vergleich der Gruppen zu jedem Zeitpunkt					
Wochen	0	8	16	26	52	104
PT	45.4±3.9	35.1±2.7	30.2±1.4	29.9±1.7	28.5±1.3	28.2±0.8
PT + LAD	46.1±3.7	36.1±2.3	29.8±1.2	30.0±1.3	29.7±3.0	27.9±1.4
p-Wert	ns	ns	ns	ns	ns	ns

Tabelle 12. Zerreißtestung. Gewebequerschnittsfläche der **Gruppen PT** und **PT + LAD** im zeitlichen Verlauf. Mittelwerte ± SD

(mm²)	Statistik: Vergleich der Gruppen zu jedem Zeitpunkt					
Wochen	0	8	16	26	52	104
PT	17.7±1.0	30.7±1.7	35.5±1.9	39.4±1.3	31.0±2.2	36.2±2.8
PT + LAD	20.6±1.9	22.0±1.2	29.2±2.0	36.5±1.8	29.5±1.5	40.2±2.1
p-Wert	ns	0.009	0.01	0.02	ns	0.02

Lösen der tibialen Fixation, sind in der Gruppe PT + LAD Zuwachsraten zu beobachten, die der Gruppe PT vergleichbar sind. Bei der Interpretation muß zudem bedacht werden, daß in der Gruppe PT + LAD stets das Komposit aus autogener Komponente plus Kennedy-LAD, gemessen wurde. Nach 26 Versuchswochen beträgt die Gewebequerschnittfläche in der Gruppe PT 185,2 ± 16,8% der Kontrollseite, in der Gruppe PT + LAD 163,4 ± 9,9%. Der Unterschied ist statistisch signifikant. Die Querschnittverminderung zwischen der 26. und 52. Woche war innerhalb der beiden Gruppen signifikant (p < 0,05 Student-Newman-Keuls). Während der Gewebequerschnitt in der Gruppe PT im Laufe des 2. Versuchsjahres konstant blieb, kam es in diesem Zeitraum zu einem erneuten, signifikanten Anstieg in der Gruppe PT + LAD

116

Tabelle 13. Zerreißtestung. Reißkraft der **Gruppen PT** und **PT + LAD** im zeitlichen Verlauf. Mittelwerte ± SD

(N)	Statistik: Vergleich der Gruppen zu jedem Zeitpunkt					
Wochen	**0**	**8**	**16**	**26**	**52**	**104**
PT	171±16	151±22	348±39	585±44	617±52	708±99
PT + LAD	417±85	187±25	220±29	592±39	649±112	611±34
p-Wert	0.001	0.01	0.0005	ns	· ns	ns

Tabelle 14. Zerreißtestung. Lineare Steifigkeit der **Gruppen PT** und **PT + LAD** im zeitlichen Verlauf. Mittelwerte ± SD

(N/mm)	Statistik: Vergleich der Gruppen zu jedem Zeitpunkt					
Wochen	**0**	**8**	**16**	**26**	**52**	**104**
PT	58.9±8.0	54.6±3.4	86.8±8.8	97.5±13.6	106.1±10.5	131±30.6
PT + LAD	69.1±6.6	59.9±4.2	73.6±5.7	87.6±8.5	107.3±13.4	170.5±15.4
p-Wert	ns	ns	0.005	ns	ns	0.002

Tabelle 15. Zerreißtestung. Elongation der **Gruppen PT** und **PT + LAD** im zeitlichen Verlauf. Mittelwerte ± SD

(mm)	Statistik: Vergleich der Gruppen zu jedem Zeitpunkt					
Wochen	**0**	**8**	**16**	**26**	**52**	**104**
PT	2.7±0.1	2.4±0.2	4.6±0.4	5.8±0.5	6.4±0.3	5.1±0.6
PT + LAD	5.3±0.6	3.2±0.3	3.6±0.4	6.0±0.4	6.6±0.6	3.7±0.4
p-Wert	0.0005	0.03	0.01	ns	ns	0.0005

($p < 0,05$ Student-Newman-Keuls) von $136,2 \pm 14,0\%$ auf $159,6 \pm 14,2\%$ der Kontrollseite.

Bei den Strukturparametern Reißkraft (Tabelle 13), lineare Steifigkeit (Tabelle 14) und Elongation (Tabelle 15) waren im Laufe des 1. Halbjahres beim Vergleich der Gruppen PT versus PT + LAD unterschiedliche Verläufe zu beobachten. Die Varianzanalyse zeigte hochsignifikante ($p < 0,0005$) Wechselwirkungen und Zeiteffekte. Während in der Gruppe PT ein kontinuierlicher Zuwachs für die Parameter darzustellen war, verblieben in der Gruppe PT + LAD die Parameter zwischen der 8. und 16. Woche nahezu konstant. Der Reißkraftzuwachs im Vergleich zur Kontrollseite in der Gruppe PT vom Zeitpunkt der 8. zur 16. Woche betrug 21%, in der Gruppe PT + LAD 3%. Im Zeitraum 16. zur 26. Woche nahm die relative Reißkraft in der Gruppe PT um 24% zu, in der Gruppe PT + LAD um 37%. Die relative Steifigkeit vermehrte sich in der Gruppe PT im Zeitraum 8. zur 16. Woche um 25%, in der Gruppe PT + LAD um 11%. Im Zeitraum 16. zur 26. Woche betrug die Verbesserung der relativen Steifigkeit in der Gruppe PT 4%, in der Gruppe PT + LAD 5%. Die Steifigkeit der Transplantate war nach 26 Wochen nicht mehr signifikant unterschiedlich. Auch nach 52 Versuchswochen unterscheiden sich die Versuchgruppen im Hinblick

Tabelle 16. Zerreißtestung. Höchstspannung der **Gruppen PT** und
PT + LAD im zeitlichen Verlauf. Mittelwerte ± SD

(N/mm²)	Statistik: Vergleich der Gruppen zu jedem Zeitpunkt					
Wochen	**0**	**8**	**16**	**26**	**52**	**104**
PT	9.6±0.8	4.9±0.5	9.8±1.2	14.7±0.8	19.9±1.9	19.7±4.1
PT + LAD	19.9±2.3	8.5±1.3	7.5±1.4	16.1±1.2	21.9±3.2	15.2±1.4
p-Wert	0.0005	0.004	0.02	0.02	ns	ns

Tabelle 17. Zerreißtestung. Elastizitätsmodul der **Gruppen PT** und
PT + LAD im zeitlichen Verlauf. Mittelwerte ± SD

(MPa)	Statistik: Vergleich der Gruppen zu jedem Zeitpunkt					
wks	**0**	**8**	**16**	**26**	**52**	**104**
PT	152±28	62.5±7.2	73.7±7.2	73.5±8.1	97.8±13.6	101±17
PT + LAD	154±18	98.4±8.2	76±12.8	71.8±7.1	107.1±10.8	118±10
·p-Wert	ns	0.004	ns	ns	ns	0.04

auf Reißkraft, Steifigkeit und Elongation nicht mehr signifikant. 2 Jahre nach dem
Eingriff beträgt die Reißkraft in der Gruppe PT 708 ± 99 N, in der Gruppe PT + LAD
611 ± 34 N. Wegen der hohen Standardabweichungen fällt der Unterschied jedoch
nicht statistisch signifikant aus. Ein hochsignifikanter Unterschied (p < 0,002) wird
jedoch für die Steifigkeit deutlich. Während in der Gruppe PT 131 ± 30,6 N/mm
festgestellt werden, beträgt die Steifigkeit in der Gruppe PT + LAD
170 ± 15,4 N/mm. Dies entspricht relativen Werten von 100,1 ± 14,2% bzw.
132,5 ± 14,2% der Kontrollseite.

Die Transplantate beider HKB-rekonstrierten Gruppen haben nach 2 Jahren Versuchsdauer nicht die Materialeigenschaften eines normalen HKB erreicht. Die
Höchstspannung ist zwischen den Gruppen nicht signifikant unterschiedlich (Tabelle
16). Der Elastizitätsmodulus in der Gruppe PT + LAD ist jedoch nach 104 Wochen
signifikant vermehrt (Tabelle 17). 8 Wochen postoperativ waren beide Materialparameter in der Gruppe PT + LAD signifikant vermehrt. Während die Höchstspannung
in der Gruppe PT kontinuierlich zunahm, blieb sie in der Gruppe PT + LAD bis zum
Zeitpunkt 16 Wochen unverändert, um dann ebenfalls kontinuierlich anzusteigen. Zu
einer deutlichen Verbesserung des Elastizitätsmoduls in der Gruppe PT + LAD kam
es erst im Verlaufe des 2. Versuchsjahres.

Degenerative Knorpelveränderungen

An der tibialen Gelenkfläche wurden zu keinem Zeitpunkt degenerative Knorpelveränderungen festgestellt. Dies gilt ohne Einschränkung für alle Versuchstiere. Es wurden ebenfalls in keinem Fall Meniskusläsionen festgestellt. Auch die Veränderungen
an der femoralen Gelenkfläche waren in den 3 Versuchsgruppen relativ gering ausge-

Tabelle 18. Degenerative Knorpelveränderungen. Mittelwert ± SD der Knorpel-Relativ-Score (Erläuterung s. Text) der **Gruppen PT und Nicht-PT** getrennt nach anatomischer Lokalisation. Statistik: Vergleich der Gruppen zu jedem Zeitpunkt

Wochen post-op/ Gruppen	n	Femoro-patellar-gelenk (1)	Femorale Gelenkfläche (1)
26 Wochen			
PT	6	4.7 ± 4.2	1.6 ±13.2
Nicht-PT	6	-0.7± 9.6	0.0 ± 0
p-Wert		ns	ns
52 Wochen			
PT	6	-2.7 ±24.6	-2.6± 6.5
Nicht-PT	6	168.5± 101.1	48.3± 69.3
p-Wert		0.003	0.008
104 Wochen			
PT	6	17.5± 28.1	-3.0 ± 7.3
Nicht-PT	6	289.6± 81.8	93.9± 95.0
p-Wert		0.003	0.04

prägt. In der Gruppe ohne HKB-Rekonstruktion wurden die schwerwiegendsten Knorpeldegenerationen an der retropatellaren Gelenkfläche wie dem femoralen Patellargleitlager beobachtet. Die sinnvolle, numerische Zusammenfassung der letztgenannten Gelenkflächen zum Femoro-Patellargelenk verstärkte noch einmal diese Beobachtung. Die Überprüfung Nicht-PT versus PT bezüglich der anatomischen Lokalisationen: Femorale Gelenkfläche und Femoropatellargelenk zeigten hochsignifikante Wechselwirkungen, Gruppen- und Zeiteffekte (Tabelle 18). Die Überprüfung der Gruppen PT versus PT + LAD erbrachte weder Wechselwirkungen noch Gruppen- oder Zeiteffekte. Ebensowenig war ein Zeiteffekt zwischen der operierten und nicht-operierten Seite in der Gruppe PT darstellbar.

Rupturmodus

Nach Präparation des Kniebinnenraumes mußte in keinem Fall eine vorzeitige Transplantatruptur festgestellt werden. Das Kennedy-LAD, welches durch die autogene Komponente initial eingescheidet wurde, war vor den Testungen nicht zu identifizieren.

Zum Zeitpunkt Null kam es beim Zerreißen der Transplantate in den beiden HKB-rekonstruierten Versuchsgruppen stets zum Fixationsversagen, d.h. zum Riß der Fäden oder Ausreißen des Kennedy-LAD. Jenseits dieses Zeitpunktes wurde ausschließlich Transplantatversagen beobachtet. Hinsichtlich der Rupturlokalisation wurden Rupturen in der Mitte des Transplantates und solche nahe der femoralen oder tibialen Insertion unterschieden. Sog. „mob-end-tears" mit glatzenartigem Ausriß an der Insertion wurden nicht beobachtet. In der Gruppe PT (Tabelle 19) wurden ab der 8. Versuchswoche mehrheitlich Rupturen in der Mitte des sehnigen Transplantates beobachtet. Über die gesamte Versuchszeit gesehen, rissen 70% der Transplantate intraligamentär.

Tabelle 19. Rupturmodus des Patellarsehnentransplantates. **(Gruppe PT)** im zeitlichen Verlauf

Transplantatruptur						
Wochen	**0**	**8**	**16**	**26**	**52**	**104**
mittlerer Anteil	0	4	4	4	5	4
femoral	0	1	1	0	0	1
tibial	0	1	1	2	1	1
Fixationsversagen						
femoral	1	0	0	0	0	0
tibial	5	0	0	0	0	0

Tabelle 20. Rupturmodus des Komposits **(Gruppe PT + LAD)** im zeitlichen Verlauf mit Differenzierung der autogenen und alloplastischen Komponente

Ruptur Patellarsehne						
Wochen	**0**	**8**	**16**	**26**	**52**	**104**
mittlerer Anteil	0	6	6	3	1	1
femoral	0	0	0	1	0	1
tibial	0	0	0	2	5	4
Ausriß Kennedy-LAD						
femoral	4	5	5	5	0	0
tibial	2	1	1	1	0	0
Ruptur des LAD						
mittlerer Anteil	0	0	0	0	1	1
femoral	0	0	0	0	0	1
tibial	0	0	0	0	5	4

Bei der Ruptur des Komposits wurde beachtet, ob das intakte Kennedy-LAD aus einem (ehemaligen) Bohrkanal gerissen wurde, oder ob es unter der Testung auch zur Ruptur des alloplastischen Bandes kam. Bei den 8-, 16- und 26-Wochen-Testungen wurde stets das intakte Kennedy-LAD aus einem der ehemaligen Bohrkanäle herausgerissen. Zu den späteren Zeitpunkten wurden ausschließlich intraligamentäre Rupturen des alloplastischen Bandes festgestellt. Die autogene Komponente des Komposittransplantates riß ab der 52. Woche mehrheitlich nahe der tibialen Insertion (Tabelle 20).

Diskussion

Das autogene Patellarsehnentransplantat ist eines der bevorzugten Gewebe bei der Rekonstruktion von verletzten Kreuzbändern [31]. Die biologischen Prinzipien der Transplantatheilung und ihre funktionellen Auswirkungen werden bis heute nicht vollständig verstanden. Klinische Untersuchungen zur Bandheilung sind teilweise subjektiv. Die klassischen Parameter Schwellung, Ergußbildung, Muskelkraft, Bewegungsumfang, Stabilität und Aktivitätslevel sagen nichts über die strukturellen Eigenschaften des Knochen-Band-Knochen-Komplexes aus. Nur systematische, standardisierte Untersuchungen, die die Heilungsvorgänge im zeitlichen Verlauf darstellen, lassen valide Aussagen zu. Sie vermitteln Kenntnisse von biologischen Basisvorgängen, welche für die Klinik genutzt werden können. Derartige Untersuchungen sind für die Bandheilung nur im Tierexperiment vorzunehmen.

Biomechanische Methoden

Das Ziel dieser Untersuchung ist die Darstellung der Funktion des heilenden Patellarsehnentransplantates mit biomechanischen Methoden. Die biomechanischen Eigenschaften eines Materials können analysiert werden, indem man Proben äußeren Kräften unterwirft, die diese z.B. auf Zug beanspruchen. Dies führt immer zu einer Deformation des Gewebes. Die Art der Deformation wird von den mechanischen Eigenschaften des Gewebes bestimmt. Das Ausmaß der möglichen Deformation wird durch die maximale Materialstärke (Reißkraft) begrenzt. Bei der Zerreißtestung hat die Dehnungsrate einen Einfluß auf den Rupturmodus. Bei niedrigen Dehnungsraten überwiegen die Abrisse von den Insertionsstellen der Sehnen und Bänder, hohe Testgeschwindigkeiten hingegen zerreißen das Band selbst [66]. Da nur die intraligamentären Rupturen die biomechanischen Eigenschaften der Sehne/des Bandes reflektieren, wurde von Noyes et al. [70] eine Dehnungsrate von 100% der Bandlänge/s gefordert. Es wurde angenommen, daß diese Dehnungsrate der Verletzungsgeschwindigkeit beim Sport entspricht. Woo et al. [91] beschreiben einen proportionalen Zusammenhang zwischen der Höhe der Dehnungsrate und der Höhe der Reißkraftwerte und Elongation. Der Einfluß der Testgeschwindigkeit war jedoch bei unreifen Tieren stärker ausgeprägt als bei ausgewachsenen Tieren. Eine besondere Bedeutung kommt der Belastungsrichtung zu. Nur bei uniaxialer Belastung, d.h. Ausrichtung der Längsachse der Probe in der vertikalen Belastungsrichtung der Testapparatur und damit Anspannung (möglichst) aller Bandteile, reflektieren die Ergebnisse die Eigenschaften des gesamten Bandes [18, 19]. Die in der vorliegenden Studie eingesetzte mechanische Prüfmaschine gestattete eine zuverlässige Belastung der Proben mit 800 mm/min unter uniaxialen Prüfbedingungen. Die Dehnungsrate liegt damit unterhalb der geforderten 100%/s. Derartige Geschwindigkeiten sind nur mit servohydraulischen Maschinen zu erreichen. Die Lokalisation der Bandrupturen war jedoch stets intraligamentär gelegen, die Ergebnisse reflektieren also die Bandeigenschaften. Gleichwohl muß davon ausgegangen werden, daß die absolute Reißkraft des hinteren Kreuzbandes des Schafes höher liegt als die hier dargestellten Werte. Das Ziel der Studie war jedoch nicht, die absoluten Werte darzustellen, sondern den Vergleich zwischen den Versuchsgruppen durchzuführen. Die absoluten Werte der Elongation und damit auch die lineare Steifigkeit werden ebenfalls von der Dehnungsrate beeinflußt. Hohe Dehnungsraten führen zu höheren Steifigkeitswerten. Die Elongationsmessung mittels Videoanalyzer [37] kann die Elongation der Probe an verschiedenen Punkten erfassen, z.B. ansatznah oder im mittleren Abschnitt. Dies war in der vorliegenden Studie nicht möglich. Das Messen der Bandgeometrie mit mechanischen Mitteln impliziert einen gewissen Fehler. Die Non-contact-lasergeschützte Gewebequerschnittmessung [42] ist ohne Zweifel genauer, steht jedoch derzeit nicht zur allgemeinen Verfügung.

Dynamische Stabilitätsuntersuchungen sind heute unverzichtbarer Teil jeder biomechanischen Untersuchung. Das Testprinzip geht auf Markolf et al. [69] zurück. Diese Testung gestattet bei standardisierter Belastung und Position des Gelenks die Quantifizierung der Stabilität. Die Umsetzung des Prinzips für das Tierexperiment wurde von Hulse et al. [46] und Holden et al. [44] vorgenommen. Die letztgenannten Autoren lösen insbesondere das Problem der Nullpunktbestimmung bei der Auswertung der Testkurven. Die dynamische Stabilitätstestung ist eine Belastungsuntersuchung. In die Ergebnisse gehen die im zeitlichen Verlauf sich verändernden biomechanischen Eigenschaften des Transplantates ein. Die Laxitätsänderungen werden in einem Bereich niedriger Belastung und in einem höheren Belastungsbereich dargestellt.

Zusammenfassend läßt sich sagen, daß die angewandten biomechanischen Untersuchungsmethoden eine vollständige und zuverlässige Aussage zu den dargestellten Fragestellungen des Langzeitversuchs zulassen.

Folgen der HKB-Resektion für das Kniegelenk

Die Resektion des hinteren Kreuzbandes führte zu einer erheblichen Vermehrung der AP-Translation (1,6 mm:11,8 mm). Dies entspricht der 7fachen Laxität eines unverletzten Schafgelenkes. Ähnliche Daten erzielten Oster et al. [73] bei Kreuzbandresektion in Ziegenknien. Diese erhebliche Zunahme der Laxität bei unidirektionaler hinterer Instabilität wird im menschlichen Knie nach Ruptur des hinteren Kreuzbandes nicht beobachtet. Die Ergebnisse weisen auf die besondere Bedeutung der Kreuzbänder bei Vierfüßlern hin. Die sekundären Stabilisatoren (posterolaterale Kapsel, Popliteuskomplex, mediales Kollateralband) scheinen hier nur eine untergeordnete Rolle zu spielen. Die sekundären Stabilisatoren vermitteln im Laufe des 1. Jahres einen Stabilitätszuwachs von ca. 50%. Im Verlaufe des 2. Jahres kam es jedoch zu einem Stabilitätsverlust, d.h. zu einer signifikanten Zunahme der AP-Translation. Dies deutet auf ein zunehmendes Nachlassen der sekundären Stabilisatoren hin. Wenn die primären Stabilisatoren des Kniegelenkes ausfallen, müssen die sekundären deren Funktion übernehmen. Ein Fehlen des vorderen Kreuzbandes führt zum wohlbekannten VKB-Insuffizienz-Syndrom [40, 69]. Für das hintere Kreuzband beim Menschen ist bekannt, daß unidirektionale hintere Instabilitäten auch langfristig nicht zu Beeinträchtigungen führen, multidirektionale hintere Instabilitäten jedoch zur Chondromalazie der Patella, Meniskusveränderungen, Quadrizepsatrophie und Arthrose [86]. Im Experiment an menschlichen Leichenknien wurde jedoch auch schon bei einfacher hinterer Instabilität eine erhebliche Veränderung der Kinematik dargestellt. Es zeigte sich eine Lateralverschiebung der Patella bei 0–30°-Kniebeugung [43]. Die unidirektionale HKB-Insuffizienz im Schafmodell führte in der nicht-rekonstruierten Gruppe im Vergleich mit dem unverletzten Gelenk nach 2 Jahren zu erheblichen Knorpelveränderungen, insbesondere im Femoropatellargelenk. Dieses Kompartiment ist neben den medialen Gelenkabschnitten auch beim Menschen bei hinterer Kreuzbandinsuffizienz von degenerativen Veränderungen betroffen. Das Schafmodell scheint wie ein Zeitraffer die Konsequenzen des hinteren Kreuzbandverlustes darzustellen.

Heilung des autogenen Patellarsehnentransplantates

Das autogene Patellarsehnentransplantat ist ein biologisches Transplantat mit adäquaten biomechanischen Eigenschaften, erlaubt eine zuverlässige Knochenfixation und ist gut verfügbar. Voraussetzung der Wiederherstellung der normalen Kinematik des Kniegelenks ist die Heilung des Transplantates und Entwicklung eines funktionstüchtigen Bandes. Auf Grund biochemischer Untersuchungen beschrieben Amiel et al. [2] diesen Prozeß als „ligamentization". Diese Beschreibung deutet auf die Entwicklung eines neuen Kreuzbandes hin. In tierexperimentellen Studien an verschiedenen Tiermodellen [17, 21, 22, 24, 26, 29, 45, 47, 64, 83] konnte dies bisher nicht verifiziert werden. Keine Studie geht über die Versuchsdauer 1 Jahres hinaus und/oder verfügt über mindestens 5 Tiere/Versuchsgruppe. Nur 1 Studie an Kleinaffen (Macacca fascicularis, KG 4,6 kg) [21] untersucht die biomechanischen Aspekte im Verlauf 1 Jahres zu verschiedenen Zeitpunkten. Das Patellarsehnentransplantat zur Rekonstruktion des hinteren Kreuzbandes wurde experimentell bisher nur von Clancy et al. [26, 29] untersucht. 2 Tiere/Versuchsgruppe, die zudem an beiden Kniegelenken operiert worden waren, und eine unvollständige Methodik vermindern jedoch die Relevanz der Daten.

Die vorliegende biomechanische Untersuchung zur Rekonstruktion des HKB ist ein Schwerpunkt einer Langzeitstudie, die zudem die morphologischen Aspekte der Heilung im zeitlichen Verlauf aufzeigt. Die morphologischen Aspekte werden an anderer Stelle diskutiert. Gleichwohl läßt sich hier sagen, daß es während des komplexen Einheilungsprozeßes zu beachtlichen strukturellen Transformationen kommt [15]. Es konnten umschriebene Heilungsphasen dargestellt werden [51]. Nach dem dominierenden morphologischen Zustandsbild konnten die Phasen Nekrose/Degeneration, Revitalisierung, Kollagensynthese und Remodeling charakterisiert werden. Derartige Veränderungen haben ein funktionelles Korrelat. Die Qualität des heilenden Gewebes wird nach biomechanischen Aspekten am besten durch die Materialeigenschaften reflektiert. In die Materialeigenschaften gehen per definitionem die Maße des Bandes ein, d.h. dessen Länge und Querschnittfläche. Es handelt sich also um die „normalisierten" Struktureigenschaften. Materialeigenschaften gestatten den Vergleich unterschiedlicher Gewebe. Der Elastizitätsmodulus bzw. Steifigkeit ist ein Maß für den Widerstand, den ein Transplantat kleinen bis mittleren Kräften in der linearen Region entgegensetzen kann. Diese Belastungsbereiche entsprechen den Aktivitäten des täglichen Lebens. Im Gegensatz dazu zeigt die Höchstspannung bzw. Reißkraft, welchen plötzlichen, traumatischen Belastungen ein Gewebe widerstehen kann. Die Reißkraft gilt zudem als primärer Indikator der Transplantatumbauprozeße [20].

Die Gegenüberstellung der Materialeigenschaften von HKB und Patellarsehnentransplantat zeigt, daß ein Ersatzgewebe mit adäquaten biomechanischen Eigenschaften zur Verfügung steht. Unmittelbar nach dem Eingriff wird die Belastbarkeit der Kreuzbandrekonstruktion durch die Festigkeit des gewählten Ersatzgewebes, die Isometrie der Transplantatposition und die Art und Technik der Fixation mit den der

Fixation eigenen mechanischen Eigenschaften bestimmt. Es ist bekannt, daß die Knochen-Knochen-Fixation eines Transplantates der Band-Knochen-Fixation überlegen ist. Die im vorliegenden Experiment angewandte Knochen-Knochen-Fixation mittels nicht-resorbierbarer Fäden hatte eine Zugfestigkeit (Höchstspannung) von 23% der nicht-operierten Kontrollseite. Mit anderen Fixationstechniken, wie der Interferenzschraube ist eine höhere Festigkeit zu erreichen [55]. Mit Manifestation der ischämischen Nekrose und bei bekannter kurzfristiger Einheilung der knöchernen Transplantatfußpunkte von 6 Wochen [14] bestimmt schon nach kurzer Zeit der intraartikuläre Transplantatanteil die Festigkeit des gesamten Systems. Der rapide Verlust an mechanischer Belastbarkeit ist nicht in erster Linie auf die Kollagenfibrillen selbst zurückzuführen. Vielmehr sind die kovalenten Quervernetzungen (cross links) zwischen den Mikrofibrillen [57] und die Proteoglykane mit ihrer nur mehrtägigen Halbwertszeit [89] für die Widerstandsfähigkeit der Sehnen und Bänder verantwortlich. In der Nekrosephase erreichte das Transplantat nach 8 Wochen sein Belastungsminimum. Die 8-Wochen-Testung ist die 1. Untersuchung des heilenden Gewebes. Im vorliegenden Schafmodell lag das Minimum bei 13% der Höchstspannung der nicht-operierten Kontrollseite. Es wird deutlich, daß die chirurgische Fixationsfestigkeit von nur sehr kurzfristiger Relevanz ist.

In der Revitalisierungsphase stehen Revaskularisation und Fibroblasteneinstrom im Vordergrund. Makroskopisch ist eine erhebliche Zunahme des Transplantatquerschnittes festzustellen. Die reparative Fibroblastenproliferation, noch ohne Längsorientierung, führt zu einer leichten Zunahme der Höchstspannung auf 23% der Kontrollseite. 16 Wochen post operationem verbleibt das Elastizitätsmodul unverändert. Während der nun folgenden Kollagensynthese zeigt sich das gleiche Phänomen. Die Höchstspannung verbessert sich kontinuierlich und signifikant auf 33% der Kontrollseite nach 26 Wochen. Der Elastizitätsmodulus verbleibt auf dem Niveau der 8-Wochen-Testung. Der Gewebequerschnitt erreicht nach 26 Wochen sein Maximum. Erst mit fortschreitender Längsorientierung der Kollagenfaserbündel, d.h. Ausrichtung der Faserbündel entlang der Belastungsachse (Remodeling), kommt es zu einer signifikanten Zunahme des Modulus auf 56% (52 Wochen postoperativ). Die Höchstspannung beträgt 48%. Nach 1 Jahr hat das Transplantat die Materialeigenschaften eines normalen Kreuzbandes ungefähr zur Hälfte erreicht.

Im Verlaufe des 2. Jahres zeigt der Zuwachs an Höchstspannung eine weitere Verbesserung an. Auch der Elastizitätsmodulus nimmt noch zu. Beide Veränderungen sind jedoch im Vergleich mit der 52. Woche nicht-signifikant, wohl aber im Vergleich mit der 26. Woche.

Die Struktureigenschaften Reißkraft und Steifigkeit verbessern sich im Heilungsverlauf schneller als die Materialeigenschaften und erreichen ein höheres Niveau. Dies ist durch die Massenzunahme des heilenden Gewebes zu erklären. 1 und 2 Jahre postoperativ ist die Querschnittfläche im Vergleich zum normalen Kreuzband konstant um 1/3 vermehrt. Diese Beobachtung steht in Übereinstimmung mit Butler et al. [21]. Nur die Kenntnis der ultrastrukturellen Ergebnisse der Studie [15] führt hier weiter. In einem normalen Kreuzband dominieren dicke Kollagenfibrillen, die Kollagentyp I entsprechen. Es konnte gezeigt werden, daß in dem neuen Gewebe dünne Kollagenfibrillen (Kollagentyp III) vorherrschen. Kollagentyp III ist im Vergleich mit Kollagentyp I biomechanisch weniger belastbar [88]. Die Massenzunahme des neuen

Gewebes könnte als Versuch des Organismus gewertet werden, die verminderten Materialeigenschaften zu kompensieren.

Morphologisch fallen zudem ab der 52. postoperativen Woche chondroide Metaplasien in den inneren Schichten des Transplantates als Zeichen zunehmender Degenerationen auf. Diese können Ischämiefolge, normale Alterungserscheinungen oder dem gewählten Tiermodell eigen sein. Andererseits könnten die Degenerationen auch durch eine andauernde Überlastung des Transplantatgewebes verursacht sein. Das Ersatzgewebe, welches nicht die Eigenschaften eines normalen Kreuzbandes hat, degeneriert als Folge des Mißverhältnisses zwischen Belastbarkeit und Belastung. Chondroide Metaplasien führen zu einer Steifigkeitszunahme des Gewebes. Die signifikante Zunahme der Steifigkeit im Laufe des 2. Versuchsjahres könnte somit nicht Ausdruck einer weiteren Strukturverbesserung sein, sondern im Gegenteil ein Zeichen zunehmender Degeneration. Eine Differenzierung der beiden Komponenten Strukturverbesserung und Degeneration ist mit biomechanischen Mitteln nicht möglich. Diese können nur die Summe beider Faktoren erfaßen. Durch die zunehmende Steifigkeit der Transplantate bleibt das Gelenk zwar stabil, verliert jedoch an Elastizität. Möglicherweise kommen Patienten mit moderatem Aktivitätsniveau langfristig besser mit ihren rekonstruierten Kreuzbändern zurecht als Spitzensportler, die das Transplantat regelmäßig bis an die Belastungsgrenze belasten.

Die insgesamt verminderte Belastbarkeit und die andersartigen biomechanischen Materialeigenschaften müssen im Hinblick auf die Spät- bzw. Dauerbelastbarkeit bedacht werden. Es gibt bisher keine gesicherten Daten, in welchem Maße die Kreuzbänder bei den verschiedenen täglichen Aktivitäten und sportlichen Höchstleistungen belastet werden [25]. Es bleibt deshalb letztlich Spekulation, ob das Transplantat z.B. sportlichen Höchstbelastungen gewachsen ist. Noyes et al. [70] haben biomechanische Sicherheitsbereiche der Ligamentbelastung geschätzt. Danach belasten die normalen täglichen Aktivitäten ein Kreuzband mit ca. 20% der Maximalbelastbarkeit. Auch anstrengende Aktivitäten sollen ein Ligament nur zu 50% auslasten. Erst Extrembelastungen führten zu Partialrupturen und schließlich zum Bandversagen. Es muß jedoch darauf hingewiesen werden, daß neben der Bandruptur auch andere Versagensmechanismen von Bedeutung sind. Der Ermüdungsbruch wegen zyklischer, inadäquater Belastungen ist zu nennen, ebenso die Überdehnung eines Bandes wegen Überschreiten des elastischen Limits.

Die biomechanischen Untersuchungen zeigen, daß das autogene Patellarsehnentransplantat 2 Jahre nach der Rekonstruktion andersartige Materialeigenschaften aufweist, die dem normalen hinteren Kreuzband unterlegen sind. Eine „Ligamentisierung" wie Amiel et al. [2] es nach 30 Wochen Beobachtung beschrieben, findet im vorliegenden Experiment nicht statt. Es scheint sich vielmehr ein hochorganisiertes Ersatzgewebe zu bilden, welches relativ gut funktioniert, von einem normalen Kreuzband jedoch weit entfernt ist. Diese Einschätzung darf jedoch nicht zur Disqualifikation des autogenen Patellarsehnentransplantates führen. Es gibt keine Alternative, die zu einer besseren Funktion führt, weniger unerwünschte Nebenwirkungen hat und biologischer Natur ist. Insbesondere künstliche Kniebänder können neben dem Patellarsehnentransplantat nicht bestehen.

Gelenkstabilität und degenerative Knorpelläsionen

Die HKB-Rekonstruktion konnte im vorliegenden Experiment nicht die Stabilität eines unverletzten Gelenks erreichen. Die AP-Laxität ist um 1,9 mm vermehrt. Die Verminderung der Stabilität wird in erster Linie im niedrigsten Belastungsbereich des hinteren Kreuzbandes (primäre AP-Laxität und neutrale Steifigkeit) deutlich. Der flache Kurvenverlauf in der Neutralregion zeigt eine gewisse Dehnung des Transplantates an. Es ist keine experimentelle Untersuchung bekannt, in der eine Kreuzbandrekonstruktion zu einer objektiv meßbaren Stabilität geführt hätte, die der kontralateralen Seite entspräche [9, 20, 44, 46, 62]. Möglicherweise wird hier ein Nachteil tierexperimenteller Studien deutlich. Im Tiermodell sind Belastung und Bewegungsumfang in der Nachbehandlung nicht exakt zu steuern, insbesondere wenn eine zu fordernde immobilisationsfreie Nachbehandlung durchgeführt wird. Andererseits werden klinische Ergebnisse relativiert, wenn man bedenkt, daß erhebliche Abweichungen bei Stabilitätsmessungen mit 5 verschiedenen Arthrometern am gleichen Knie festgestellt wurden [3]. Im Tiermodell verhinderte das Transplantat die Entwicklung degenerativer Knorpelveränderungen. Zwischen der operierten und nicht-operierten Seite in der mit dem autogenen Patellarsehnentransplantat rekonstruierten Gruppen gab es keine signifikant unterschiedlichen Knorpelveränderungen. Das Fehlen des hinteren Kreuzbandes (in der nicht-rekonstruierten Gruppe) jedoch hatte erhebliche Knorpeldegenerationen zur Folge. Pournaras et al. [77] stellten nach 1/2 Jahr Versuchszeit an Hunden mit reseziertem hinteren Kreuzband keine degenerativen Knorpelveränderungen fest.

Einfluß der Augmentation

Die Augmentation des heilenden Patellarsehnentransplantates mit einem synthetischen Band scheint sinnvoll. Das synthetische Gewebe bietet eine gute Primärstabilität und könnte das autogene Gewebe während der kritischen Heilungsphase schützen. Mit zunehmender Belastbarkeit des Patellarsehnentransplantates könnte dieses die gelenkstabilisierende Funktion übernehmen, das Kunststoffband verbliebe, wenn nicht resorbierbar, als passives Element im Gelenk. Das Hauptproblem der Augmentation ist die Lastverteilung zwischen der synthetischen und der autogenen Komponente. Ohne einen ausreichenden Belastungsreiz kann organisiertes Bindegewebe nicht mit Funktionserhalt heilen, es droht die Atrophie und letztlich Resorption des körpereigenen Gewebes [54].

Das Kennedy-LAD hat den Anspruch [87]:

– eine gute Primärstabilität zu vermitteln,
– den Einheilungsprozeß zu begünstigen,
– bessere Langzeitergebnisse zu erreichen.

In der Originalmethode (Mc-Intosh, Fixation nur am Femur) wird das Problem der Lastverteilung durch ein einfaches Federmodell erklärt [87] (Abb. 10). Die 2 Komponenten Patellarsehne/Präpatellargewebe/Quadrizepssehne und Polypropylenband wirken wie 2 Federn mit unterschiedlicher Rigidität. Die Federn sind durch eine weitere

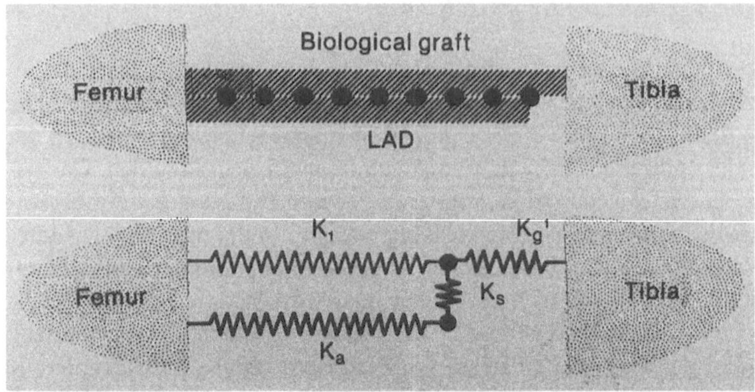

Abb. 10. Federmodell zur Darstellung der Lastverteilung zwischen autogenem Transplantat und Kennedy-LAD. (Aus Van Kampen et al. [87])

Komponente, das Nahtmaterial, miteinander verbunden, welches die Last von einer Feder auf die andere überträgt. Das Verhältnis der Lastverteilung wird durch die unterschiedlichen Steifigkeiten der einzelnen Komponenten geregelt. Die jeweils steifere Komponente trägt mehr Last als die mit geringer Steifigkeit. Da jedoch das Nahtmaterial in vivo intraartikulär in kürzester Zeit resorbiert wird, verlieren bei einseitiger Fixation des Polypropylenbandes die beiden Komponenten schnell ihre Verbindung. Die bindegewebige Schicht zwischen den Komponenten ist nicht in der Lage, Last zu transferieren [Gibbons, 3M Company, Persönliche Mitteilung, 1990]. Das ausschließlich femoral fixierte Kunststoffband verliert seine Lastaufnahmekapazität [25]. Es verbleibt unklar, ob die retrospektiv erhobenen guten klinischen Ergebnisse der Originalmethode [11, 35 78, 79] tatsächlich auf das Kennedy-LAD zurückzuführen sind oder Folge der aggressiveren Nachbehandlung sind, ohne die Befürchtung, daß das bei der Mc-Intosh-Methode an sich relativ schwache Transplantat frühzeitig versagt.

Durch Verankerung des Kennedy-LAD an Femur und Tibia kann ein Funktionsverlust der Augmentation vermieden werden. Das Verhältnis der Lastverteilung zwischen den Komponenten wird dann bestimmt durch die Steifigkeit der Komponenten, die Plazierung, die Vorspannung, die Steifigkeit der Fixationsmittel und durch den Kniebeugewinkel, unter dem fixiert wird. Die experimentellen Untersuchungen der letzten Jahre [16, 56, 60] versuchen diese Problematik der „both end fixation" anzugehen. Hanley et al. [41] konnte in vitro an Kniepräparaten für das augmentierte Patellarsehnendrittel bei identischer Vorspannung beider Komponenten eine durchschnittliche Lastaufnahme des Kennedy-LAD von 45% darstellen. Die Abweichungen zwischen den Proben und auch zwischen 2 Versuchen an einer Probe waren jedoch so erheblich, daß zuverlässig nur gesagt werden kann, daß die autogene Komponente einer gewissen Belastung ausgesetzt ist. Durch die Variation der Vorspannung der beiden Komponenten konnte an Kniepräparaten ein konstantes Lastverhältnis zwischen den Komponenten reproduziert werden [56]. Die klinische Relevanz dieser in vitro gewonnenen Daten muß jedoch kritisch bedacht werden. Unter klinischen

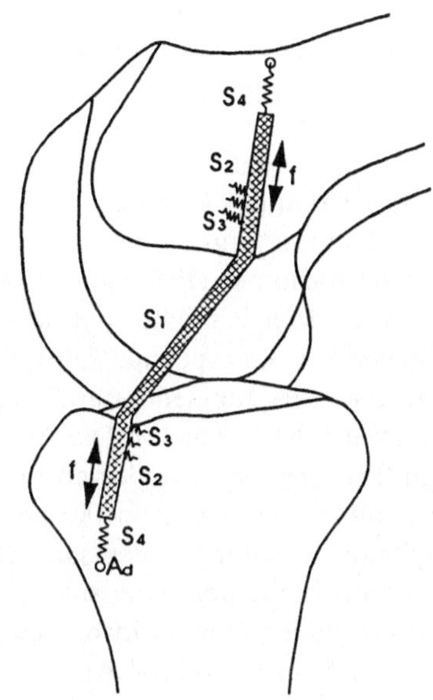

Abb. 11. Teilsteifigkeiten der Kreuzbandrekonstruktion.
(Aus Claes u. Dürselen [25])

Bedingungen (Abb. 11 aus [25]) bestimmen die Steifigkeit der intraartikulären Transplantatkomponenten (S1), die Steifigkeit der Komponenten in den Bohrkanälen (S2), die Steifigkeit des umgebenden, lebenden Gewebes am Bohrkanaleingang (S3) und die Steifigkeit der Fixationsmittel (S4) die Gesamtsteifigkeit der Kniebandrekonstruktion [25]. Während der Heilung verändert sich diese Steifigkeiten z.T. progessiv. Der Einfluß der Belastungssituation des Kniegelenks in vivo ist dabei noch nicht bedacht. Es bleibt festzustellen, daß das Problem der Lastverteilung zwischen den Komponenten eines Komposittransplantates derzeit nicht gelöst ist. Darüber hinaus ist völlig unklar, wieviel Belastung das autogene Gewebe während der Einheilung braucht, um sich zu strukturieren.

Ein weiteres Problem aller Kunststoffbänder ist das Materialkriechen. Man versteht darunter eine irreversible Längenänderung des Materials unter Belastungsbedingungen. Unter statischen Kriechtestbedingungen wurde für das Polypropylenband bei einer Belastung von 200 N innerhalb von 2 h eine Längenzunahme von 2% gemessen. Bei 20 cm Bandlänge bedeutet dies eine Längenvermehrung von 4 mm. Nach 5,6 Mio Lastwechseln unter dynamischen Kriechbedingungen wurde ein 3,4%iges Kriechen festgestellt [25]. Betrachtet man unter diesen Gesichtspunkten die guten klinischen Ergebnisse von Schabus [82], der das Patellarsehnendrittel mit beidseits fixiertem Kennedy-LAD augmentierte, ist die Frage berechtigt, ob das Polypropylenband tatsächlich eine längerfristige Funktion hatte. Es fehlt der Vergleich der Ergebnisse mit einer nicht-augmentierten Versuchsgruppe.

Im vorliegenden Experiment wurde das Kennedy-LAD zur Augmentation des hinteren Kreuzbandersatzes mit einem freien, autogenen Patellarsehnendrittel an Femur und Tibia nach Präkonditionierung unter einer Vorspannung von 100 N fixiert. Es wurde keine postoperative Protektion des operierten Hinterlaufes vorgenommen.

Die tibiale Fixation wurde 8 Wochen postoperativ entfernt. In-vitro-Untersuchungen zum Verhältnis der Lastverteilung wurden nicht durchgeführt. Die biomechanischen Untersuchungen wurden stets am intakten Komposit nach Lösen der femoralen Fixation (nicht zum Zeitpunkt Null) vorgenommen. Die Ergebnisse der vorliegenden Studie zeigen, daß die LAD-Augmentation einen signifikanten Einfluß auf den Heilungsprozeß des Patellarsehnentransplantates hat. Es ließen sich Übereinstimmungen mit dem Heilungsverfahren des nicht-augmentierten Transplantates darstellen, jedoch auch bedeutende Differenzen. Beide Aspekte werden im folgenden separat diskutiert.

Die offensichtliche und sehr bedeutende Übereinstimmung mit dem nicht-augmentierten Transplantat zeigt sich im 2-Jahres-Ergebnis. Auch die Materialeigenschaften des augmentierten Transplantates liegen unterhalb der Eigenschaften eines normalen Kreuzbandes. Die Augmentation hat jedoch nach 104 Wochen zu einem signifikant vermehrten Gewebequerschnitt und Steifigkeit geführt. Auch unter Berücksichtigung der Kunststoffkomponente, die ja stets mitgetestet wurde, ist die Querschnittvermehrung bedeutsam. Das augmentierte Transplantat ist um 1/3 steifer als das normale hintere Kreuzband. Die morphologischen Untersuchungen zeigten neben den zentralen chondroiden Metaplasien degenerative Veränderungen im Übergangsbereich vom Kennedy-LAD zum autogenen Gewebe. Die Strukturierung des Patellarsehnentransplantates wurde um so besser, je größer die Distanz zum Polypropylenband war. Ursache der dichten bindegewebigen Einscheidung des Polypropylenbandes mit zahlreichen chronisch-inflammatorischen Reaktionen könnten andauernde Friktionen zwischen den beiden Komponenten sein. Auch die chronische Reaktion auf paraligamentär gelegene Abriebpartikel führt zu derartigen Veränderungen. Biochemische Untersuchungen an Polypropylenabriebpartikeln in Zellkulturen zeigten die Induktion von Proteinasen, welche in der Lage sind, Kollagenläsionen herbeizuführen [72]. Bereits Mc Pherson et al. [64] wiesen auf die Möglichkeit zytotoxischer Effekte durch die Freisetzung von Additiven aus dem Polypropylenband hin. Additive sind zur Herstellung des Polypropylenpolymerisates z.B. als Stabilisatoren, Kristallisationsregler u.ä. erforderlich [32]. Avivagen dagegen sind Substanzen, die in der Nachbehandlung von Polymeren eingesetzt werden, um z.B. das Weben des Garnes zu ermöglichen. Van Kampen [3M Company, Persönliche Mitteilung, 1991] verneinte den Einsatz derartiger Substanzen bei der Herstellung des Kennedy-LAD. Zusammenfassend läßt sich sagen, daß das lebende System mit hoher Wahrscheinlichkeit auf den Fremdkörper Kennedy-LAD reagiert, was langfristig einen negativen Einfluß auf die autogene Komponente hat.

Im Heilungsverlauf wurden unter biomechanischen Gesichtspunkten bedeutende Unterschiede dargestellt. Die initiale Festigkeit des augmentierten Transplantates war im Vergleich mit dem nicht augmentierten Gewebe signifikant höher. Es ist jedoch bekannt, daß die Interferenzschraube [55] höher belastbar ist als die Fadenfixation. Der Hinweis, daß die Kennedy-LAD-Augmentation kleinere operationstechnische Fehler an der autogenen Komponente auszugleichen vermag, kann nicht akzeptiert werden.

Als Folge der ischämischen Nekrose des Transplantates nach Heben aus dem Transplantatlager hatte im vorliegenden Experiment das autogene Transplantat nach 8 Wochen sein Belastungsminimum. Es ist anzunehmen, daß der tatsächliche Belastungstiefpunkt schon zu einem früheren Zeitpunkt erreicht war. Kleiner et al. [53]

sahen im Tierexperiment schon nach 7 Tagen zunehmende metabolische Aktivitäten im Transplantat. Im nicht-augmentierten Transplantat verbesserten sich die biomechanischen Struktureigenschaften kontinuierlich. Nach 26 Wochen scheint ein relativ stabiler Entwicklungsstand erreicht zu sein. Auch das augmentierte Transplantat hatte nach 8 Wochen sein Belastungsminimum. Während der nun folgenden 8 Wochen war jedoch keine bedeutsame Verbesserung der Struktureigenschaften des Komposits darzustellen. Erst im Zeitraum von der 16. zur 26. Woche verbesserten sich die biomechanischen Eigenschaften des augmentierten Transplantates, wie es während einer früheren Periode schon für das nicht-augmentierte Gewebe darstellbar war. Auch makroskopisch ließ sich diese Entwicklung erkennen. Während der Gewebequerschnitt in der nicht-augmentierten Gruppe kontinuierlich zunahm, kam es in der augmentierten Gruppe erst mit Lösen der tibialen Fixation des Polypropylenbandes zu einem ähnlichen Verlauf. Nach 26 Wochen waren die Struktureigenschaften und der Gewebequerschnitt beider Gruppen nicht mehr signifikant unterschiedlich, das augmentierte Transplantat hatte das nicht-augmentierte eingeholt. Die Augmentation scheint zu einer Verzögerung der Heilungsprozeße geführt zu haben. Muneta et al. [65] fanden nach 12wöchiger Augmentation eines vorderen Kreuzbandersatzes mit doppelt fixiertem Leeds-Keio einen histologisch verringerten Reifezustand des Transplantates. Mc Carthy et al. [61, 62] bestätigen den negativen Einfluß einer 6monatigen, doppelseitigen Polypropylenaugmentation auf die Entwicklung der Reißkraft, die als primärer Indikator der Umbauprozesse gilt. Sie empfehlen, die doppelseitige Fixation des Kennedy-LAD für weitere 6 Monate zu belassen, um das Risiko einer Transplantatüberdehnung zu vermindern.

Der negative Einfluß der Immobilisation von Gelenken ist seit langem bekannt [7]. Das periartikuläre Gewebe immobilisierter Kniegelenke zeigte nach 9 Wochen eine vermehrte Kollagensynthese und auch Degradation. Das neue Kollagen schien weniger reif und schlechter organisiert [5]. Der Gehalt an Glykosaminoglykanen war im medialen Kollateralband um 20% vermindert [90], begleitet von einem Verlust an Wasser [13]. Spezifische Untersuchungen liegen für die Kreuzbänder nicht vor. Akeson et al. [6] vermuten, daß die Reaktion auf Immobilisation ligament-spezifisch ist, also auch für die Kreuzbänder gilt. Der funktionell negative Einfluß der Immobilisation auf die Kreuzbänder ist jedoch unbestritten. Schon nach 6–9 Wochen verringert sich die Reißkraft der Kreuzbänder um bis zu 40% [37, 67]. Ebenso kommt es zur Verminderung der Steifigkeit und der Elongation. Da schon nach kurzfristiger Ruhigstellung die beschriebenen Vorgänge auftreten, wird angenommen, daß die Glykosaminoglykane mit einer biologischen Halbwertzeit von 2–7 Tagen [5] die Schlüsselrolle spielen und nicht das Kollagen selbst mit einer Regenerationszeit von 300–500 Tagen.

Die genauen Effekte des Stresses oder umgekehrt der Streßprotektion auf das heilende Transplantat sind noch unbekannt. Im Experiment führte die frühere Belastung von genähten Sehnen häufig zu Rupturen, andererseits jedoch zu einer vermehrten Belastbarkeit, wenn es nicht zur Ruptur kam. Das heilende Gewebe war besser organisiert, die Fibroblasten orientierten sich in Richtung der Streßeinleitung [39]. Die operative Versorgung und frühe postoperative Mobilisation nach medialen Kollateralbandverletzungen resultierten in schnellerer Heilung und besserer Gewebequalität als bei Immobilisation [75, 85].

Dahners et al. [30, 81] führen die vermehrte Belastbarkeit der heilenden Kniebänder bei Frühmobilisation auf einen vermehrten Kollagengehalt zurück, der sich in einem vermehrten Gewebequerschnitt darstellt. „Continuous passive motion" verbesserte nicht die Reißkraft des heilenden Patellarsehnentransplantates [20]. Bei Streßprotektion der heilenden Patellarsehne war im Experiment der Fibroblasteneinstrom vermindert [71].

Das genaue Ausmaß der Streßprotektion durch die Augmentation kann im vorliegenden Experiment nicht quantifiziert werden. Der Hersteller weist darauf hin, daß das Kennedy-LAD für den vorderen Kreuzbandersatz beim Menschen entwickelt wurde. Gleichwohl ist das Problem der Lastverteilung im menschlichen Komposittransplantat und damit das Protektionsausmaß völlig unklar. Unbestritten ist, daß sich das Transplantat umstrukturieren muß. Es wäre denkbar, daß die Streßprotektion zwar zu verzögerten und länger andauernden Heilungsprozessen führt, diese aber gewissermaßen auf einem höheren Belastungsniveau verlaufen. Andererseits könnte die längerfristige Streßprotektion auch zur Atrophie des Transplantates führen. Im vorliegenden Experiment konnte das Kennedy-LAD seinem Anspruch, die Heilung zu begünstigen und ein besseres Langzeitergebnis zu vermitteln, nicht erfüllen. Die Studie macht zudem sehr deutlich, welch bedeutenden Einfluß die Belastung schon in der Frühphase der Heilung hat. Das Prinzip der Augmentation ist nach wie vor als sinnvoll einzuschätzen. Ein langfristig resorbierbares Implantat scheint das Material der Wahl zu sein. Bis dahin ist es jedoch noch ein langer Weg.

In der vorliegenden Studie wurden die experimentellen Ergebnisse am Versuchstier Schaf vorgestellt. Es wurden die Veränderungen nach hinterem Kreuzbandersatz untersucht. Diese Aspekte müssen bei der Interpretation der Daten berücksichtigt werden. Gleichwohl besteht die Auffassung, daß die Heilungsvorgänge bei Mensch und Schaf prinzipiell gleichartig verlaufen. Unbekannt ist jedoch, mit welchem Zeitfaktor die experimentellen Ergebnisse im Hinblick auf eine Übertragung auf menschliche Verhältnisse verrechnet werden müssen. Prinzipiell sind die Heilungsvorgänge beim vorderen wie hinteren Kreuzband vergleichbar, da das Milieu (intraartiklär) wie auch die Blutversorgung [8] gleichartig sind. Allerdings ist das HKB während der Heilung einer vermehrten Belastung durch die spontane hintere Schublade ausgesetzt.

Klinische Relevanz

Die Kenntnis der funktionellen Auswirkungen der Heilungsvorgänge beim autogenen Patellarsehnentransplantat sind von besonderer Bedeutung für die Nachbehandlung nach plastischem Kreuzbandersatz. Die Ergebnisse der vorliegenden Studie zeigen, daß sich die inital adäquaten biomechanischen Eigenschaften des Transplantates im Rahmen der Nekrose-Degenerations-Vorgänge in sehr kurzer Zeit drastisch vermindern. Die chirurgische Fixationsfestigkeit, die durch die Transplantateigenschaften und die Fixationsmittel bestimmt wird, ist somit nur innerhalb weniger Tage von Bedeutung. Das schwächste Glied der Kette wird durch den sich verändernden sehnigen Transplantatanteil gebildet. Nach 8 Wochen beträgt die Reißkraft 16%, die Steifigkeit 42% eines normalen hinteren Kreuzbandes. Durch die weiteren Heilungsvorgänge kommt es erst langsam zu einer Verbesserung der Belastbarkeit. In dieser Zeit muß die Belastung des Transplantates den verminderten biomechanischen Eigenschaften Rechnung tragen. Die Frage, welche Aktivitäten angezeigt sind, kann derzeit nicht sicher beantwortet werden, da noch unbekannt ist, in welchem Maße die verschiedenen sportlichen Aktivitäten, aber auch die Belastungen des täglichen Lebens die Kreuzbänder tatsächlich beanspruchen. 1/2 Jahr nach dem plastischen Ersatz des Kreuzbandes erreichen die Struktureigenschaften des Transplantates ein relativ stabiles Niveau. Die Reißkraft beträgt 61% und die Steifigkeit 71% eines Kreuzbandes. Nach 1 Jahr hat das Transplantat die Materialeigenschaften eines normalen Kreuzbandes zu 47% (Höchstspannung) bzw. 56% (Elastizitätsmodul) erreicht.

Die Studie zeigt eindeutig, daß das Transplantat sich auch nach 2 Jahren nicht zu einem neuen Ligament entwickelt hat. Die Materialeigenschaften betragen 60% der Höchstspannung und 70% des Elastizitätsmoduls eines normalen Kreuzbandes. Es entsteht ein Ersatzgewebe, das eine relativ gute Funktion hat, jedoch unterhalb der Belastbarkeit eines Kreuzbandes bleibt. Dies muß im Hinblick auf die Spät- und Dauerbelastbarkeit bedacht werden. Es muß sehr kritisch erwogen werden, ob den Patienten Sportarten mit Kniespitzenbelastungen empfohlen werden können. Es besteht die Gefahr, daß es als Folge eines Mißverhältnisses zwischen Belastbarkeit und Belastung langfristig zur Verminderung der biomechanischen Eigenschaften kommt.

Die Augmentation des Patellarsehnentransplantates mit einem Kunststoffband führte zu einer im Vergleich mit dem nicht-augmentierten Transplantat verzögerten Wiederherstellung der Funktion. Schon die kurzfristige Streßprotektion hatte einen nachhaltigen, negativen Einfluß auf die Umbauvorgänge, der erst 18 Wochen nach Aufheben der 8wöchigen Augmentation wieder ausgeglichen werden konnte. Die 2-Jahres-Ergebnisse konnten keinen Vorteil für das augmentierte Transplantat zeigen. Das Wirkungsprinzip einer Augmentation mit einem synthetischen Band ist heute noch weitgehend ungeklärt. Erst wenn das Problem der Lastverteilung zwischen synthetischer und autogener Komponente gelöst ist, kann eine Augmentation empfohlen werden. Die Studie macht erneut die besondere Bedeutung einer frühen funktionellen Nachbehandlung nach Kreuzbandrekonstruktion deutlich. Ein dauerhaft im Gelenk verbleibendes Kunststoffband, in engem Kontakt mit dem autogenen Gewebe, führt zu Reaktionen des Organismus auf den Fremdkörper mit konsekutiver Beeinträchtigung des autogenen Gewebes. Die Zukunft der Augmentation liegt ohne Zweifel in der Entwicklung resorbierbarer Materialien.

Literatur

1. Agliettie P, Buzzi I, Dandria S, Zacceroti G (1992) Long term study of the anterior ligament reconstruction for chronic instability using the central one third patella tendon and a lateral tenodesis. Am J Sports Med 20:38–44
2. Amiel D, Kleiner JB, Akeson WH (1986) The natural history of the anterior cruciate ligament autograft of patella tendon origin. Am J Sports Med 14:449–462
3. Andersen AF, Snyders RB, Federspiel CF, Lipscomp AB (1992) Instrumented evaluation on knee laxity: A comparison of five arthrometers. Am J Sports Med 20:135–140
4. Andrish JT, Woods LD (1984) Dacron augmentation in the anterior cruciate ligament reconstruction in dogs. Clin Orthop 183:298–302

5. Akeson WA, Amiel D, La Violette D (1967) The connective tissue response to immobility. Clin Orthop 51:183–195
6. Akeson WH, Frank CB, Amiel D, Woo SLY (1985) Ligament biology and biomechanics. In. Finerman G (Ed) Symposium on Sports Medicine: The knee. Mosby, St Louis Washington Toronto, pp 111–151
7. Akeson WH, Amiel D, Abel MF, Garfin SR, Woo SLY (1987) Effects of immobilization on joints. Clin Orthop 219:28–37
8. Arnoczky SP (1987) The vascularity of the anterior cruciate ligament and associated structures. In: Jackson DW, Drez D (eds) The anterior cruciate deficient knee. Mosby, St Louis Washington Toronto, pp 27–54
9. Arms WS, Beynnon B, Fischer RA, Miller LM, Pop MH, Renstrom P, Johnson RJ (1987) The biomechanics of ACL reconstruction in the canine model. Orthop Res Soc 101
10. Benedetto KP (1985) Der Einsatz des vorderen Kreuzbandes mit dem vaskulär gestielten zentralen Drittel des Ligamentum patellae, Teil II. Unfallchirurg 88:189–197
11. Bernett P, Seesko H, Feldmeier CH (1985) Die Versorgung der frischen und der veralteten Kreuzbandruptur mit kombiniertem autologem und alloplastisch verstärktem Sehnentransplantat (Polypropylen-Band). Unfallchirurg 11:251–258
12. Blauth W. Hassenpflug J (1985) Gedanken zur Kreuzbandrekonstruktion unter besonderer Berücksichtigung von synthetischem Ersatzmaterial. Unfallchirurg 99:118–125
13. Booth FW, Gould E (1975) Effects of training and disuse of connective tissue. Exerc Sport Sci Rev 3:83–90
14. Bosch U, Kasperczyk WJ, Marx M, Reiner C, Oestern HJ, Tscherne H (198) Healing of graft fixation site under functional conditions in posterior cruciate ligament reconstruction. Arch Orthop Trauma Surg 108:154–158
15. Bosch U, Decker B, Kasperczyk WJ, Nerlich A, Oestern JH, Tscherne H (1992) The relationsship of mechnical properties to morphology in patellar tendon autograft after posterior cruciate ligament replacement in sheep. J Biomech 25:821–830
16. Brand MG, Daniel DM, Kaufmann KP, Irba S (1992) In vitro augmentation of a patellar tendon ACL autograft with a prosthetic ligament: Analysis in the quadriceps stabilized knee. Orthop Res Soc 224
17. Butler Dl, Hulse D, Kay M, Grood ES, Hires P, Dambrosia R, Shoji H (1983) Biomechanics of cranial cruciate ligament reconstruction in the dog. II. Mechanical properties. Vet Surg 12:113–118
18. Butler DL, Grood ES, Noyes FR, Zernicke RF, Brackett K (1984) Effects of structure and strain measurement techniques on the material properties of human tendon and fascia. J Biomech 17:579–596
19. Butler DL, Kay MD, Stouffer DC (1986) Comparison of material properties in fascicle-bone units from human patellar tendon and knee ligaments. J Biomech 19:425–432
20. Butler DL (1989) Anterior cruciate ligament: Its normal response and Replacement. J Orthop Res 7:910–921
21. Butler DL, Grood ES, Noyes FR, Olmstead Ml, Hohn RB, Arnoczky SP, Siegel MG (1989) Mechanical properties of primate vascularized vs. nonvascularized patellar tendon grafts, changes over time. J Orthop Res 7:68–79
22. Cabaud HE, Feagin JA, Rodkey WG (1980) Acute anterior cruciate ligament injury and augmented repair. Experimental studies. Am J Sports Med 8:395–401
23. Campbell W (1936) Repair of ligaments in the knee: Report of new operation for repair of the anterior cruciate ligament. Surg Gynecol Obstet 62:964–968
24. Chiroff R (1975) Experimental replacement of the anterior cruciate ligament. J Bone Joint Surg [Am] 57:1124–1127
25. Claes LE, Dürselen L (1990) Biomechanical consideration in the design and use of ligament prostheses JAI Press, London, pp 1–63 (Current perspektives on implantable devices vol 2)
26. Clancy WG, Narechania RF, Rosenberg TD, Gmeiner JG, Wisnefske DD, Lange TA (1982) Anterior and posterior ligament reconstruction in the Rhesus monkey. J Bone Joint Surg [Am] 63:1270–1284

27. Clancy WG, Nelson DA, Reider B, Narechania RG (1982) Anterior cruciate ligament reconstruction using one-third of the patellar ligament augmented by extra-articular tendon transfers. J Bone Joint Surg [Am] 64:352–359
28. Clancy WG, Shelbourne KD, Zoellner GB, Keene JS, Reider B, Rosenberg TD (1983) Treatment of knee joint instability secondary to rupture of the posterior cruciate ligament. J Bone Joint Surg [Am] 65:310–322
29. Clancy WG, Thosen E, Dueland RT, Wilson JW, Vanderby R, Graf BK (1987) Anterior and posterior cruciate ligament reconstruction with patellar tendon utilizing a medial vascularized graft, lateral vascularized graft and a free patellar tendon graft. Orthop Res Soc 70
30. Dahner LE, Torke MD, Gilbert JA, Leser GE (1989) The effect of motion on collagen synthesis, DNAS synthesis and fiber orientation during ligament healing. Orthop Res Soc 299
31. Daniel DM (1990) Principles of knee ligament surgery. In: Daniel DM, Akeson WH, OConnor JJ (eds) Knee ligaments – structure, function, injury, and repair. Raven, New York, pp 11–31
32. Derra R (1985) Die lebensmittelrechtlichen und gesundheitlichen Aspekte von Polypropylenfasern. 24. Internationale Chemiefasertagung (Man-made fibers congress). Abstrakt 1–9
33. Dorlot JM, Christel P, Sedel L, Witvoet J (1983) The displacement of the bony insertions sites of the cruciate ligaments during the flexion of the knee. Orthop Res Soc 328
34. Ellis DG (1969) Cross sectional area measurements for tendon specimen. J Biomech 2:176–186
35. Fowler PJ, Messieh SS (1987) Isolated posterior cruciate ligament injuries in athletes. Am J Sports Med 15:553–557
36. Fowler PJ, Regan WD, Aitken G, Webster-Bogard S (1987) The use of braided polypropylene as an augmentation device in the surgical treatment of chronic anterior ligament insufficiency. Am J Sports Med 15:401
37. Frank C, Woo SLY, Andriacchi T et al. (1987) Normal Ligaments: Structure, function, and composition. In: Woo SLY, Buckwalter JA (eds) Injury and repair of the musculoskeletal soft tissue. American Academy of Orthopaedic Surgeons Symposium., Park Ridge Illinois, pp 45–101
38. Funk FJ (1987) Synthetic ligaments. Clin Orthop 219:107–111
39. Gelbermann R, Goldberg V, An K-N, Banes A (1988) Tendon. In: Woo SLY, Buckwalter JA (eds) Injury and repair of the musculoskeletal soft tissue. American Academy of Orthopaedic Surgeons, Park Ridge Illinois, pp 5–40
40. Halperin N, Hendel D, Fisher S, Agasi M, Copliovitch (1983) Anterior cruciate ligament insufficiency syndrome. Clin Orthop 179:178–184
40. Halperin N, Hendel D , Fisher S, Agasi M, Copliovitch (1983) Anterior cruciate ligament insufficiency syndrome. Clin Orthop 179:178–184
41. Hanley P, Lew WD, Lewis JL, Hunter RE, Kirstukas S, Kowalczyk C (1989) Load sharing and graft forces in anterior cruciate ligament reconstruction with the ligament augmentation device. J Orthop Res 17:414–422
42. Harner CD, Livasay GA, Choi NY, Fujie H, Fu FH, Woo SLY (1992) Evaluation of the sizes and shapes of the human anterior and posterior cruciate ligaments: A comparative Study: Orthop Res Soc 123
43. Hefzy M, Jackson WT, Ratopoulos D, Ebraheim N, Saddemi S (1989) The role of the posterior cruciate ligament in controlling patello-femoral tracking. Orthop Res Soc 302
44. Holden J, Grood ES, Butler DL, Noyes FR, Mendenhall HV, Van Kampen CL, Neidich RL (1988) Biomechanics of fascia lata ligament replacement: Early postoperativ changes in the goat. J Orthop Res 6:639–647
45. Holzmüller W, Rehm KE, Perren SM, Rahn B (1989) Das PDS augmentierte Patellarsehnentransplantat zur Rekonstruktion des vorderen Kreuzbandes am Schafsknie. Springer, Berlin Heidelberg New York Tokyo Chirurgisches Forum f. experim. u. klinische Forschung
46. Hulse D, Butler DL, Kay M, Noyes FR, Shires P, Dambrosia R, Shoji H (1983) Biomecha-

nics of cranial cruciate ligament reconstruction in the dog. I. In vitro laxity testing. Vet Surg 12:109–112

47. Hurlay PB, Andrish JT, Yoshiya S, Kurosaka M, Manley MT (1987) Tensile strength of the reconstructed canine anterior cruciate ligament: A long term evaluation of the modified Jones technique. Orthop Res Soc 103

48. Jones KG (1963) Reconstruction of the anterior cruciate ligament. J Bone Joint Surg [Am] 45:925–932

49. Jones KG (1980) Results of use of the central one-third of the patellar ligament to compensate for anterior ligament deficiency. Clin Orthop 147:39–44

50. Kasperczyk WJ, Bosch U, Oestern HJ, Tscherne H (1991) Influence of immobilization on autograft healing in the knee joint. Arch Orthop Trauma Surg 100:158–161

51. Kasperczyk WJ, Bosch U, Oestern JH, Tscherne H (1993) Staging of patellar tendon autograft healing after posterior cruciate ligament reconstruction. Clin Orthop 286:271–282

52. Kennedy JC, Roth JH, Mendenhall HV, Sanford JB (1980) Intraarticular replacement of the anterior cruciate liagament-deficient knee. Am J Sports Med 8:1–8

53. Kleiner JB, Amiel D, Harwood FR, Akeson WH (1989) Early histologic, metabolic, and vascular assessment of anterior cruciate ligament autografts. J Orthop Res 7:235–242

54. Krippaehne W, Hunt TK, Jackson DS, Dunphy JE (1962) Studies an the effect of stress on transplants of autologous and homologous connective tissue. Am J Surg 104:267–272

55. Kurosaka M, Ysohiya S, Andrish JT (1987) A biomechanical comparison of different surgical techniques of graft fixation in anterior cruciate ligament reconstruction. Am J Sports Med 15:225–229

56. Lew WD, Engebretsen L, Lewis JL, Hunter RE, Kowalczyk C (1990) Method of setting load sharing in augmented ACL composite grafts. Orthop Res Soc 516

57. Light ND, Bailey AJ (1890) Molecular structure and stabilization in the collagen fibre. In: Viidik A, Vuust J (eds) Biology of collagen. Academic Press, London New York, pp 15–34

58. Lindberg U, Lyholm J, Gillquist J (1986) The correlation between arthroscopic findings and the patellofemorale pain syndrome. Arthroscopy 2:103–107

69. Markolf KL, Mensch JS, Amstutz HC (1976) Stiffness and laxity in the knee – the contributions of the supporting structures. J Bone Joint Surg [Am] 58:583–593

60. McCarthy JA, Van Kampen CL, Walt MJ, Moore RE, Steadman JR (1989) Changes in knee kinematics and graft strain with LAD Augmentation. Orthop Res Soc 27

61. McCarthy JA, Blomstrom G, Shively RL, Steadman J, France P, Stonebrook S (1991) Maturation of biologic ACL reconstruction: The effect of augmentation over time. Orthop Res Soc 202

62. McCarthy JA, Blomstrim GL, Shively RA, France EP, Steadman J, Stonebrook SN (1992) ACL injury and reconstruction: Assessment over time in priamtes. Orthop Res Soc 663

63. McIntosh DL (1974) The anterior ligament cruciate: „over-the-top" repair. J Bone Joint Surg [Br] 56:591–596

64. Mc Pherson GK, Mendenhall HV, Gibbons D et al. (1985) Experimental mechanical and histologic evaluation of the Kennedy ligament augmentation device. Clin Orthop 196:186–195

65. Muneta T, Takakuda K, Saka H, Hokama R, Ishibashi T, Yamaoto H, Furua K Maturation of biologic ACL reconstruction: The effect of augmentation over time. Orthop Res Soc 232

66. Noyes FR, DeLucas JI, Torvik PJ (1974) Biomechanics of anterior cruciate ligament failure: An analysis of strain rate sensitivity and mechanisms of failure in primates. J Bone Joint Surg [Am] 56:236–253

67. Noyes FR, Torvik PJ, Hyde WB, DeLucas JL (1974) Biomechanics of ligament failure II. An analysis of immobilization, exercise, and reconditioning effects in primates. J Bone Joint Surg [Am] 56:1406–1418

68. Noyes FR, Butler DL, Paulos LE, Grood ES (1983) Intraartuclar cruciate reconstruction, I: Perspectives on graft strength, vascularization and immediate motion after replacement. Clin Orthop 172:71–77

69. Noyes FR, Mooar PA, Matthews DS, Butler DL (1983) The symptomatic anterior cruciate-deficient knee. J Bone Joint Surg [AM] 65:154–163

70. Noyes FR, Butler DL, Grood ES, Zernicke R, Hefzy M (1984) Biomechanical analysis of human ligament grafts used in knee-ligament repairs and reconstruction. J Bone Joint Surg [Am] 66:344–352
71. Ohno K, Yasuda K, Yamamoto N, Hayashi K (1991) Effects of stress shielding on the mechanical properties of normal and in situ frozen patella tendon. Orthop Res Soc 134
72. Olson EJ, Kang JD, Fu FH, Georgescu HI, Mason GC, Evans CH (1988) The biochemical and histological effects of artifical ligament wear praticles: In vitro and in vivo studies. Am J Sports Med 16:558–570
73. Oster DM, Grood ES, Feder SM, Butler DL, Levy MS (1992) Primary and coupled motions in the intact and the ACL-deficient Knee: An in vitro study in the goat model. J Orthop Res 10:476–484
74. Paterson F, Trickey EL (1986) Anterior cruciate ligament reconstruction using part of the patella tendon as a free graft. J Bone Joint Surg [Br] 68:453–457
75. Piper TL, Whiteside LA (1980) Early mobilization after knee ligament repair in dogs. Clin Orthop 150:277–282
76. Pohlmeyer K (1985) Zu vergleichenden Anatomie von Damtier, Schaf und Ziege. Parey, Berlin Hamburg
77. Pournaras J, Symeonides PP, Karakavelas G (1983) The significance of the posterior cruciate ligament in the stability of the knee. J Bone Joint Surg [Br] 65:204–209
78. Riel K, Ulm K, Bernett R (1991) Die Bedeutung der synthetischen (Kennedy-LAD) Augmentation beim vorderen Kreuzbandersatz. Unfallchirurg 94:351–354
79. Roth JH, Kennedy JC, Lockstadt H, McCallum CL, Cunning LA (1985) Polypropylene braid augmented and nonaugmented intraarticular anterior cruciate ligament reconstruction. Am J Sports Med 13:321–336
80. Sandberg R, Balkfors B (1988) The durability of anterior cruciate ligament reconstruction with the patella tendon. Am J Sports Med 16:341–343
81. Schaberg JW, Dahners LE, DeMasi RA, Lester GE (1992) Collagen alignment in healing ligaments: Effects of stress and immobilization. Orthop Res Soc 101
82. Schabus R (1988) Die Bedeutung der Augmentation für die Rekonstruktion des vorderen Kreuzbandes. Acta Chirurg Austria [Suppl] 76
83. Siebels W, Ascherl R, Schwerbrock M, Maurer M, Blümel G (1989) Die Auswirkung von temporären synthetischen Verstärkungsmaterialien auf die biomechanischen Eigenschaften gestielter Patellarsehnenplastiken als Kreuzbandersatz beim Schaf. Springer, Berlin Heidelberg New York Tokyo, S. 261–264 (Chirurgisches Forum f. experim. u. klinische Forschung)
84. Strum GM, Larson RL (1984) Clinical experience and early results of carbon fiber augmentation of anterior cruciate reconstruction of the knee. Clin Orthop 196:124–138
85. Tipton CM, Matthes RD, Maynard JA, Carey RA (1975) The influence of physical activity on ligaments and tendons. Med Sci Sports 7:165–...
86. Torg JS, Barton TM, Pavlov H, Stine R (1989) Natural history of the posterior cruciate ligament-deficient knee. Clin Orthop 246:208–216
87. Van Kampen CL, Mendenhall HV, McPershon GK (1987) Synthetic augmentation of biological anterior cruciate ligament substitutions. In: Jackson DW, Drez D (eds) The anterior cruciate deficient Knee. Mosby, St. Louis Washington Toronto, pp 226–238
88. Viidik A (1973) Functional properies of connective tissue. Int Rev Connect Tissue Res 6:127–141
89. Viidik A (1980) Interdependence between structure and function in collagenous tissue. In: Viidik A, Vuust J (eds) Biology of collagen. Academic Press, London New York, pp 257–277
90. Woo SLY, Gomez MA, Sites TJ, Newton PO, Orlando CA, Akeson WA (1987) The biomechanical and morphological changes in the medial collateral ligament of the rabbit after immobilization and remobilization. J Bone Joint Surg [Am] 69:1200–1210
91. Woo SLY, Peterson RH, Ohland KJ, Sites TJ, Danto MI (1990) The effects of strain rate on the properties of medial collateral ligament in skeletally immature and mature rabbits: A biomechanical and histological study. J Orthop Res 8:712–721

Das Einheilungsverhalten
ligamentärer Ersatzplastiken am Kniegelenk –
Einheilungsvorgänge bei ligamentären Ersatzplastiken

A. Wentzensen[1], T. Drobny[2] und S. Perren[3]

[1] Berufsgenossenschaftliche Unfallklinik, Ludwig-Guttmann-Straße 13,
D-67071 Ludwigshafen
[2] Abteilung für Orthopädische Chirurgie, Kantonsspital Bruderholz, CH-4101 Bruderholz BL
[3] Labor for Exprimentelle Chirurgie, Davosplatz, CH-7220 Davos

Einleitung

Das vordere Kreuzband ist die am häufigsten verletzte ligamentäre Struktur am Kapselbandapparat des Kniegelenks, und die Wiederherstellung des zentralen Pfeilers ist für den ungestörten Bewegungsablauf vorrangig.

Ist die Indikation zum Ersatz des vorderen Kreuzbandes gestellt, so stehen dafür grundsätzlich autogene, intraartikuläre, extraartikuläre oder Kombinationen aus beiden Verfahren sowie Ersatzplastiken mit allogenem oder xenogenem Material zur Verfügung.

Die Anforderungen von seiten des Transplantatlagers an einen autologen Ersatz des vorderen Kreuzbandes sind besonders hoch, da eine Strecke von etwa 4 cm im Knie überbrückt werden muß, auf der ein Transplantatlager fehlt.

Bei Durchsicht der Literatur stellt man fest, daß alle Transplantatarten mit autogenem ortsständigem Gewebe zu etwa 80% gute Ergebnisse zeigen, obwohl Krankengut, Zeitdauer der Instabilität, Operationstechnik, Begleit- und Nachbehandlung und nicht zuletzt der Zeitpunkt der Nachuntersuchung und die dabei vorgenommenen Stabilitäts- und Funktionstests mit großer Sicherheit unterschiedlich gehandhabt werden. Vor allem der Frage nach dem Zeitpunkt der Belastbarkeit eines solchen Transplantats wurde bislang wenig Beachtung geschenkt, da hierüber wenig Wissen bestand.

Fragestellung

Ziel einer experimentellen Studie war es, das Einheilungsverhalten von autogenen Sehnentransplantaten zum Ersatz des vorderen Kreuzbandes zu untersuchen und die biomechanischen Eigenschaften nach einem Zeitraum von 1 Jahr mit einem normalen vorderen Kreuzband zu vergleichen.

Zu diesem Zweck wurden an Kniegelenken von 35 Schweizer Bergschaften mit vergleichbarem Körpergewicht und Lebensalter mittels Mikroangiographie und feingeweblicher Untersuchung im zeitlichen Intervall unmittelbar postoperativ bis 52 Wochen postoperativ die Gefäßversorgung und das feingewebliche Bild und durch Zug- und Dehnversuche 52 Wochen postoperativ Steifigkeit und Reißfestigkeit untersucht (Tabelle 1).

Hefte zu der Unfallchirurg, Heft 234
L. Claes (Hrsg.)
© Springer-Verlag Berlin Heidelberg 1994

Tabelle 1. Zeitliche Zuordnung der einzelnen Untersuchungen

Wochen	PO.	2	4	6	8	26	52
Freies Autogenes	H	H	H	H	H	H	H
Transplantat	M	M	M	M	M	M	M
(A)							B
Distal gestieltes	H	H	H	H	H	H	H
autogenes Trans-	M	M	M	M	M	M	M
plantat							
(B)							B
Hoffa-gestieltes	H	H	H	H	H	H	H
Sehnentrans-	M	M	M	M	M	M	M
plantat							
(C)							B
Xenogenes Trans-			H		H	H	H
plantat			M		M	M	M
(D)							B

H Histologie, *M* Mikroangiographie, *B* Biomechanik.

Es wurden 4 Gruppen gebildet: In der Gruppe A kam ein freies Patellarsehnentransplantat, in der Gruppe B ein distal gestieltes und in der Gruppe C ein Hoffa-gestieltes-Patellarsehnentransplantat zur Anwendung. In der Gruppe D wurde das Einheilungsverhalten eines sog. Xenograft, einer glutaraldehydfixierten Ochsensehne [4] untersucht.

Methodik

Das vordere Kreuzband wurde zu diesem Zweck exzidiert und jeweils durch eines der genannten Transplantate ersetzt (Abb. 1). Die Fixation erfolgte über 6-mm-Bohrkanäle in Femur und Tibia sowie Metallunterlagscheiben.

Um eine sichere definierte vergleichbare Ruhigstellung des Kniegelenks zu gewährleisten, wurde bei allen Tieren ein gelenküberbrückender Fixateur externe für 3 Wochen angelegt (Abb. 2).

Durch eine Spezialaufhängung wurde zusätzlich erreicht, daß die Tiere nicht unnötig belasteten und dabei evtl. ausrutschten. Die Entfernung der Brust-Bauch-Gurte erfolgte, sobald die Tiere voll belasteten [6].

Die mikroangiographischen Untersuchungen erfolgten mit einem preßluftgesteuerten Druck von 120–160 mmHG (Abb. 3).

Ergebnisse der Mikroangiographischen Untersuchungen

Bei den autogenen Transplantaten fand sich kein Unterschied in der Vaskularisierung. Alle Transplantatgruppen zeigten unmittelbar postoperativ keine Gefäßfüllung (Abb. 4 und 5).

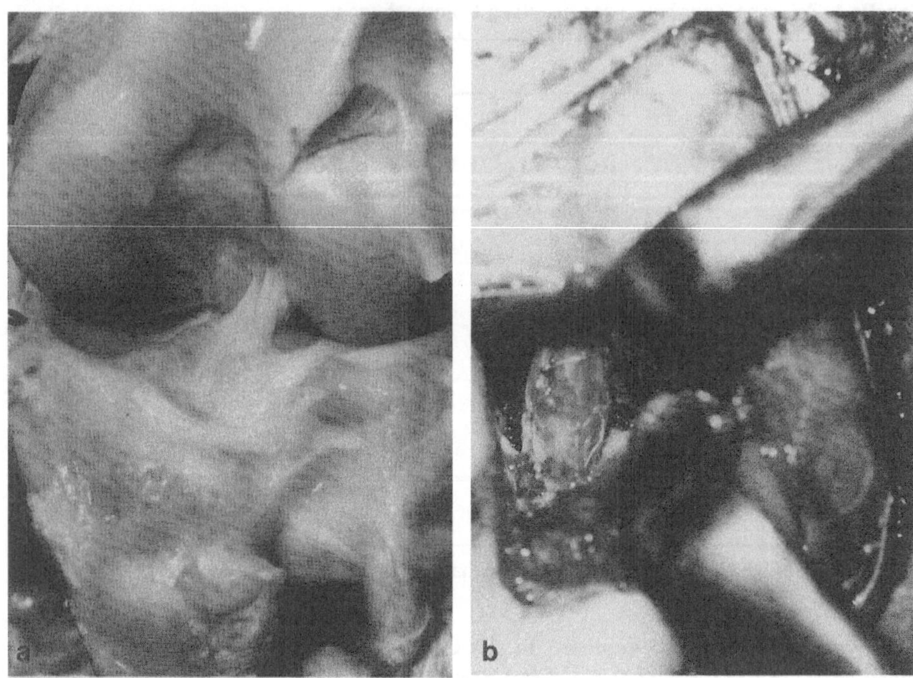

Abb. 1. a Situs des vorderen Kreuzbandes beim Blick ventral in die Fossa intercondylaris.
b Patellarsehnentransplantat in situ

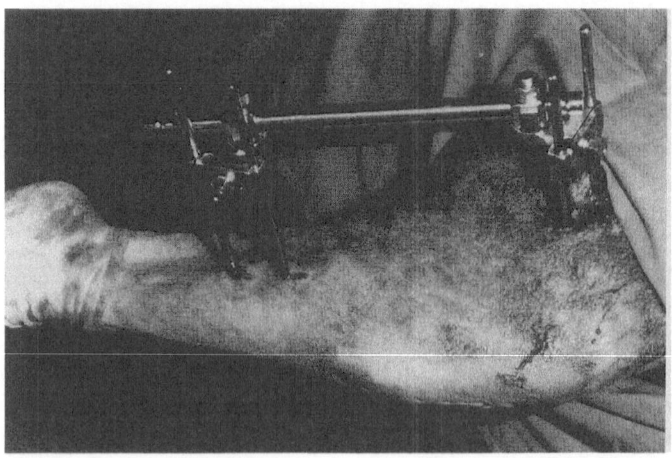

Abb. 2. Gelenküberbrückender Fixateur externe zur Immobilisierung des Kniegelenks

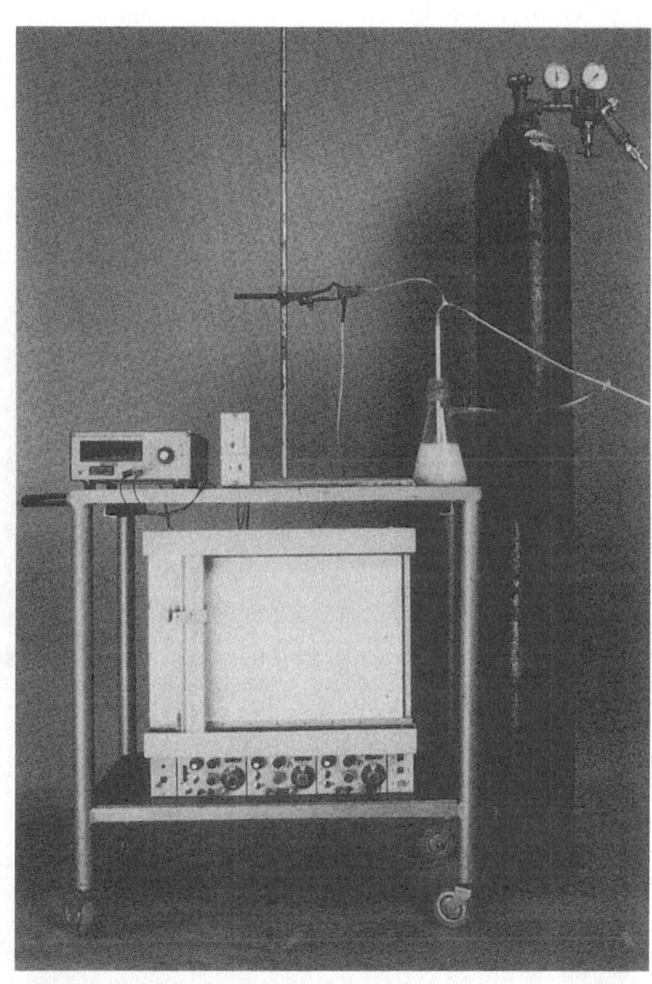

Abb. 3 a. Füll- und Meßeinrichtung für die
Mikroangiographie

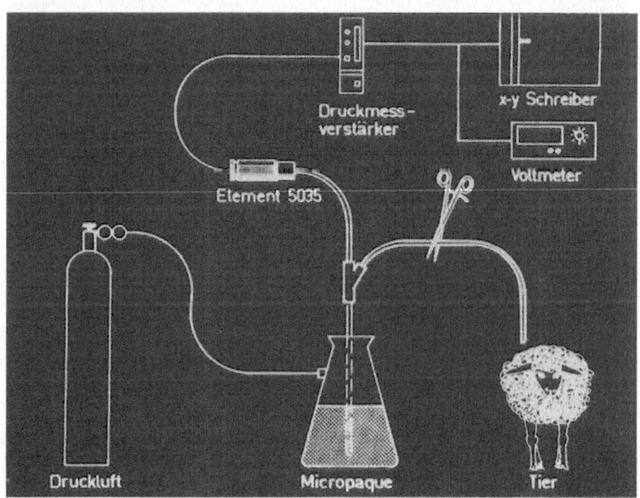

Abb. 3 b. Schema der
Füll- und Meßeinrichtung
für die Mikroangiographie

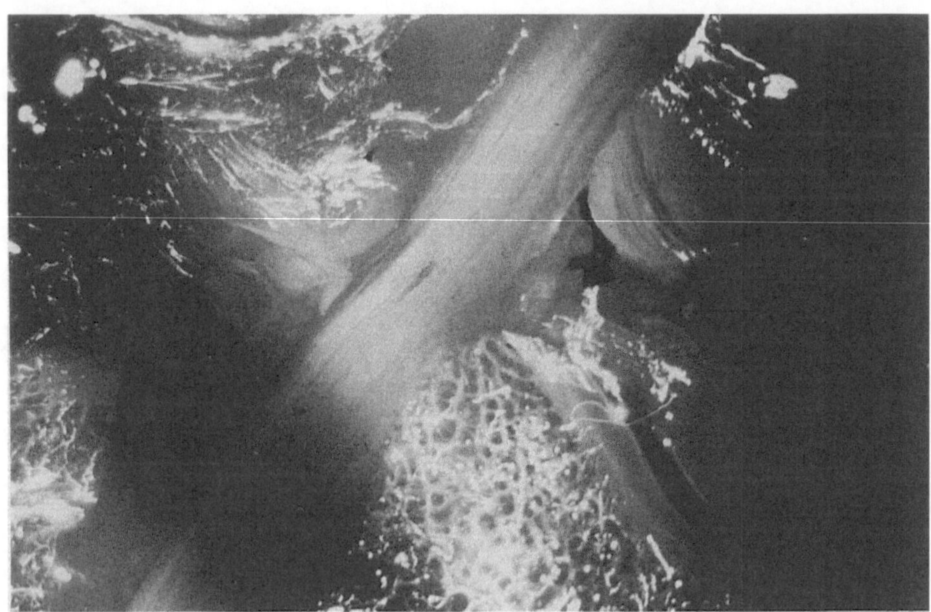

Abb. 4. Übersichtsmikroangiographie, freies Kreuzbandtransplantat unmittelbar postoperativ am Eingang zum tibialen Bohrkanal, keine Gefäßfüllung im freien Transplantat

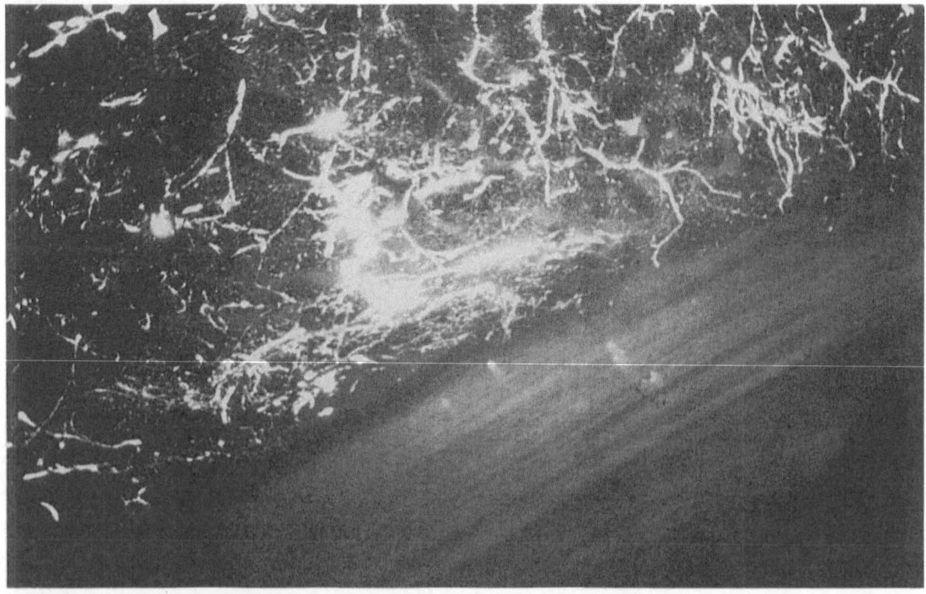

Abb. 5. Distal gestieltes Kreuzbandtransplantat unmittelbar postoperativ, keine Kontrastmittelfüllung im Transplantat. Scharfe Grenze zwischen Transplantat und Knochen am Eingang zum femoralen Bohrkanal Vergrößerung 30fach

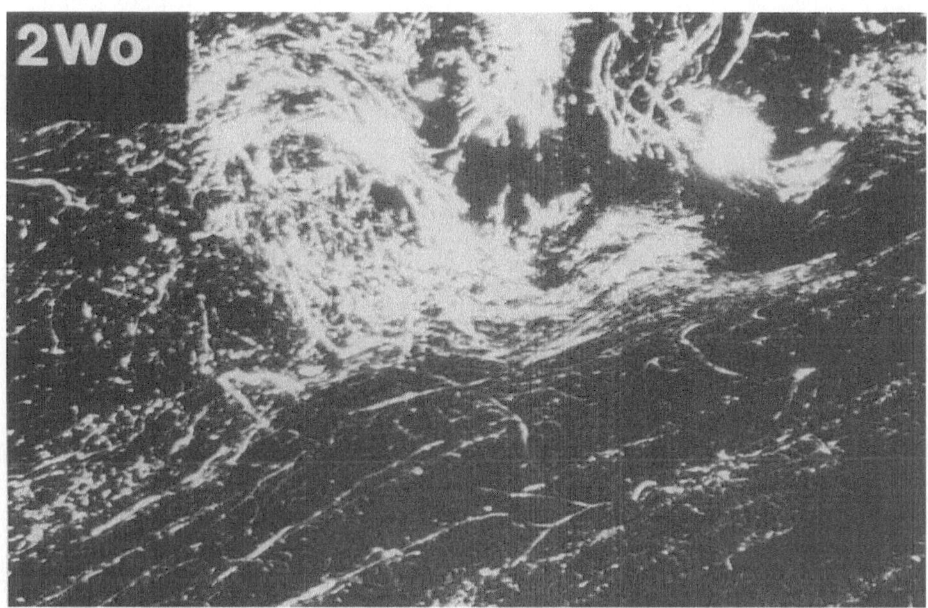

Abb. 6. Freies Kreuzbandtransplantat 2 Wochen postoperativ, feine Gefäßfüllung im Transplantat mit Anastomosen zum Fettkörper, Vergrößerung 25fach

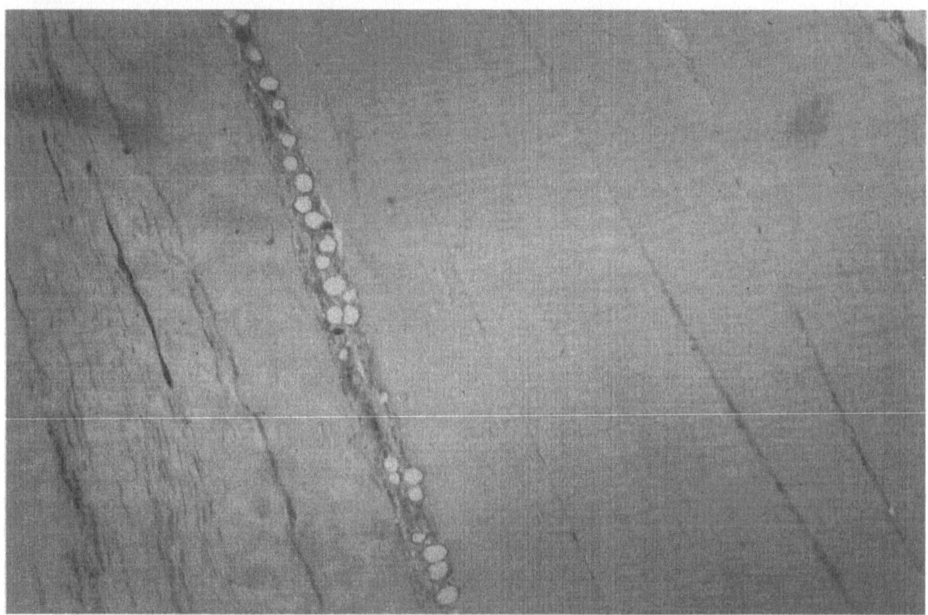

Abb. 7. Freies Kreuzbandtransplantat 2 Wochen postoperativ, straffe Ausrichtung im intermediären Bereich. Im Zentrum zellarme, faserreiche Abschnitte. Zum Rand hin deutlich zunehmender Zellreichtum. Fettzellen in den intertendinösen Spalten, HE 20fach

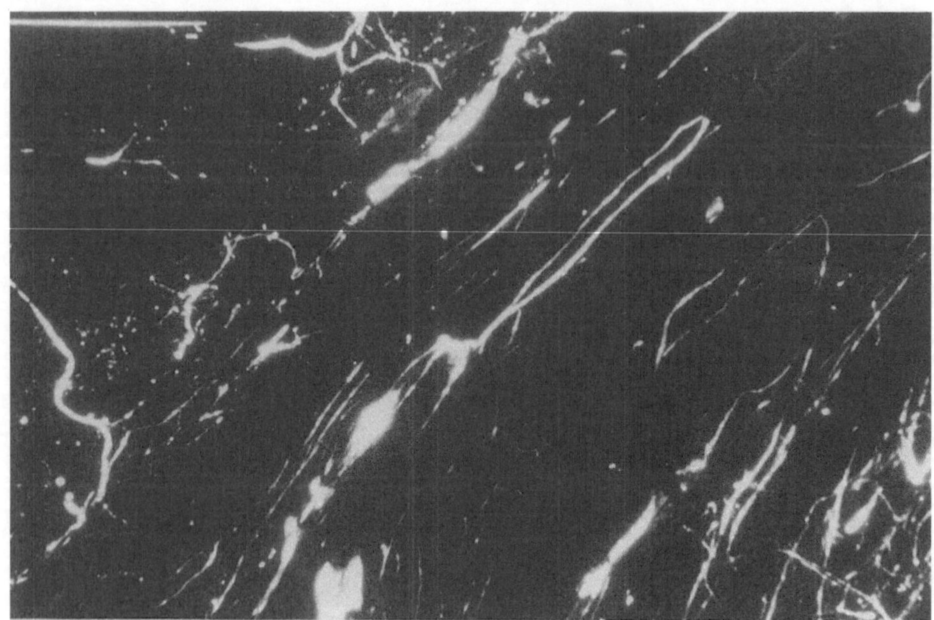

Abb. 8. Distal gestieltes Kreuzbandtransplantat 52 Wochen postoperativ. Teilaufnahme intraartikulärer Bereich. Deutliche Abnahme der Gefäßdichte und der Kalliberstärke der Gefäße, Vergrößerung 25fach

2 Wochen postoperativ ließ sich in allen Gruppen eine deutliche Gefäßfüllung nachweisen (Abb. 6), histologisch zeigten sich nur wenige Tendozyten (Abb. 7).

Zu den folgenden Untersuchungszeitpunkten ließ sich jeweils eine konstant reiche Gefäßfüllung darstellen.

Nach 52 Wochen war diese zwar geringer als zum zeitlichen Beginn der Serie, aber immer noch deutlicher als bei einem normalen vorderen Kreuzband (Abb. 8).

Bei den xenogenen Transplantaten fanden sich weder nach 4, noch nach 8 Wochen Gefäßfüllungen (Abb. 9). Erst nach 26 Wochen ließ sich in diesen Transplantaten eine beginnende Vaskularisierung nachweisen, die nach 52 Wochen weiter zugenommen hatte. Diese Vaskularisierung ging einher mit dem Nachweis von Tendozyten in den intertendinösen Spalten (Abb. 10 a).

Diese Untersuchungen lassen den Schluß zu, daß auch nach 1 Jahr die Anpassungsvorgänge der autogenen wie der xenogenen Transplantate noch nicht abgeschlossen sind.

Dabei läßt die Annahme der Gefäßdichte in der zeitlichen Folge bei den autogenen Transplantaten eine allmähliche Anpassung erkennen, während bei den xenogenen Transplantaten das Auftreten von Gefäßen in den intertendinösen Spalten die Frage offenläßt, ob das xenogene Transplantat allmählich durch körpereigenes Gewebe ersetzt wird und ihm damit lediglich Platzhalter- und Leitschienenfunktion für das nachfolgende körpereigene Gewebe zukommt. Diese wäre gleichbedeutend mit einer wesentlich geringeren Belastbarkeit über einen längeren Zeitraum hin.

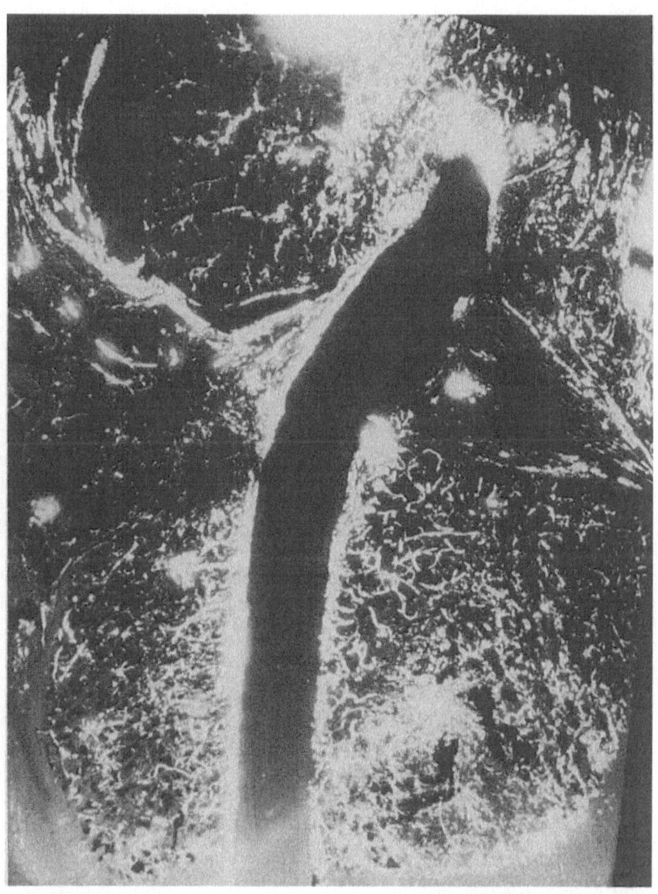

Abb. 9. Xenogenes Kreuzbandtransplantat 4 Wochen postoperativ. Im tibialen Bohrkanal keine Gefäßfüllung im Transplantat. Am Rande des Bohrkanals ausgeprägte Vaskularisierung mit kräftigen Gefäßkalibern

Histologische Ergebnisse

Bei den histologischen Untersuchungen 2 Wochen nach Transplantation fanden sich nur wenige Bindegewebezellen in den Transplantaten. Mit zunehmendem Abstand zum Operationszeitpunkt nahm die Zahl der nachweisbaren anfärbbaren Zellkerne zu. Bei den feingeweblichen Untersuchungen ließen sich zu keinem Zeitpunkt entzündlich-resorptive Zellinfiltrationen nachweisen, die als Zeichen einer Nekrose anzusehen wären.

Ähnliche Beobachtungen wurden von Alm [1] und Whiston u. Walmsley [7] gemacht. Beide deuteten die mangelnde Anfärbbarkeit der Fibrozyten als „degenerative" Veränderung des transplantierten Gewebes. Dabei glich das feingewebliche Bild des transplantierten autogenen Gewebes auch nach 52 Wochen weder dem normalen Patellarsehnengewebe noch einem intakten vorderen Kreuzband.

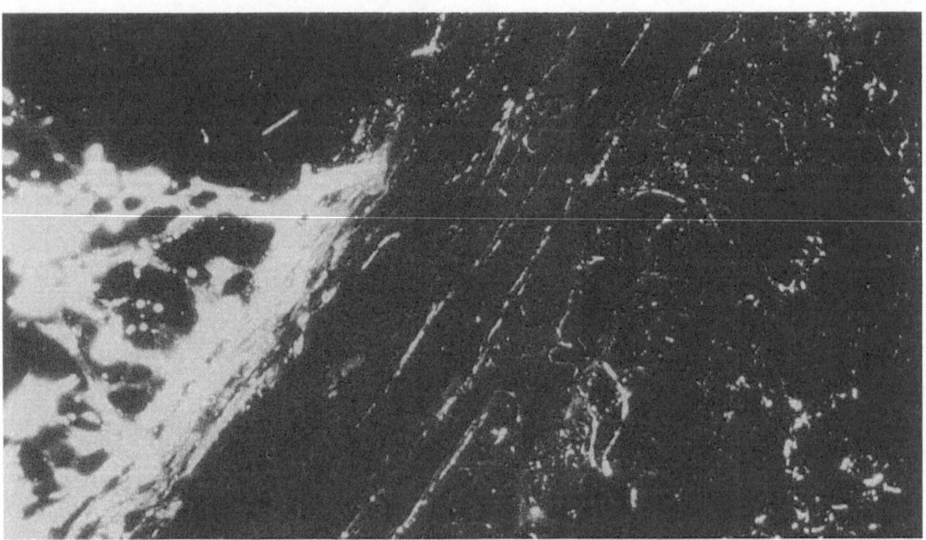

Abb. 10 a. Xenogenes Kreuzbandtransplantat 26 Wochen postoperativ. Deutlich sichtbare längsgerichtete Gefäßfüllungen im xenogenen Transplantat am Eingang zum tibialen Kanal, Vergrößerung 25fach

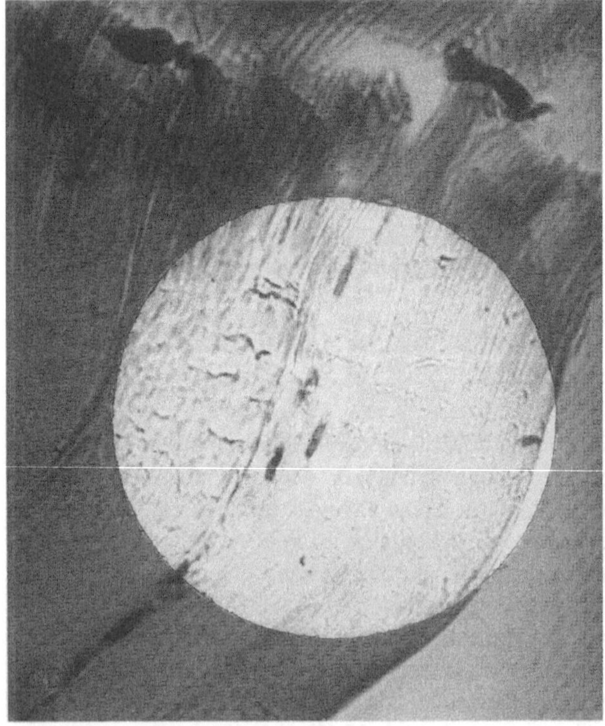

Abb. 10 b. Xenogenes Kreuzbandtransplantat 26 Wochen postoperativ. Im intermediären Bereich deutlich angefärbte Tendozyten in den intertendinösen Spalten, HE 100fach

Biomechanische Ergebnisse

Die mechanischen Untersuchungen auf der Prüfmaschine Rumulus erfolgten mit einer Geschwindigkeit von 20 mm/min, dabei wurde eine Kontollgruppe von intakten Kreuzbändern mit den 3 Transplantatgruppen verglichen. Die Kontrollgruppe zeigte ein charakteristisches einheitliches Zugdehnungsdiagramm, welches als Vergleichswert diente (Abb. 11 a, b).

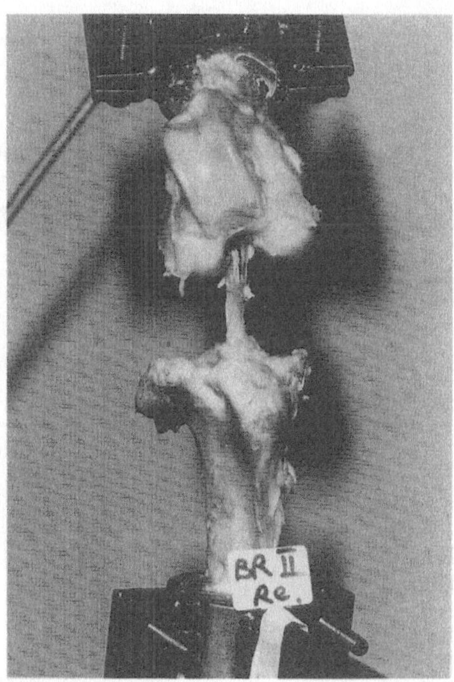

Abb. 11 a. Einspannvorrichtung für die mechanische Prüfung

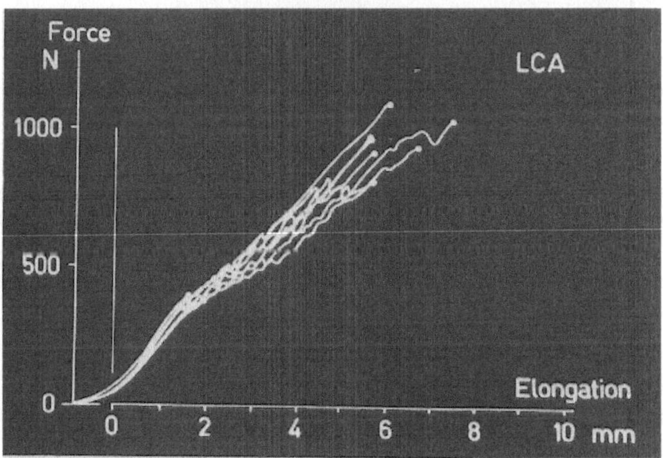

Abb. 11 b. Zug-Dehnungs-Diagramm des normalen intakten vorderen Kreuzbandes am Schaf (n = 8). Die Verschiebung des 0-Punktes auf der Abszisse kennzeichnet den Beginn der linearen Steigung

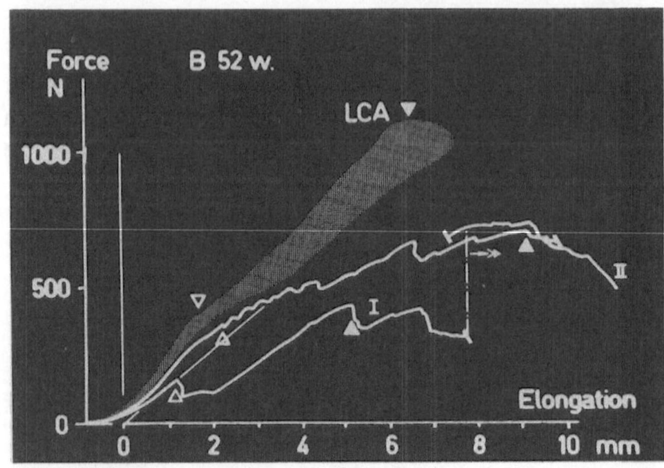

Abb. 12. Zug-Dehnungs-Diagramm der distal gestielten Kreuzbandtransplantate I und II, 52 Wochen postoperativ

Tabelle 2. Steifigkeit

	Links (Gesund) [N/mm]	Rechts (Transplantat) [N/mm]	Rechts/Links [%]
AR I	172	77	45
AR II	231	63	26
BR I	206	138	67
BR II	247	196	79
CR I	237	65	31
CR II	209	98	47
DR I	229	ca. 9	ca. 4
DR II	258	33	13

Bewertet wurde die Steifigkeit als linearer Anteil der Zugdehnungskurve. Die besten Werte erreichten die autogenen, distal gestielten Transplantate mit 67% bzw. 79% Steifigkeit im Vergleich zu den intakten vorderen Kreuzbändern (Abb 12).

Die biomechanischen Ergebnisse der xenogenen Transplantate konnten nicht zum Vergleich herangezogen werden, da 1 Transplantat bei der Explantation eine Teilruptur aufwies und beim 2. Transplantat beim Zugversuch ein Ausriß aus dem femoralen Bohrloch erfolgte. Die mechanischen Untersuchungen zeigen zusammen mit den histologischen und mikroangiographischen Befunden, daß auch nach 52 Wochen die Qualität eines intakten vorderen Kreuzbandes durch die Transplantation noch nicht wiedererreicht ist (Tabelle 2).

Diskussion

Nach heutigem Kenntnisstand beeinflußt ein dosierter Reiz die funktionelle Anpassung von parallelfaserigem kollagenem Bindegewebe. In der hier vorliegenden Studie wurde auf eine definierte Ruhigstellung Wert gelegt, um schädliche Einflüsse auf das Transplantat zu vermeiden und vergleichbare Ausgangssituationen zu schaffen.

Die bei allen autologen Transplantaten nachweisbare rasche, weit über die normale Durchblutung hinausgehende Vaskularisierung ist Zeichen eines vermehrten Um- und Abbaus in der Sehne. Mit zunehmendem Abstand von der Transplantation nehmen Zahl und Größe der Gefäße wieder ab. Die Tatsache, daß aber auch nach 52 Wochen die Transplantate noch eine größere Gefäßdichte als ein normales Kreuzband aufweisen, läßt den Schluß zu, daß auch nach dieser Zeit die Anpassungsvorgänge noch nicht abgeschlossen sind. Am vorderen Kreuzband mit seiner exponierten Lage im Gelenk ohne ein gut durchblutetes Transplantatlager müßten eigentlich Nekrosen bzw. ein Ersatz durch Granulationsgewebe zu erwarten sein. Gewebenekrosen konnten wir jedoch nicht nachweisen.

Möglicherweise spielt hier die von Whiteside u. Sweeny [6] sowie Ginsburg et al. [2] beschriebene synoviale Diffusion für die Ernährung des Transplantates eine wichtige Rolle, bei der sich die Vitalität von Kreuzbändern, die in den suprapatellaren Raum gelegt wurden, über einen Zeitraum von 10 Tagen mit der Hydrogen-wash-out-Technik nachweisen ließ. Ginsburg et al. untersuchten die synoviale Diffusion nach Kreuzbandtransplantation und stellten fest, daß die Ernährung über eine synoviale Diffusion möglich ist und eine wesentliche Rolle bei der Erhaltung der Vitalität spielt.

Schlußfolgerungen für die Klinik

Sofern tierexperimentelle Untersuchungsergebnisse überhaupt Rückschlüsse auf humane Heilungsvorgänge zulassen, kann man folgern, daß der Ersatz des vorderen Kreuzbandes mit autogenem Gewebe möglich und erfolgversprechend ist. Dabei ist nur mit einer langsamen Anpassung und Ausrichtung des transplantieren Gewebes zu rechnen. Im Rahmen der Begleit- und Nachbehandlung sowie bei der Wiederaufnahme von sportlicher Betätigung ist dies zu berücksichtigen, da eine zu frühe Belastung auf ein minder belastbares Transplantat trifft. Eine Begleit- und Nachbehandlung muß diesen Gegebenheiten Rechnung tragen.

In dieser Phase wäre ein begleitender Schutz durch eine temporäre Augmentation des Transplantates wünschenswert, da auch das beschriebene interligamentäre ausgedehnte neutrale Netzwerk [4] durch eine Transplantation nicht wiederhergestellt werden kann und somit das wichtige afferente Meldesystem entfällt, welches durch das Spannungsverhalten in unterschiedlichen Bewegungseinstellungen hervorgerufen wird.

148

Zusammenfassung

Der Ersatz des vorderen Kreuzbandes mit autogenem und xenogenem Gewebe im Tierversuch am Schaf ist möglich, dabei sind Insertionspunkte, Vorspannung und sichere Fixation zu beachten. Histologische, mikroangiographische und biomechanische Untersuchungen im zeitlichen Intervall zeigen, daß nur mit einer langsamen Ausrichtung und Anpassung des transplantieren Gewebes zu rechnen ist und auch nach einem Jahr weder das feingewebliche Bild noch die biomechanische Qualität des vorderen Kreuzbandes wiedererreicht ist. Dies muß bei der Belastung im Rahmen der Begleit- und Nachbehandlung berücksichtigt werden. Das in der Studie verwendete xenogene Gewebe zeigte keine Vorteile. Die Umbauvorgänge erstreckten sich über einen längeren Zeitraum, daß Schicksal dieser Transplantate war im Vergleich zu den autogenen Transplantaten nach 1 Jahr ungewiß.

Literatur

1. Alm A (1973) Survival of part of patellae tendon transposed for reconstruction of anterior cruciate ligament. Acta Chir Scand 139:443–447
2. Arnozky SP, Tarvin GB, Marshall JL (1982) Anterior cruciate replacement using patellar tendon. J Bone Joint Surg [Am] 64:217–224
3. Ginsburg HJ, Whiteside LA, Piper TL (1980) Nutrient pathways in transferred patellar tendon used for anterior cruciate ligament reconstruction. Am J Sports Med 8:15–18
4. McMaster WC, Kouzelos J, Liddle S, Waugh TR (1976) Tendon grafting with glutaraldehyde fixed material. J Biomed Mater Res 10:259–271
5. Schutte MJ, Dabezies EJ, Zimny ML, Happel LT (1987) Neural anatomy of the human anterior cruciate ligament. J Bone Joint Surg [Am] 69:243–246
6. Wentzensen A (1985) Wiederherstellung und biomechanische Bedeutung des vorderen Kreuzbandes am Kniegelenk nach Verletzung – eine klinische und experimentelle Studie. Habilitationsschrift, Tübingen
7. Whiston TB, Walmsley R (1960) Some observations on the reaction of bone and tendon after tunnelling of bone and insertion of tendon. J Bone Joint Surg [Br] 52:377–386
8. Whiteside LA, Sweeny RE (1980) Nutrient pathways of the cruciate ligaments. J Bone Joint Surg [Am] 62:1176–1180

Evaluation lösungsmittelkonservierter Tibialis-anterior-Sehnen zum Kreuzbandersatz

H.-P. Scharf[1], H.-J. Pesch[2] und W. Puhl[1]

[1] Orthopädische Klinik der Universität Ulm, Orthopädische Abteilung des RKU,
Oberer Eselsberg 45, D-89081 Ulm
[2] Pathologisches Institut der Universität Nürnberg-Erlangen, Maximiliansplatz,
D-91054 Erlangen

Einleitung

Ligamentprothesen und bindegewebigen Transplantaten liegen unterschiedliche Philosophien zum Kreuzbandersatz zugrunde.

Die Ligamentprothese soll die mechanische Funktion des vorderen Kreuzbandes auf Dauer übernehmen. Hierzu werden und wurden unterschiedlichste technische Materialien eingesetzt, die außer den mechanischen Anforderungen auch biologischen Erfordernissen gerecht werden müssen. In der mittelfristigen klinischen Anwendung waren die Ergebnisse aller Ligamentprothesen aufgrund von Materialermüdung, Materialbruch und Fremdkörperreaktionen unbefriedigend. Ihr Einsatz bleibt deshalb auf „salvage"-Indikationen beschränkt.

Der Einsatz bindegewebiger Transplantate begann um die Jahrhundertwende. Helferich [20] und Gluck [15] verwendeten Faszie bzw. Haut als Transplantate. Etwa zur selben Zeit wurde die Verwendung autologer Faszie zur Rekonstruktion von Sehnen und Kniebändern erstmals beschrieben [27, 28]. Daß die primären mechanischen Funktionen bindegewebiger Transplantate nicht von deren Vitalität abhängen, konnte Pate [41] mit seinen Untersuchungen zeigen. Autogene Transplantate gehören deshalb zu den homostatischen Transplantaten [35]. Ihre Eignung wird durch die strukturellen und biomechanisch funktionellen Parameter ihrer extrazellulären Matrix bestimmt, die Vitalität ihrer Zellen hat keinen Einfluß.

Zum Kreuzbandersatz stehen unterschiedliche Transplantate zur Verfügung. Verwendet werden überwiegend autogene oder allogene Sehnen, Band- oder Faszienanteile. Sie übernehmen temporär die einwirkenden Kräfte und dienen als gewebliche Leitschiene für die Formation einer neuen, bandähnlichen Struktur. Diese Funktionen werden von dem extrazellulären, avitalen kollagenen Fasergerüst übernommen. Die Tendo- bzw. Fibrozyten haben auch keine Bedeutung für das Schicksal des autogenen Transplantates. Sie sind in der Mehrzahl nach 2 Tagen avital [30]. Das kollagene Fasergerüst wird nach und nach durch ein Narbengewebe ersetzt, das eine dem Kreuzband ähnelnde Struktur erreichen kann.

Die grundsätzlichen Anforderungen an bindegewebige Transplantate haben McMaster et al. [38 a] wie folgt definiert:

- Eignung und einfache Lagerbarkeit,
- Eignung entsprechend den aktuellen Operationstechniken,
- keine antigenen oder karzinogenen Eigenschaften,

Hefte zu der Unfallchirurg, Heft 234
L. Claes (Hrsg.)
© Springer-Verlag Berlin Heidelberg 1994

- Ersatz durch körpereigenes Gewebe,
- funktioneller Ersatz des körpereigenen Gewebes,
- adäquate mechanische Eigenschaften.

Dieser Katalog von Anforderungen muß um hygienische Aspekte erweitert werden. Transplantate müssen über eine gesicherte Sterilität verfügen, die insbesondere die Kontamination mit Viren sicher ausschließt. Um die Gesamtheit dieser Anforderungen zu erfüllen, müssen Allografts konserviert und sterilisiert werden.

Eine einfache und schonende Möglichkeit bindegewebige Transplantate durch Trocknung zu konservieren, ist der Wasserentzug mit organischen Lösungsmitteln, ein Konservierungsverfahren, das HIV-Viren [10, 11] inaktiviert. In Kombination mit der γ-Strahlen-Sterilisation liegen befriedigende experimentelle [42, 43, 45] und klinische Ergebnisse [55, 56] für lösungsmittelkonservierte Dura mater und Fascia lata vor. Der Einsatz lösungsmittelkonservierter Transplantate zum Ersatz oder zur Augmentation von Kreuzbandverletzungen ist bisher nicht beschrieben worden. Die derzeit verfügbaren, ausschließlich membranösen Transplantate sind nur bedingt geeignet. Ihre biomechanischen Eigenschaften sind für die Anforderungen beim Kreuzbandersatz unzureichend. Ihre Länge und Dicke müssen durch Einrollen oder Vernähen auf geeignete Dimensionen gebracht werden.

Ein solides lösungsmittelkonserviertes Transplantat, das in seinen Dimensionen und mechanischen Eigenschaften den Anforderungen für einen Kreuzbandersatz genügt, muß erst entwickelt werden. Aufgrund ihrer Länge und Reißkraft erscheint die Tibialis-anterior-Sehne geeignet.

Vor einem klinischen Einsatz sollten folgende Fragen geklärt werden:

1. Welche strukturellen und ultrastrukturellen Veränderungen der Tibialis-anterior-Sehne treten infolge der Konservierung auf?
2. Wie verändern sich die biomechanischen Eigenschaften der Sehne durch die Konservierung?
3. Findet ein biologischer Umbau der Sehne als Ersatz des Kreuzbandes im Tierversuch statt, und welche Gewebe- und zellulären Reaktionen sind im Tierexperiment zu beobachten?

Zur Beantwortung dieser Fragen wurden morphologische, biomechanische und tierexperimentelle Untersuchungen durchgeführt.

Material und Methode

Als Transplantate wurden humane Tibialis-anterior-Sehnen (ATT-Pfrimmer) mit Lösungsmitteln getrocknet und in einer Dosierung von 2,5 Mrd γ-strahlen-sterilisiert. Ihre Länge und Dicke war individuell unterschiedlich und schwankte zwischen 9,7 und 12,4 cm, bzw. 6–8 mm im Durchmesser.

In-vitro-Untersuchungen

6 Sehnen wurden für die histologische Strukturanalyse 24 h lang in Ringer-Lösung rehydratisiert und in 12 kleine Proben unterteilt. Nach Formalinfixation wurden alternierend 2,5 µm dicke Längs- bzw. Querschnitte angefertigt und mit HE bzw. mit Resorzinfuchsin nach van-Gieson gefärbt. Zum Vergleich wurden 2 native Tibialis-anterior-Sehnen präpariert.

Die Ultrastruktur wurde rasterelektronenmikroskopisch untersucht. 2 native und 6 konservierte Sehnen wurden durch Zerreißen im trockenen Zustand halbiert. Aus der freigelegten inneren Oberfläche wurden einzelne Faserbündel herausgezupft und mit 20 nm Gold besputtert. Alle Proben wurden systematisch im Rasterelektronenmikroskop mit einer Wolframkathode bei 20 kV Beschleunigungsspannung durchgemustert und dokumentiert.

Die quantitative Auswertung erfolgte bei 60000facher Vergrößerung mit Hilfe eines Bildanalysesystems[1]. Die Dicke der Kollagenfibrillen und die Langperiode der einzelnen Fibrillen wurde gemessen. Für jede Probe wurden Mittelwerte und Standardabweichungen beider Parameter, basierend auf 100 vermessenen Videobildern, berechnet.

Biomechanische Untersuchungen

Die maximale Zerreißkraft und die Längenzunahme bis zum Riß wurde an 16 Sehnen untersucht[2].

Die Prüfungen erfolgten auf einer Universalprüfmaschine[3] bei den Geschwindigkeiten 100, 300 und 500 mm/min. Die getrockneten Sehnen wurden mit Keilspannköpfen vom Typ Z1.8D fixiert, die Dehnung der Sehnen wurde über 2 Meßfühler elektronisch erfaßt. Die Meßstrecke betrug 40 mm. Akzeptiert wurden die Messungen nur, wenn der Bruch mindestens 5 mm entfernt von der Einspannung erfolgte.

In-vivo-Untersuchungen

Das biologische Verhalten wurde tierexperimentell getestet. Für den Tierversuch wurden 20 männliche Merinoschafe mit einem Körpergewicht von 50–60 kg gewählt. Die Tiere wurden vor dem Versuch tierärztlich untersucht und in der Zentralen Tierversuchsanstalt der Universität Ulm gehalten.

Bei allen Schafen wurde das linke Kniegelenk operiert. Die operativen Eingriffe erfolgten in 2 Gruppen zu je 10 Tieren. Die Gruppen unterschieden sich in 2 Punkten der Operationstechnik:

---

[1] ASM 68 K, Firma Leitz, 6330 Wetzlar.
[2] Die Versuche wurden am Institut für Bauweise und Konstruktionsforschung der Deutschen Forschungs- und Versuchsanstalt für Luft- und Raumfahrt, 7000 Stuttgart durchgeführt.
[3] Zwick Nr. 1494, Firma Zwick, 7900 Ulm.

152

Gruppe I. Die Transplantate wurden mit je 1 Metallkrampe[4] proximal und distal fixiert. Die Achillessehne wurde nicht durchtrennt.

Gruppe II. Die Transplantate werden mit je 2 Kleinfragmentspongiosaschrauben und Kunststoffbeilagscheiben fixiert. Die Achillessehne wurde im Übergang vom mittleren zum distalen Drittel durchtrennt.

Die Tiere beider Gruppen wurden randomisiert den Tötungsterminen 12, 24, 36, 48 und 60 Wochen postoperativ zugeordnet (Tabelle 1). 6 Tiere der 48-Wochen-Gruppe wurden zur biomechanischen Untersuchung vorgesehen, an den anderen Terminen wurden je 3 Tiere für die histologische Untersuchung getötet.

Operationsverfahren

Alle Tiere wurden in Intubationsnarkose und Rückenlage über einen lateralen Zugang operiert. Das vordere Kreuzband wurde an seinen Ansatz- und Ursprungsstellen scharf reseziert und anschließend mit einem Zielgerät 6 mm dicke Bohrkanäle zu den ehemaligen Insertionsstellen gebohrt. Das 24 h lang rehydratisierte Transplantat wurde durch die Bohrkanäle eingezogen und entsprechend der Gruppeneinteilung verankert.

Tabelle 1. Gruppeneinteilung der Tiere mit Laufzeiten und Untersuchungsmethoden

	Tier	Zeit	Methode
Gruppe I	301	36 Wo	Histo
	302	24 Wo	Histo
	303	60 Wo	Histo
	304	36 Wo	Histo
	305	60 Wo	Histo
	306	48 Wo	Histo
	307	24 Wo	Histo
	308	48 Wo	Biomech
	309	48 Wo	Biomech
	310	48 Wo	Biomech
Gruppe II	311	48 Wo	Biomech
	312	12 Wo	Histo
	313	12 Wo	Histo
	314	24 Wo	Histo
	315	12 Wo	Histo
	316	48 Wo	Histo
	317	60 Wo	Histo
	318	36 Wo	Histo
	319	48 Wo	Biomech
	320	48 Wo	Biomech

---

[4] Fixation Staple Nr. 128692, Firma Richards, USA.

Versuchsauswertung

Nach dem Töten der Tiere wurden beide Hinterläufe im Hüftgelenk exartikuliert und alle Kniegelenke anschließend in 2 Ebenen sowie von Hand gehalten im seitlichen Strahlengang geröngt.

Bei der Präparation der Kniegelenke wurden Veränderungen der Membrana synovialis und Knorpelschäden ebenso wie Beschaffenheit und Stabilität des Transplantates beschrieben und photodokumentiert. Folgende Proben wurden zur Aufarbeitung entnommen und zugeschnitten:

- Gelenkkapsel aus dem oberen medialen Rezessus,
- Knorpel/Knochen aus dem Patellargleitlager,
- intraartikulärer Anteil des Transplantates,
- knöcherne Insertion des Transplantates,
- femoraler und tibialer Bohrkanal,
- proximale und distale Verankerungsstelle,
- makroskopisch auffällige Gewebeanteile.

6 operierte Kniegelenke wurden biomechanisch untersucht; zum Vergleich diente das kontralaterale Kniegelenk. Die Testung erfolgte entsprechend der von Claes et al. [7] angegebenen Methode.

Ergebnisse

Die Ergebnisse werden getrennt nach In-vitro- und In-vivo-Untersuchungen dargestellt.

Morphologische In-vitro-Ergebnisse

Die Architektur der konservierten Sehnen war ungestört erhalten. Die kollagenen Fasern verliefen streng unidirektional parallel angeordnet (Abb. 1). Ihre Zellen waren zerstört, die Zellkerne pyknotisch, geschrumpft oder z.T. verdämmert. Die Faserbündel wurden durch bindegewebige Septen zusammengefaßt, in denen die Blutgefäße verliefen. Dieser feingewebliche Aufbau wurde nur partiell von dichten, solide wirkenden, strukturlosen Sehnenabschnitten (Abb. 2) unterbrochen. Einzelne primäre Faserbündel waren an diesen Stellen nicht mehr erkennbar. Ausdehnung und Häufigkeit dieser „Verleimungsareale" waren in den einzelnen Sehnen, aber nicht in den einzelnen Abschnitten einer Sehne, unterschiedlich ausgeprägt. Durch Modifikationen der Trocknungsgeschwindigkeit konnte das Ausmaß der „Verleimungen" beeinflußt werden.

Rasterelektronenmikroskopie

Die Ultrastruktur der nativen Tibialis-anterior-Sehnen zeigte parallel verlaufende, leicht geschlängelte kollagene Faserbündel unterschiedlicher Dicke. Die Bündel der dicht aneinandergepackten Fibrillen waren stellenweise durch die Rißpräparation auf-

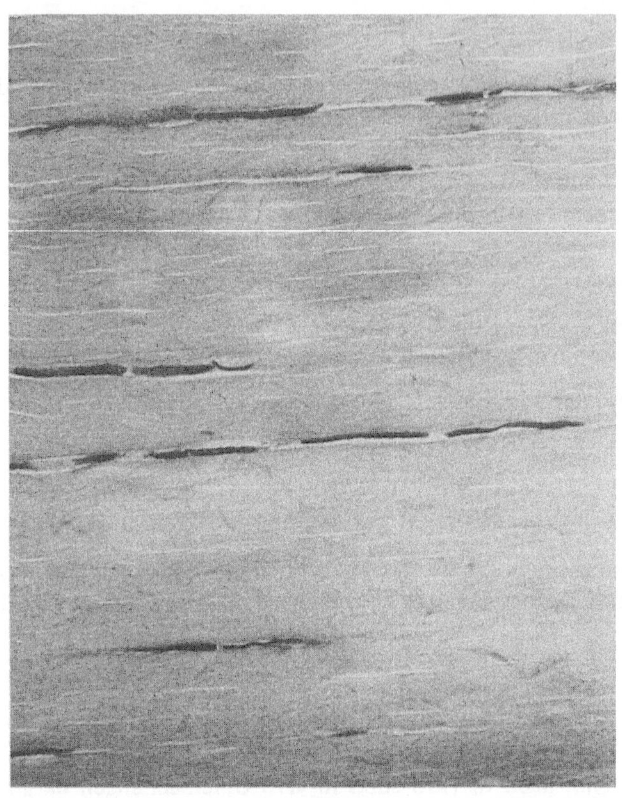

Abb. 1. Legende s.S. 155

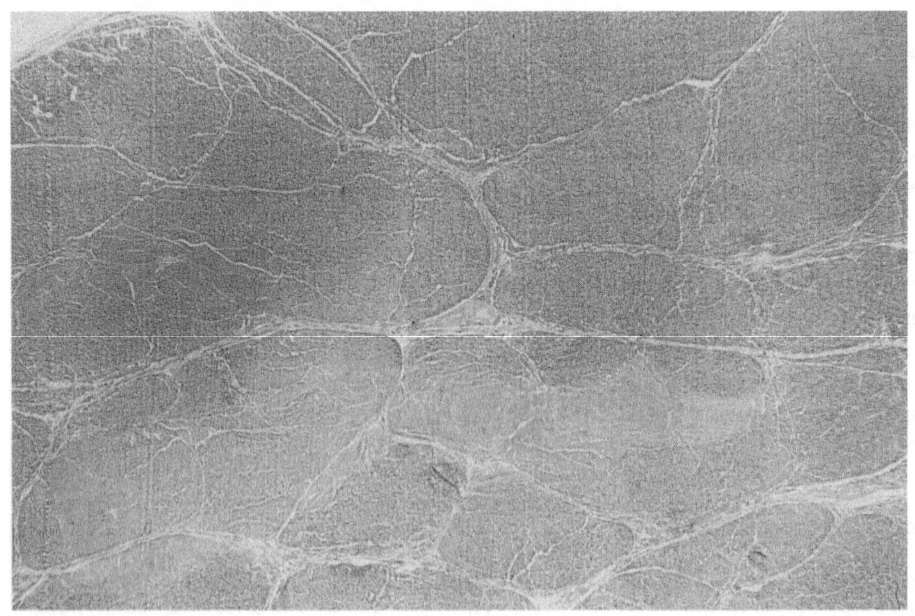

Abb. 2. Legende s.S. 155

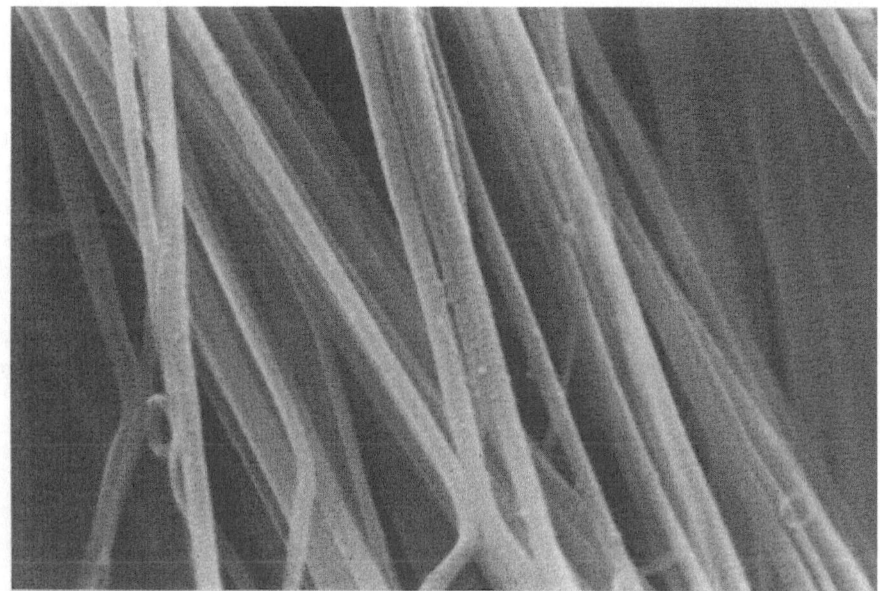

Abb. 3. REM-Aufnahme der dissezierten inneren Rißfläche einer lösungsmittelkonservierten Tibialis-anterior-Sehne mit parallel verlaufenden Fibrillen, 20.000fach

gefasert. Die Fibrillendurchmesser schwankten in einem Bereich von 20–200 nm mit einem Mittelwert von 87,0 ± 36,3 nm. Die Langperiode hatte einen mittleren Abstand von 49 ± 10 nm.

Die lösungsmittelkonservierten Tibialis-anterior-Sehnen zeigten einen analogen Aufbau (Abb. 3). Die Faserbündel setzten sich aus strukturell unveränderten kollagenen Fibrillen zusammen, die ähnlich der nativen Sehne langstreckig untereinander verwoben waren und eine regelmäßige Langperiode aufwiesen.

Die einzelnen Fibrillen hatten unterschiedliche Durchmesser bei einem Mittelwert von 85,1 ± 30,1 nm. Die Langperiode, ausgemessen an 327 Fibrillen, unterschied sich mit einem Mittelwert von 53,2 ± 9,2 nm nicht von der nativen Sehne.

◄ **Abb. 1.** Histologischer Aufbau einer lösungsmittelkonservierten Tibialis-anterior-Sehne. Im *Längsschnitt* parallel angeordnete kollagene Fasern mit nekrotischen Tendozyten (–), HE 250fach

Abb. 2. Histologischer Querschnitt einer partiell „verleimten" lösungsmittelkonservierten Tibialis-anterior-Sehne. Einzelne primäre Bündel mit Verlust der Faserstruktur, HE, 100fach

156

Biomechanische In-vitro-Ergebnisse

Die Kraft-Dehnungsdiagramme lösungsmittelkonservierter Sehnen zeigten bei allen Testgeschwindigkeiten den für Sehnengewebe charakteristischen Verlauf mit einem initial linearen Verhalten. Auch die verschiedenen Verformungsgeschwindigkeiten hatten keinen Einfluß auf den Kurvenverlauf. Der Mittelwert der Zerreißkraft betrug bei der Testgeschwindigkeit 100 mm/min 1,5 kN ± 0,33 (Tabelle 2). Die Dehnung beim Riß nahm abhängig von der Geschwindigkeit zu. Sie betrug bei der langsamen Untersuchungsgeschwindigkeit im Mittel 88% ± 29 der Ausgangslänge und erhöhte sich auf 118% ± 28 (Tabelle 2).

Die Grenze des elastischen Verhaltens war bei den einzelnen Proben unterschiedlich. Sie lag im Mittel bei einer Dehnung zwischen 15–20% der Ausgangslänge und wurde durch eine Kraft von 100–200 N erreicht.

Tabelle 2. Maximale Zerreißkraft und Rißdehnung lösungsmittelkonservierter Tibialis-anterior-Sehnen bei unterschiedlichen Geschwindigkeiten

Sehne [Nr.]	Geschwindigkeit [mm/min]	Fmax [kN]	Rißdehnung [%]
57250	100	1,6	87,8
57252	100	1,2	34,7
57254	100	1,9	96,1
57255	100	1,0	117,1
57257	100	1,6	85,9
57258	100	1,7	111,7
Mittelwert		1,5 ± 0,33	88 ± 29,3
57262	300	1,9	149,1
57262	300	1,5	114,1
57266	300	1,3	83,1
57266	300	0,9	71,3
Mittelwert		1,4 ± 0,41	104 ± 34,8
57250	500	1,6	115,4
57252	500	1,8	121,3
57254	500	1,8	155,4
57255	500	1,2	142,6
57257	500	1,7	76,3
57258	500	1,9	102,0
Mittelwert		1,6 ± 0,25	118 ± 28,3

In-vivo-Ergebnisse

Der operative Eingriff und die postoperative Phase verlief bei allen Tieren unauffällig. Die Kontrollen zeigten eine primäre Wundheilung. Die Achillotenotomie in der Gruppe II heilte ebenfalls primär und ohne funktionelle Einschränkung. Diese Tiere schonten den operierten Lauf 10–14 Tage postoperativ. Durch die Achillotenotomie wurde jedoch keine Immobilisation, sondern nur eine verlängerte Entlastung erreicht.

Im Röntgenbild waren bei allen Tieren die Femurkondylen, Tibiaplateau, Patella und Patellargleitlager normal geformt, die Gelenkflächen waren glatt begrenzt. Radiologische Zeichen einer Osteoarthrose waren nicht nachweisbar. In den gehaltenen Aufnahmen betrug die vordere Schublade für die gesunden Kniegelenke 2,7–4 mm. Bei den linken Kniegelenken war der Mittelwert 6 mm. Der Seitenunterschied war nicht-signifikant, und die einzelnen Ergebnisse schwankten erheblich.

Die makroskopischen und mikroskopischen Befunde werden getrennt für die beiden operativen Gruppen in ihrer chronologischen Reihenfolge dargestellt.

Gruppe I

In der Gruppe I waren die intraartikulären und periartikulären Weichteile reizlos. Die Gefäßzeichnung war unauffällig, Ergußbildungen oder Fibrinausschwitzungen fielen bei zarter Synovialmembran nicht auf.

Das Patellargleitlager war bei allen Tieren in unterschiedlichem Ausmaß arthrotisch verändert. Der Schweregrad der Knorpelschäden reichte von einer einfachen Aufrauhung der Oberfläche (Grad I) bis zu tiefen Ulzerationen (Grad III).

Im Gegensatz hierzu waren die Gelenkflächen der Femurkondylen und des Tibiaplateaus glatt und hatten eine spiegelnde Oberfläche. Die Menisken waren ohne Rißbildung erhalten, ihr freier Rand scharf begrenzt.

Die Transplantate waren bei allen Tieren erhalten und von einer feinen Synovialmembran überzogen. Sie waren von unterschiedlicher Dicke und Beschaffenheit (Abb. 4).

Sägeschnitte durch den lateralen Femurkondylus und das mediale Tibiaplateau ermöglichten die Inspektion des transossären Bohrkanals. Seine Form war nicht mehr kreisrund, sie hatte sich durch Knochenanbau vom Rand her verformt, der Durchmesser hatte abgenommen. Der Kanal war ausgefüllt von einem weißlich-festen Bindegewebe (Abb. 5), das der knöchernen Wandung allseits anlag.

Mikroskopische Befunde. Histologisch war die Synovialis bei allen Schafen unauffällig. Die Veränderungen des Knorpels im Patellargleitlager entsprachen der makroskopisch beschriebenen Arthrose.

Die Knorpeloberfläche war eröffnet, und je nach Schweregrad zogen unterschiedlich tiefe Spalten bis in die Zone des verkalkten Knorpels. An den Rändern der Spalten lagen einzelne Knorpelkluster, im Grund der Ulzera war der subchondrale Knochen eröffnet.

Die intraartikulären Anteile der Transplantate bestanden bei allen Tieren aus vitalem, unterschiedlich dichtem kollagenem Bindegewebe (Abb. 6). Eine zarte, neuge-

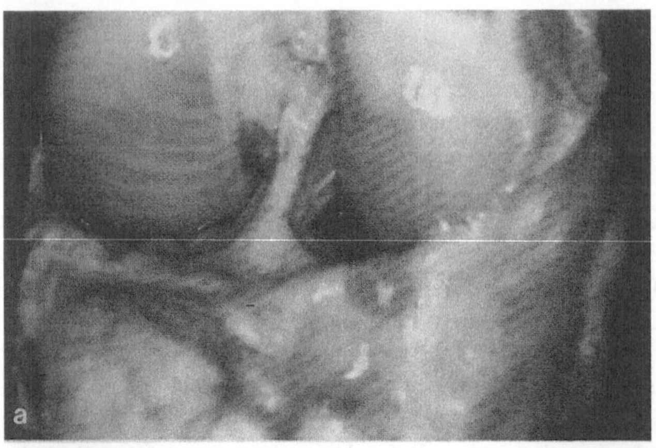
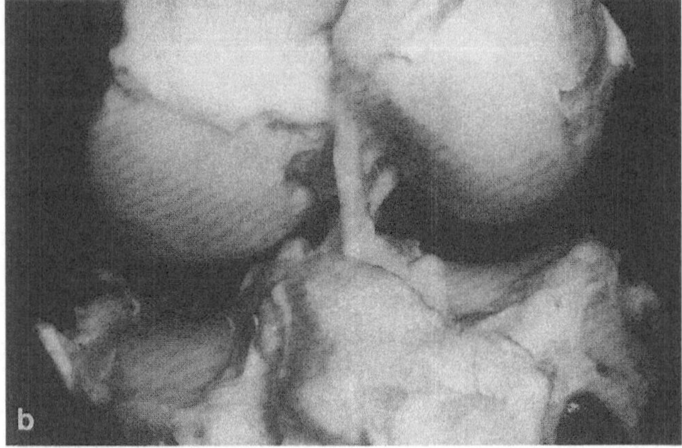

Abb. 4 a, b. Intraartikuläre Abschnitte der Transplantate. **a** Tier 305, 60 Wochen post operationem, kräftiges Transplantat. **b** Tier 306, 48 Wochen post operationem, ausgedünnter, deutlich reduzierter Kreuzbandersatz

bildete Synovialmembran bedeckte die Transplantate. Die Kollagenfasern waren überwiegend unidirektional, wurden aber stellenweise durch ein knäuelförmiges Narbengewebe unterbrochen. Das Ausmaß dieser Strukturstörungen war bei einzelnen Tieren unterschiedlich, ohne erkennbaren Zusammenhang mit dem Arthrosegrad. Anteile mit aufgelockerter Struktur, insbesondere in den Randbereichen, wechselten sich mit dicht gepackten, straffen Bandanteilen ab. Zwischen den Fasern lagen gleichmäßig verteilt Fibrozyten. Im Gegensatz zur Tibialis-anterior-Sehne waren die Zellkerne größer und breiter, die Zelldichte höher. Abstoßungsreaktionen des Transplantates waren nicht zu erkennen. Die Bohrkanäle wurden im Querschnitt von einem neugebildeten kollagenen Bindegewebe unterschiedlicher Dichte ausgefüllt.

Unregelmäßig verteilt waren kleine Reste „verleimter" Sehnenfragmente nachweisbar, die teilweise lymphozytäre Zellhaufen umgaben.

Die Kontaktzonen zwischen Knochen und Transplantat zeigten unterschiedliche Reaktionsformen. Bei direktem Kontakt verbanden überbrückende Faserbündel, ähn-

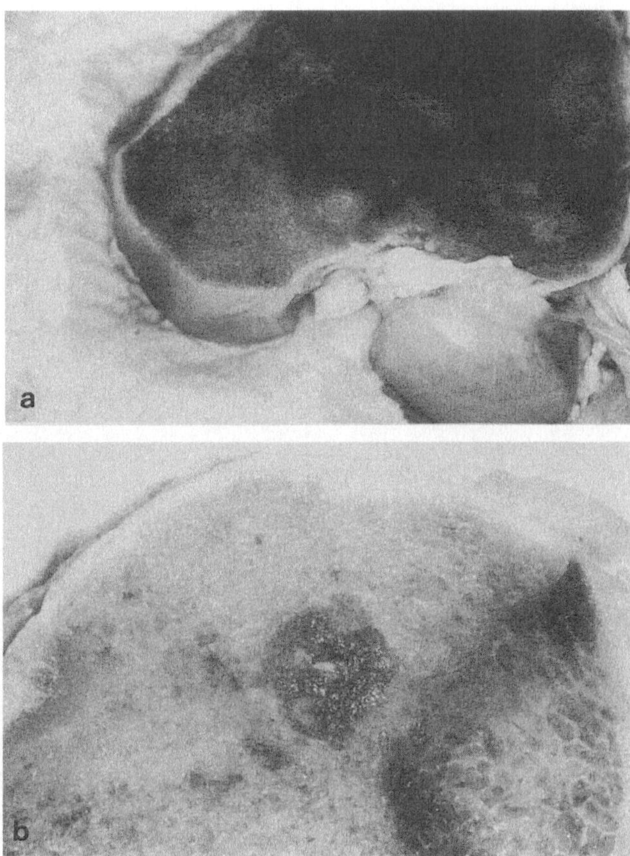

Abb. 5 a, b. Transossärer Bohrkanal. **a** Tier 303 (60 Wochen post operationem). **b** Tier 306 (48 Wochen post operationem) ausgefüllt mit weißlich-glasigem Bindegewebe (–)

lich den Sharpey-Fasern, frühzeitig beide Gewebe. Gleichzeitig war in benachbarten Abschnitten Knochen und Transplantat durch ein lockeres, markähnliches Fettgewebe voneinander getrennt.

Gruppe II

In der Gruppe II zeigten sich analoge Verhältnisse. Die Synovialis war zart mit normaler Gefäßzeichnung, die periartikulären Weichteile waren unauffällig. Die arthrotischen Knorpelläsionen beschränkten sich auf das Patellargleitlager und waren nur bei 3 Tieren vorhanden.

Die Transplantate waren bei allen Tieren erhalten. Ihr intraartikulärer Verlauf war korrekt, und ihre Beschaffenheit war im Vergleich zur Gruppe I einheitlich kräftiger (Abb. 7).

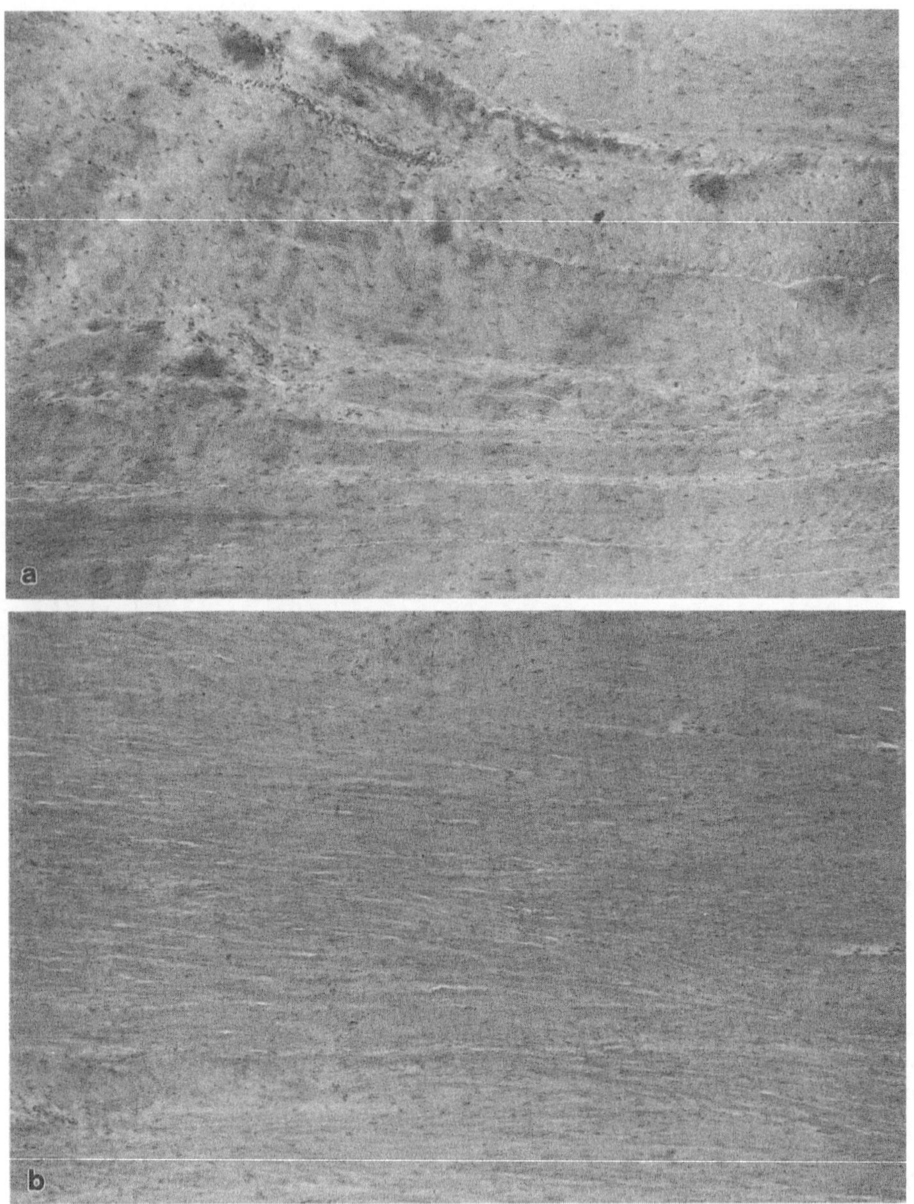

Abb. 6 a, b. Feingeweblicher Aufbau der intraartikulären Anteile der Transplantate. **a** Tier 301, 36 Wochen post operationem, HE, 32fach. **b** Tier 303, 60 Wochen post operationem, HE, 125fach

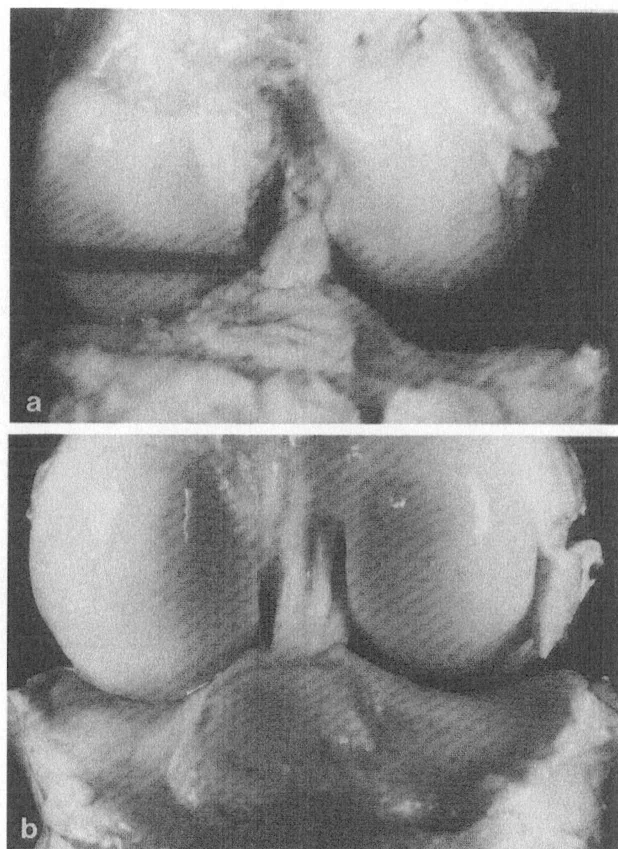

Abb. 7 a, b. Intraartikuläre Abschnitte der Transplantate. **a** 12 Wochen und **b** 48 Wochen post operationem

Die Querschnitte des Bohrkanals waren von einem weißen, hellen und spiegelnden Bindegewebe ausgefüllt. Seine Form veränderte sich ebenfalls mit zunehmendem zeitlichem Abstand zur Operation.

Die histologischen Befunde des Synovial- und Knorpelgewebes entsprachen den Ergebnissen der Gruppe I.

Die intraartikulären Abschnitte der Transplantate waren vollständig umgebaut und bestanden aus neuem kollagenem Fasergewebe (Abb. 8) mit überwiegend unidirektionaler Anordnung, die nur selten und abschnittsweise kleine knäuelförmige Narben durchbrachen. Alle Transplantate bedeckte eine reizlose Synovialmembran ohne exsudative oder proliferative Veränderungen.

Die Gewebereaktionen im Bohrkanal waren zur Gruppe I identisch. Schon 12 Wochen nach der Operation war der gesamte Querschnitt des Transplantates vital und reorganisiert.

Abb. 8. Längsschnitt des intraartikulären Transplantatabschnittes mit gleichmäßig angeordneten kollagenen Fasern (Tier 313, 12 Wochen post operationem, HE, 100fach)

Biomechanische Ergebnisse

Das vordere Kreuzband des rechten Kniegelenks hatte eine mittlere maximale Zerreißkraft von 1488 N (Tabelle 3) und versagte bei einer Dehnung um 4,5 mm. Das Kreuzband riß nie ligamentär, es wurde stets ein knöchernes Medaillon aus dem Tibiaplateau ausgesprengt. Die Kraft-Dehnungsdiagramme hatten einen charakteristischen Verlauf.

Das Kreuzband des linken Kniegelenks konnte nur bei 5 Tieren untersucht werden, da bei dem Tier 310 das Transplantat so reduziert war, daß eine sinnvolle Kraftmessung nicht möglich war. Die maximale Zerreißkraft war im Vergleich zur gesunden Seite deutlich verringert (Tabelle 4). Aufgrund dieser niedrigen Werte konnte die Steifigkeit mit der vorgegebenen Definition nicht berechnet werden. Die Dehnung bis

Tabelle 3. Maximale Zerreißkraft (N), Steifigkeit (N/mm) und Dehnung beim Riß (mm) für das intakte rechte vordere Kreuzband

	Tier [Nr.]	Fmax [N]	Steifigkeit [N/mm]	Dehnung [mm]
Gruppe I	308	1470	142,3	4,25
	309	1360	112,5	5,30
	310	1080	141,7	4,50
Gruppe II	311	1790	138,0	4,00
	319	1410	120,0	5,75
	320	1820	138,0	5,50
	n = 6	1488,3 ± 279	132,1 ± 12	4,8 ± 0,7

Tabelle 4. Maximale Zerreißkraft (Fmax) und Steifigkeit (N/mm) des rekonstruierten linken Kreuzbandes 1 Jahr postoperativ

	Tier [Nr.]	Fmax [N]	Steifigkeit [N/mm]	Dehnung [mm]
Gruppe I	308	22	0,0	4,75
	309	60	0,0	4,0
Gruppe II	311	135	8,3	14,5
	319	680	105,0	7,1
	320	805	90,0	5,75
	n = 5	340 ± 371	67,8 ± 52	7,2 ± 4,2

zum Riß war mit 4,75 mm und 4,0 mm der gesunden Seite angenähert. Die Transplantate versagten regelmäßig osteoligamentär im distalen Bohrkanal.

Die histologischen Präparate aus dem Rißbereich zeigten mehrere kleine Knochenfragmente, die noch fest mit dem Transplantat verankert und auf der anderen Seite knöchern abgerissen waren (Abb. 9).

Diskussion

Autogene und allogene Transplantate sollten im Gegensatz zu den Ligamentprothesen mit ihrer avitalen extrazellulären Matrix die Funktionen einer gewebigen Leitschiene und eines temporären Kraftträgers übernehmen. Autogene Transplantate sind biologisch hochwertig, jedoch mit den Nachteilen einer Ausdehnung und Verlängerung des operativen Eingriffes und dem Setzen eines Gewebedefektes untrennbar verbunden. Allogene Transplantate vermeiden diese Nachteile. Sie bedürfen andererseits der Konservierung zum Schutz des Gewebes vor Autolyse und um eine einfache Handha-

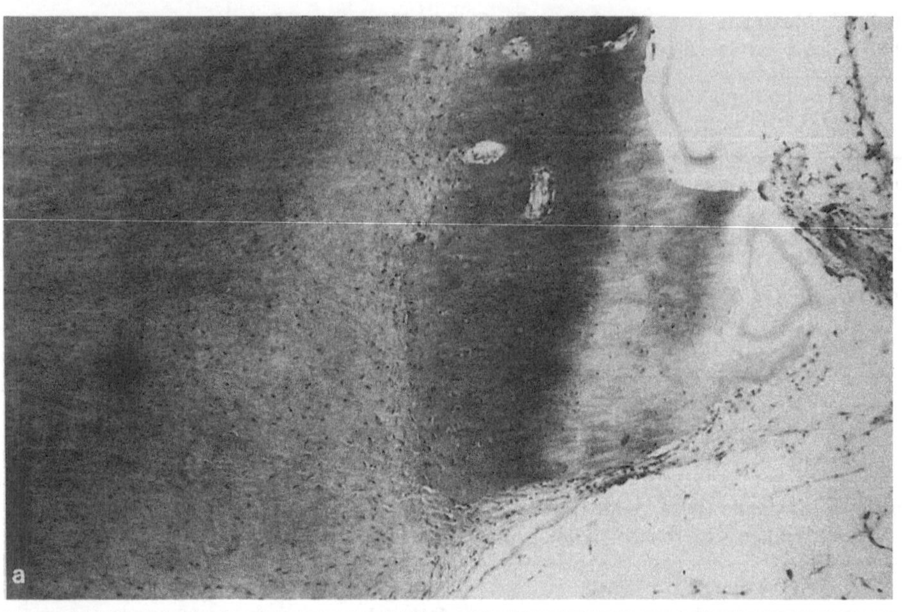

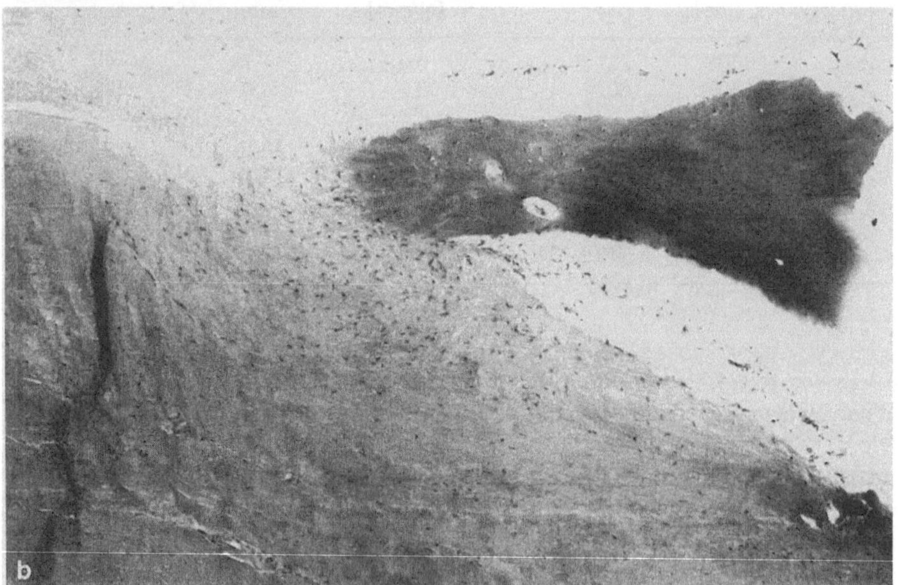

Abb. 9 a, b. Histologischer Längsschnitt der Rißstellen der Transplantate mit ausgerissenem Spongiosabälkchen (–). **a** Tier 319, 48 Wochen post operationem, HE, 125fach. **b** Tier 320, 48 Wochen post operationem, HE, 125fach

bung und ausreichende Lagerfähigkeit zu gewährleisten. Gleichzeitig soll die Sterilität des Transplantates sichergestellt und, soweit möglich, die antigenen Eigenschaften des Gewebes reduziert werden.

Die Gewebestruktur und die biomechanischen Gewebeeigenschaften dürfen jedoch nicht nachteilig verändert werden. Der biologische Umbau soll durch strukturelle Veränderungen oder Reste von Konservierungsmitteln nicht behindert sein. Diese Anforderungen an allogene Transplantate bestimmen Art und Umfang der notwendigen experimentellen präklinischen Testung dieser Transplantate.

Mit lösungsmittelkonservierten Transplantaten unterschiedlichster Art liegen umfangreiche theoretische und klinische Erfahrungen vor [4, 9, 13, 19, 26, 32, 43, 44, 46, 56]. Mitteilungen über ein solides, für den Bandersatz geeignetes Transplantat fehlen jedoch. Ziel der Untersuchungen war es, die durch die Konservierung verursachten strukturellen und funktionellen Veränderungen zu untersuchen und die Eignung der Transplantate für den klinischen Einsatz zu prüfen.

Die morphologischen Untersuchungen zeigten nach der Konservierung mit Lösungsmitteln eine ungestörte Sehnenarchitektur. Die Tendozyten waren erwartungsgemäß durch den Wasserentzug zerstört, die für die mechanische Funktion wichtigen kollagenen Fasern jedoch im Verbund erhalten. Das partielle „Verleimen" der Fasern konnte durch Verzögern der Trocknungsgeschwindigkeit weitgehend vermieden werden. Als Ursache dieses Phänomens müssen lokale physikochemische Reaktionen, die an den Vernetzungspeptiden abgelaufen sind, angenommen werden. Eine vermehrte Quervernetzung mit Verbacken der einzelnen Fibrillen zu soliden Partikeln ist morphologisch die Folge. Die „Innere Oberfläche" des Sehnengewebes und damit die verfügbare Resorptionsoberfläche wird hierdurch verkleinert. Für den biologischen Umbau ist eine entsprechende Verzögerung zu erwarten.

Die rasterelektronenmikroskopischen Untersuchungen zeigten eine unveränderte Ultrastruktur des Sehnengewebes. Der Aufbau entsprach der kollagenen Faserstruktur von Sehnen und Bändern [6, 25]. Auch die Feinstruktur der einzelnen Fibrillen wurde nicht alteriert, sie glichen normalen Fibrillen [12, 24]. Ihr Durchmesser war bei nativen und konservierten Sehnen gleich. Er hatte einen mittleren Wert von 85 nm ± 30 nm. Dies entspricht der Dicke der Kollagentyp-I-Fibrillen, die in einem Bereich von 45–180 nm liegt [14].

Die Langperiode der Fibrille entsteht durch die gestaffelte Parallelaggregation der Monomereinheiten einer Subfibrille [39]. Sie hat eine Länge von 670 Å. Veränderungen der molekularen Struktur des Kollagenmonomers könnten deshalb anhand der Langperiode erfaßt werden. Native und konservierte Fibrillen hatten gleich große Langperioden, die mit 53 nm um 20% unter dem erwarteten Wert lagen. Diese Verkürzung entspricht den Ergebnissen von Finlay u. Hunter [12] sowie Stöss et al. [52], die ebenfalls Werte von 53 nm bei nativen Fibrillen maßen und die Differenz als Trocknungsartefakt im Rahmen der Präparation interpretierten.

Mit den biomechanischen Versuchen wurde überprüft, inwieweit sich trotz erhaltener Struktur und Ultrastruktur die mechanischen Eigenschaften der Sehnen beim Konservieren verändern. Für die native Tibialis-anterior-Sehne wurde eine Bruchlast von 1250 N [50] angegeben. Die Dehnung beim Riß betrug 32% der Ausgangslänge. Diese Untersuchungen wurden bei einer 10fach höheren Testgeschwindigkeit durchgeführt. Eine vergleichbare hohe Zerreißkraft hatten auch die konservierten Sehnen, ihre Dehnung beim Riß war jedoch mit 118% deutlich größer. Bei gleicher Last verformten sich die konservierten Sehnen also stärker. Neben den viskoelastischen Eigenschaften der Sehne, die eine erhöhte Verformung bei langsamen Testgeschwindigkeiten zur Folge haben, muß die Ursache der gesteigerten Dehnbarkeit in Veränderungen der Kollagenstruktur gesucht werden. Diese können entweder durch die Lösungsmitteltrocknung oder die γ-Strahlen-Sterilisation entstehen. Da die Ruptur einer Sehne im interfibrillären Bereich, und nicht auf der Ebene der Monomere oder der Subfibrillen auftritt [31], muß die Dehnbarkeit von den mechanischen Eigenschaften der Vernetzungspeptide abhängen [39]. Die räumliche Anordnung dieser Peptide ist durch die intramolekulären Wasserstoffbrückenbindungen definiert, die durch γ-Strahlung zerstört werden können [3]. Das veränderte mechanische Verhalten ist die Folge. Die morphologisch beobachteten Verdichtungen des Sehnengewebes stehen hierzu nicht im Gegensatz, sie waren quantitativ von untergeordneter Bedeutung. Die erhöhte plastische Verformbarkeit der konservierten Sehnen ist eine unvermeidbare Folge der Strahlensterilisation.

Die Veränderungen der mechanischen Eigenschaften müssen als Folge der Strahlensterilisation in Kauf genommen werden, ihre Bewertung für den klinischen Einsatz ist jedoch schwierig. Zum einen verliert jedes Transplantat kurzfristig durch den zwangsweise einsetzenden Umbau an mechanischer Qualität [5], zum anderen liegen über die mechanischen Anforderungen nur unzureichende Ergebnisse vor.

Die Möglichkeiten des In-vitro-Toxizitätstests wurden bereits andernorts beschrieben [18]. Sie sollen deshalb hier nicht mehr dargestellt werden. Das biologische Verhalten lösungsmittelkonservierter Sehnen wurde im Tierexperiment untersucht. Als Tiermodell wurde der Kreuzbandersatz beim Hammel gewählt. Die Tiere wurden in 2 Gruppen operiert. Die Gruppen unterschieden sich zum einen in der Verankerung des Transplantates, zum anderen durch die zusätzlich durchgeführte Achillotenotomie. Beide Faktoren haben Einfluß auf die primäre Beanspruchung und die primäre Belastbarkeit des rekonstruierten Kreuzbandes.

Die Verankerung des Transplantates ist verantwortlich für seine frühe Stabilität. Initial ist die Zerreißkraft der Sehne den In-vitro-Versuchen vergleichbar. Sie kann aber nicht ausgenutzt werden, da bereits bei geringerer Belastung das Transplantat an der Verankerung versagt. Für die Fixation mit Krampen wurden Werte von 100–170 N, für die Schraubenfixation 160–327 N als Ausrißlast angegeben [23, 33]. Bereits vorher muß mit dem Rutschen des Transplantates unter der Verankerung gerechnet werden [1, 16]. Im Vergleich hierzu ist die Bruchlast der Sehne etwa 10mal höher.

Die Achillotenotomie verzögerte die volle Belastung des operierten Kniegelenks in der Frühphase, eine Immobilisation wird nicht erreicht. Im Gegensatz zu den Angaben von Wirth [57] belasteten jedoch spätestens 12 Wochen post operationem alle Tiere den operierten Lauf wieder normal. Die durchtrennte Achillessehne heilte bei allen Tieren spontan, die Defekte wurden durch ein narbiges Ersatzgewebe ausgefüllt [47].

Die Beurteilung des Tierexperimentes stützte sich auf die makroskopischen, mikroskopischen und biomechanisch-funktionellen Ergebnisse. Arthrotische Veränderungen waren ausschließlich im Patellargleitlager, in der Gruppe I bei allen, in der Gruppe II bei 4 Tieren, nachweisbar. Analog wirkten die rekonstruierten Kreuzbänder in der 2. Gruppe dicker und stabiler. Ein vollständiges Versagen der Transplantate mit Resorption des Gewebes oder immunologische Abstoßungsreaktionen waren nicht zu beobachten.

Vergleichbare Untersuchungen machen zu der Häufigkeit arthrotischer Veränderungen differierende Angaben. Shino et al. [48], Curtis et al. [8] und Webster et al. [54] beschreiben in ihren Tierversuchen mit tiefgefrorenen bzw. lyophilisierten Transplantaten keine degenerativen Veränderungen der Knorpeloberfläche. Unabhängig von den Transplantaten und der Stabilität der Kniegelenke fanden Wirth [57], Ascherl et al. [2], Pantelis et al. [40a], Claes et al. [7], Jackson et al. [22], und Vasseur et al. [53] Knorpelschäden des Patellargleitlagers. Die meisten Autoren betrachten diese degenerativen Veränderungen nicht als Folge einer Instabilität, sondern interpretieren sie als für die Tierart spezifische Folge der Arthrotomie. In der Tat beschrieben Marshall u. Olsson [36] und McDevitt et al. [37] ein abweichendes topographisches Muster für ihr Modell der Instabilitätsarthrose beim Hund. Nach Durchtrennung des vorderen Kreuzbandes fanden beide Autoren neben einer Kapselverdickung ausgedehnte osteophytäre Anbauten und Aufrauhungen der tibialen and kondylären Knorpeloberfläche. Ferner konnten sich bei einem Teil ihrer Kontrolltiere, bei denen ausschließlich eine Arthrotomie durchgeführt wurde, Knorpelläsionen im Gleitlager nachweisen.

Die deutlich besseren Ergebnisse der Gruppe II lassen dennoch einen Zusammenhang zwischen der primären mechanischen Beanspruchung des Transplantates und den Knorpelschäden vermuten. Durch die Achillotenotomie wurde in den ersten 6 Wochen eine funktionelle Entlastung erreicht. Entsprechend den biomechanischen Untersuchungen besteht gerade in dieser Phase die Möglichkeit eines Versagens der Verankerung des Transplantates. Durch das Rutschen unter der Krampe wird das Transplantat funktionell zu lang, es resultiert eine Instabilität des Gelenks.

Ein weiterer Aspekt ist der gewebliche Umbau des Transplantates. Er schwächt durch Resorption und Proliferation die initiale Festigkeit des Gewebes um mehr als 80% in den ersten 8 Wochen post operationem [53]. Die vermehrte plastische Verformbarkeit des Transplantates führt bei entsprechender Beanspruchung ebenfalls zu einer mehr oder weniger ausgeprägten Elongation der gewebigen Leitschiene. Die besseren Ergebnisse in der Gruppe II basieren auf 2 sich ergänzenden Faktoren: der verringerten Beanspruchung des Transplantates duch die Achillotenotomie einerseits und der erhöhten Verankerungsstabilität durch doppelte Schraubenfixation andererseits.

Die histologischen Ergebnisse zeigten einen raschen und vollständigen Umbau der Transplantate. Nach 12 Wochen war das Fremdgewebe in sämtlichen Abschnitten durch ein vitales, körpereigenes Gewebe ersetzt. Ähnliche Erfahrungen liegen für lösungsmittelkonservierte Dura mater und Fascia lata [42] vor. Der Umbau beginnt zunächst mit dem enzymatisch fermentativen Abbau [17] des Kollagengerüstes durch neutrophile Granulozyten. Markophagen setzen den weiteren Abbau fort [21]. Gleichzeitig wird, gesteuert von den Fibroblasten [34], der bindegewebige Ersatz des allogenen Kollagengerüstes begonnen. Autoradiographische Untersuchungen mit L-^{3}H-Prolin bestätigen diesen Umbau [29].

Die Geschwindigkeit des enzymatisch fermentativen Abbaus ist von der „inneren Oberfläche" des Transplantates abhängig. Je größer das Oberflächen/Volumen-Verhältnis ist, um so mehr Angriffsfläche finden die Enzyme. „Verleimte" Sehnenanteile sind kompakt, entsprechend verzögerte sich ihr Abbau.

Immunologische Abstoßungsreaktionen waren nicht nachweisbar. Zwar sind immunogene Eigenschaften des Kollagens bekannt und Antikörper bzw. zelluläre Immunreaktionen für lösliches und denaturiertes Kollagen 'beschrieben [49]. Dem fibrillären Kollagen muß jedoch eine geringe Antigenität zugeordnet werden, die durch die Konservierung noch verringert wird [51]. Immunkompetente Lymphozyten waren nur vereinzelt in der Umgebung „verleimter Areale" zu erkennen. Sie beteiligten sich an den verzögert ablaufenden resorptiven Vorgängen.

Die intraossären Anteile der Transplantate unterlagen den analogen Umbauvorgängen. Frühzeitig erfolgte die Resorption des allogenen Kollagengerüstes bei gleichzeitiger Proliferation eines bandähnlichen Ersatzgewebes. Mit der umgebenden Spongiosa bildete sich bei eng anliegendem Transplantat bereits nach 12 Wochen post operationem eine innige Verbindung durch Kollagenfasern, die wie Sharpey-Fasern in den Knochen mündeten. Größere Zwischenräume füllte ein lockeres Fettgewebe aus, das nur stellenweise von Faserbündeln überbrückt wurde. Ähnliche Umbau- und Verankerungsvorgänge wurden für lyophilisierte Fascia lata beschrieben [57]. Für die rasche und stabile ossäre Verankerung der Transplantate erscheint eine primär möglichst kleine Distanz zwischen beiden Geweben wichtig. Operationstechnisch sollten deshalb Bohrloch- und Transplantationsdicke optimal aufeinander abgestimmt werden. Die Konfektionierung der Spendersehnen nach bestimmter Dicke erleichtert dieses Vorgehen.

Die biomechanischen Eigenschaften der Transplantate 1 Jahr nach der Operation waren in beiden Gruppen unterschiedlich. In der Gruppe I konnte keine ausreichende Festigkeit gemessen werden, während in der Gruppe II die Zerreißkraft etwa 1/2 des gesunden Kreuzbandes erreichte. Dieses Ergebnis liegt im oberen Bereich vergleichbarer Untersuchungen, die ebenfalls 1 Jahr post operationem Werte von 20–40% eines normalen Kreuzbandes beschreiben [5, 7, 22, 40, 48, 53]. Trotz verringerter Zugfestigkeit entsprachen die Steifigkeit und die Dehnung beim Riß weitgehend den Parametern des normalen Bandes. Die in vitro nachgewiesene erhöhte Plastizität des kollagenen Fasergerüstes hatte sich durch den biologischen Umbau normalisiert.

Das schlechte Ergebnis der Gruppe I ist durch die frühe Beanspruchung und die unzureichende Verankerung verständlich. Beides führte bereits in den frühen Phasen des gewebigen Umbaus zu einer Elongation des Transplantates. Das sich in der Folge ausbildende Bindegewebe konnte damit keine funktionelle Belastung mehr erfahren, entsprechend minderwertig blieben auch seine funktionellen biomechanischen Eigenschaften.

Der Riß der Transplantate erfolgte nicht im intraartikulären ligamentären Anteil, sondern stets an der knöchernen Verankerung. Die Sharpey-Fasern der knöchernen Insertion verfügten über eine so hohe Festigkeit, daß der Bruch im angrenzenden spongiösen Bereich erfolgte. Limitierend für die Belastbarkeit des gesamten Systems ist demnach die Anzahl und die räumliche Ausdehnung der knöchernen Verankerungspunkte im Bohrkanal.

Ziel der Untersuchungen war die Prüfung lösungsmittelkonservierter humaner Tibialis-anterior-Sehnen als standardisiertes, konfektioniertes allogenes Transplantat zum Ersatz des vorderen Kreuzbandes. Folgende Ergebnisse konnten erarbeitet werden:

1. Die Konservierung mit Lösungsmitteln erhält die Struktur und Ultrastruktur des Sehnengewebes. Artifiziell auftretende „Verleimungen" konnten durch Modifikation des Konservierungsvorganges minimiert werden.
2. Konservierung und Strahlensterilisation gewährleisten die notwendige Sterilität der Transplantate. Dem dadurch veränderten mechanischen Verhalten muß in der Nachbehandlung Rechnung getragen werden.
3. Die Transplantate zeigen einen raschen und vollständigen Umbau zu einem bandähnlichen Narbengewebe ohne immunologische Abstoßungsreaktionen. Sie werden knöchern integriert und heilen im Bohrkanal ein.
4. Funktionell ist der Ersatz des vorderen Kreuzbandes beim Schaf möglich, eine ausreichende Stabilität kann wiederhergestellt werden.

Diese Ergebnisse bestätigen den gedanklichen Ansatz der Untersuchungen. Der Einsatz lösungsmittelkonservierter humaner Tibialis-anterior-Sehnen in der Humanmedizin erscheint gerechtfertigt und möglich. Der operative Aufwand des Kreuzbandersatzes könnte reduziert werden, da die Entnahme eines ortsständigen Spendergewebes entfällt. Ein biologischer Ersatz mit arthroskopischen Operationsverfahren könnte sinnvoll durchgeführt werden. Weitere Anwendungsmöglichkeiten wie der Bandersatz am oberen Sprunggelenk und am Schultergelenk sowie der Sehnenersatz bei handchirurgischen Operationen sind denkbar.

Literatur

1. Amis AA (1988) The strength of artificial ligament anchorages. A comparative experimental study. J Bone Joint Surg [Br] 70:397–403
2. Ascherl R, Sieberls W, Kobor B et al (1985) Vergleichende experimentelle Untersuchung an biologischen Materialien zum Ersatz des vorderen Kreuzbandes. Unfallchirurgie 11:278–288
3. Bailey AJ, Rhodes DN, Cater CW (1964) Irradiation induced crosslinking of collagen. Radia Res 22:606–621
4. Behbani AA, Eichner E (1983) Erfahrung mit lösungsmittelgetrockneter Fascia lata bei operativen Eingriffen im Hals-Nasen-Ohrenbereich. Laryng, Orhinootologie 62:548–551
5. Bosch U, Kasperczyk WJ, Oestern H-J, Tscherne H (1990) Die Einheilungsphasen beim autogenen hinteren Kreuzbandersatz. Unfallchirurg 93:187–196
6. Butler DL, Grood ES, Noyes FR, Zernicke RF, Bracket K (1984) Effects of structure and strain measurement technique on the material properties of human tendons and fascia. J Biomech 17:579–595
7. Claes L, Dürselen L, Kiefer H, Mohr W (1987) The combined anterior cruciate and medial collateral ligament replacement by various materials: A comparative animal study. J Biomed Mater Res: 21:319–343
8. Curtis RJ, Delee JC, Drez DJ (1985) Reconstruction of the anterior cruciate ligament with freeze dried fascia lata allografts in dogs. Am J Sports Med 13:408–414
9. Defrere J, Franckart A (1989) Plastica del legamento crociato anteriore. Med Orthop 3:28–30
10. Deinhardt F (1988) Evaluation of the inactivation of HIV-1 by treatment of dura tissue by hydrogenperoxide. Persönliche Mitteilung

11. Diringer H, Braig HR (1989) Infectivity of unconventional viruses in Dura Mater. Lancet 25:439–440

12. Finlay JB, Hunter JAA (1971) Visualitzation of collagen cross-banding in the scanning electron microsscope. J Microsc 93:241–244

13. Gauger JU, Willital GH (1979) Verwendung lösungsmittelgetrockneter Dura in der Chirurgie. MMW 121:603–604

14. Gay St, Rhodes PK (1986) Immunolocalization of genetically distinct collagen types in the pathology of connective tissue. In: Spicer SS (ed) Histochemstry in phathologic diagnosis. Dekker, New York Basel, pp 755–89

15. Gluck TTh (1902) Zur Behandlung der Ankylose des Kiefergelenkes. Verh Dtsch Ges Chir 1:167

16. Good L, Gillquist J, Odenstedt M, Tarlow SD (1988) Load tolerance in synthetic ligament fixatio. Acta Orthop Scand 59:612–613

17. Gries G (1967) Untersuchung zur Frage des biologischen Abbaus von Strukturkollagen. Z Ges Exp Med 142:145

18. Günther K, Scharf H-P, Puhl W (1992) In-vitro-Toxizitätstestung von Biokeramiken und Knochentransplantaten in der Fibroblastenkultur. J Orthop (in Vorbereitung)

19. Haid T (1989) The use of dehydrated fascia temporalis in tympanoplasty. Proc. of the XIV World Congress of otorhinolaryngology, head and neck surgery. Kugler & Ghedini, Amsterdam Berkley Milano

20. Helfrich H (1894) Ein neues Operationsverfahren zur Heilung der knöchernen Kiefergelenkankylose. Langenbecks Arch Klin Chir 48:864

21. Humphrey JH, White RG (1972) Kurzes Lehrbuch der Immunologie. Thieme, Stuttgart

22. Jackson DW, Grood ES, Arnoczky SP, Butler DL, Simon TM (1987) Freeze dried anterior cruciate ligament allografts. Preliminary studies in a goat model. Am J Sports Med 4:295–303

23. Jackson DW, Drez D (1987) The anterior cruciate deficient knee. New concepts in ligament repair. Mosby, St. Louis

24. Keene DR, Sakai LY, Bächinger HP, Burgeson RE (1987) Type III collagen can be present on banded collagen fibrils regardless of fibrill diameter. J Cell Biol 105:2393–2402

25. Kennedy JC, Hawkins RJ, Willis RB, Danylchuk KD (1976) Tension studies of human knee ligaments. J Bone Joint Surg [Am] 58:350–355

26. Kelami A, Gross U, Fiedler U, Richter Reichhelm M (1975) Replacement of tunica albuginea of corpus cavernosum penis using human dura. Urology 6:446–467

27. Kirschner M (1909) Über freie Sehnen und Fascien Transplantation. Bruns Beitr Klin Chir 65:472

28. Kirschner M (1913) Der gegenwärtige Stand und die nächsten Aussichten der autoplastischen freien Fascienübertragung. Bruns Beitr Klin Chir 86:1

29. Klein L, Lewis JA (1972) Simultaneous quantification of ^{3}H-collagen loss and ^{1}H-collagen replacement during healing of rat tendon grafts. J Bone Joint Surg [Am] 54:137–147

30. Kleiner JB, Amiel D, Haswood FL, Aekson WH (1988) Early histologic metabolic and vascular assesments of ACL Autografts. Transactions of 34th Annual Meeting ORS, Atlanta. Rider Dickerson, Chicago, IL, p 108

31. Knörzer E, Folkhard W, Geercken W et al. (1986) New aspects of the etiology of tendon rupture. An analysis of time resolved dynamic mechanical measurements using synchrotron radiation. Arch Orthop Trauma Surg 105:113–120

32. Kobayashi T, Takei T, Yagi R, Mamiya N (1989) Reconstruction of the four major ligaments in an unstable knee joint after dislocation by solvent preserved human fascia lata transplantation. Arch Orthop Trauma Surg 108:246–249

33. Kurosaka M, Yoshiya S, Andrish JT (1987) A biomechanical comparsion of different surgical techniques of graft fixation in anterior cruciate ligament reconstruction. Am J Sports Med 15:225–229

34. Lindner J (1973) Biochemie und Morphologie der Wundheilung. Mels Med Mitt 47:9–57

35. Longmire WP, Cannon JA, Weber RA (1954) General surgical problems of tissue transplantation. Ciba Foundation Colloquia on Endocrinology, London. Churchill Livingstone, London
36. Marshall JL, Olsson SE (1971) Instability of the knee. A long term experimental study in dogs. J Bone Joint Surg [Am] 53:1561–1570
37. McDevitt GE, Gilbertson M, Muir H (1977) An experimental model for osteoarthritis: Early morphological and biomechanical changes. J Bone Joint Surg [Br] 59:24–35
38. McMaster WC (1985) Bovine xenograft collateral ligament replacement in the dog. Orthop Res 3:492–498
38a McMaster W, Liddle S, Konzelos J, Waugh T (1976) Tendon grafting with glutaraldehyde fixed material. J Biomed Mater Res 10:259
39. Nemetschek Th, Bowitz R, Nemetschek-Gansler H (1975) Alterung kollagener Fibrillen. Verh Dtsch Ges Pathol 59:34–43
40. Nikolaou PK, Glisson RR, Seaber AV, Basset FH (1986) Mechanical properties of cryopreserved anterior cruciate ligaments. Trans Orthop Res Soc 11:80
40a Pantelis KN, Seaber AV, Glisson R, Ribbeck BM, Basset FH (1986) Anterior cruciate ligament allograft transplantation. Longterm function, histology, revascularization and operative technique. Am J Sports Med 14:348–359
41. Pate JW (1954) Transplantation of preserved non viable tissues. In: Preservation and transplantation of normal tissue. Ciba Foundation General Symposia. Churchill Livingstone, London
42. Pesch H-J, Stöß H (1976) Lösungsmittelgetrocknete Dura mater. Ein neues Dura-Transplantat im Tierversuch. Chirurg 48:732–736
43. Pesch H-J (1983) Solvent preserved grafts of dura mater and fascia lata. Studies on their tissue tolerability in animals. In: Bruce Williams H (ed) VIII. International Congress of Plastic and Reconstructive Surgery Montreal/Canada, pp 74–76
44. Pesch H-J, Stöß H-R (1984) Lösungsmittelkonservierte Fascia lata – Tierexperimentelle Untersuchungen zur Gewebeverträglichkeit eines neuen Bindegewebstransplantates. In: Jungbluth KH, Mommsen U (Hrsg) Plastische und wiederherstellende Maßnahmen bei Unfallverletzungen. Springer, Berlin Heidelberg New York
45. Pesch H-J (1988) Mehrzeitige Transplantationen von Dura mater. Tierexperimentelle Untersuchungen zur Sensibilisierung. Biomed Tech 33:193–194
46. Pesch H-J, Mees K, Behbehani AA (1989) Alogene avitale ossikeltransplantate. Histomorphologische Untersuchungen im Tierexperiment und an humanen Explantaten. Biomed Tech 34:175–176
47. Scharf HP, Pesch HJ, Puhl W (1990) Structural changes of collagen fibrilles during achilles tendon healing. SIROT Congress Montreal Abstr, p 21
48. Shino KT, Kawasaki H, Hirose I, Gotoh M, Inoue K (1984) Replacement of the anterior cruciate ligament by an allogenic tendon graft. J Bone Joint Surg [Br] 66:672–681
49. Smolen JS, Menzel EJ, Scherak O, Kojer M, Kolarz G, Steffen C, Mayr WR (1980) Lymphocyte transformation to denatured typ I collagen and B lymphocyte alloantigens in rheumatoid arthritis. Arthritis Rheum 23:424–432
50. Sommer HM, von Hanstein KL, Hille E (1978) Experimentelle Untersuchungen menschlicher Sehnen bei extremer Zugbelastung. Ein Beitrag zur Entstehung von Sehnenrupturen. Kongreßband 26. Dtsch Sportärztekongress, Bad Nauheim, S 216–219
51. Steffen C, Timpl R, Wolff I, Furthmayr H, Wick G (1967) Immunbiologie und Immunpathologie des Kollagens. Mels Med Mitt 41:27–38
52. Stöß H, Pesch H-J, Winter H, Seibold H (1978) Zur Frage der Gefügeveränderungen der Dura mater nach Gefriertrocknung bzw. Konservierung mit organischen Lösungsmitteln und Strahlensterilisation. Verh Dtsch Ges Pathol 62:533
53. Vasseur PB, Rodrigo JJ, Stevenson S, Clark G, Sharkey N (1987) Replacement of the anterior cruciate ligament with a bone-ligament-bone anterior cruciate ligament allograft in dogs. Clin Orthop 219:268–277
54. Webster DA, Frederick W, Werner W, Eng M (1983) Freeze dried flexor tendons in anterior cruciate ligament reconstruction. Clin Orthop 181:238–43

55. Willital GH, Meier H (1983) Clinical evaluation of dura implantation. VIII Int Cong of Plastic Surgery, Montreal
56. Wessinghage D (1976) Operative Wiederherstellung der rheumatischen Hand. Med Klin 71:929–941
57. Wirth CJ (1978) Der Kreuzbandersatz des Kniegelenkes. Thieme, Stuttgart

Vergleichende Untersuchungen zum prothetischen Ersatz des vorderen Kreuzbandes und medialen Seitenbandes am Schafkniegelenk mit 6 verschiedenen Bandersatzmaterialien

L. Claes[1], L. Dürselen[1] und S. Rübenacker[2]

[1] Abteilung für Unfallchirurgische Forschung und Biomechanik, Universität Ulm, Helmholtzstraße 14, D-89081 Ulm
[2] Abteilung Unfallchirurgie, Hand-, Plastische und Wiederherstellungschirurgie, Universität Ulm, Steinhövelstraße 9, D-89075 Ulm

Einleitung

Kniebandrupturen führen häufig zu Kniegelenkinstabilitäten, die einer operativen Stabilisierung bedürfen [1]. Bei chronischen Instabilitäten hat sich der autogene Kreuzbandersatz mit dem mittleren Patellarsehnendrittel als die Methode der Wahl durchgesetzt [1].

Leider kommt es nicht selten zu einer Nachdehnung der Transplantate aufgrund biologischer Umbauvorgänge [3, 28] und damit zu einer erneuten Kniegelenkinstabilität [2, 27]. Eine Wiederholung der gleichen Operation ist in Ermangelung eines geeigneten Transplantates kaum möglich. Hinzu kommen bei den chronischen Kniegelenkinstabilitäten häufig noch weitere Insuffizienzen anderer Bänder wie z.B. des medialen Kollateralbandes.

Für solche bereits voroperierten und komplex verletzten Kniegelenke bietet sich der Bandersatz mit einer alloplastischen Bandprothese an. In den vergangenen Jahrzehnten wurden verschiedene Bandprothesen entwickelt, die aus Kohlenstoffasern [4–7], Polymeren und Polymerfasern [8–16, 25] xenogenen Transplantaten [7, 17, 18] und allogenen Transplantaten [19–21] hergestellt wurden.

Eine große Anzahl von Tierexperimenten wurde durchgeführt, um die Gewebeverträglichkeit und biomechanischen Eigenschaften der verschiedenen Bandprothesen zu testen. Leider unterscheiden sich die Versuchsbedingungen der verschiedenen Arbeitsgruppen so gravierend, daß ein Vergleich der Ergebnisse nicht möglich ist.

Das Ziel der vorliegenden Studie war es, die wichtigsten Bandprothesentypen in einer vergleichenden Studie unter standardisierten Bedingungen zu untersuchen. Als Versuchsmodell wurde der kombinierte Ersatz des vorderen Kreuzbandes und medialen Seitenbandes gewählt, weil dies die häufigste Komplexinstabilität bei Kniebandverletzungen und chronischen Gelenkinstabilitäten ist.

Da keine speziellen Bandprothesen für Tiere verfügbar sind, wurde das Schaf als größtes Versuchstier gewählt, dessen Kniegelenk und Bänder den humanen Bedingungen am nächsten kommen.

Die tierexperimentelle Studie sollte sowohl Aussagen hinsichtlich der funktionellen Ergebnisse und biomechanischen Eigenschaften wie auch des Prothesenverschleißes und der Gewebereaktion auf die verschiedenen Prothesenmaterialien erlauben.

Hefte zu der Unfallchirurg, Heft 234
L. Claes (Hrsg.)
© Springer-Verlag Berlin Heidelberg 1994

174

Material und Methoden

Folgende Bandprothesentypen wurden getestet:

I.   Lafil, geflochtenes Kohlenstoffaserband mit 40 mm lyophylisierter Duraumscheidung für den intraartikulären Kreuzbandbereich (n = 8, Fa. Braun, Melsungen, Abb. 1 a),

II. Dacronbandprothese, Modell 130-20 aus Polyestervelours und Polyesterfasergeflecht (n = 6, Stryker, Kalamazoo, CA, Abb. 1 b),

III. Xenograftbandersatz, Modell CLR, glutaraldehydfixierte Rindersehne (n = 6, Xenotech, Irvine, CA, Abb. 1 c),

IV. GORE TEX, ACL-Prothese aus porösen und gestreckten Teflonfasern (n = 6, Gore Inc., Flagstaff, AZ, Abb. 1 d),

V.   Leeds-Keio-Ligament-Prothese aus gewobenen Polyesterfasern (n = 6, OEC Ltd. London, GB, Abb. 1 e),

VI. Prototyp eines Aramidfasergeflechtes (n = 6, Textiltechnik-Institut, Denkendorf, Abb. 1 f).

Mit Ausnahme der Aramidfaserprothese waren alle anderen Bandersatzimplantate kommerziell auf dem Markt erhältlich und im klinischen Einsatz.

Die Fixation der Bandprothesen an den Knochen erfolgte nach Empfehlung der Hersteller. Bei den Bandprothesentypen I und VI wurden Fixationsplatten (Synthes, Typ 65.00.11) mit 4,0-Spongiosaschrauben verwendet. Für die Typen II und III er-

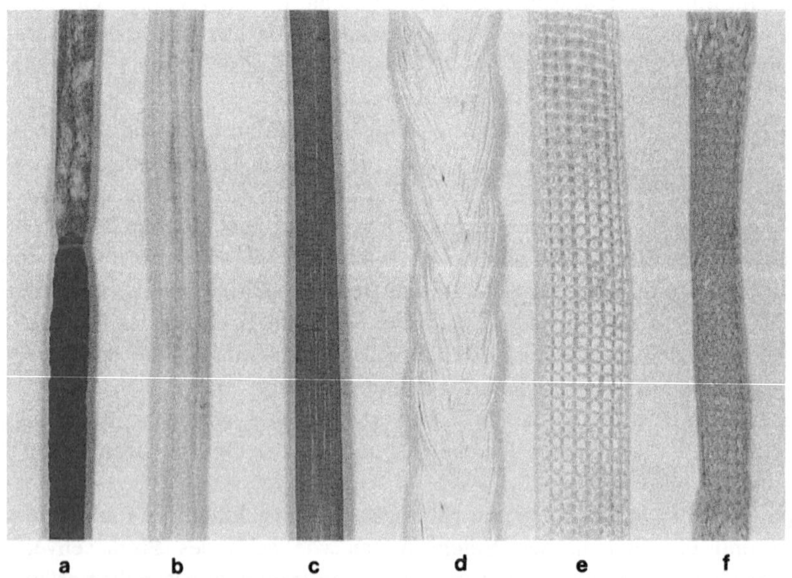

Abb. 1 a–f. Getestete Bandprothesen, von links nach rechts: Lafil Kohlenstoffaserprothese, Dacronprothese (Stryker), Xenograftrindersehne (Xenotech), GORE-TEX-Teflon-Prothese (Gore Inc.), Leeds-Keio-Polyesterprothese (OEC Ltd.), Prototyp einer Aramidfaserprothese

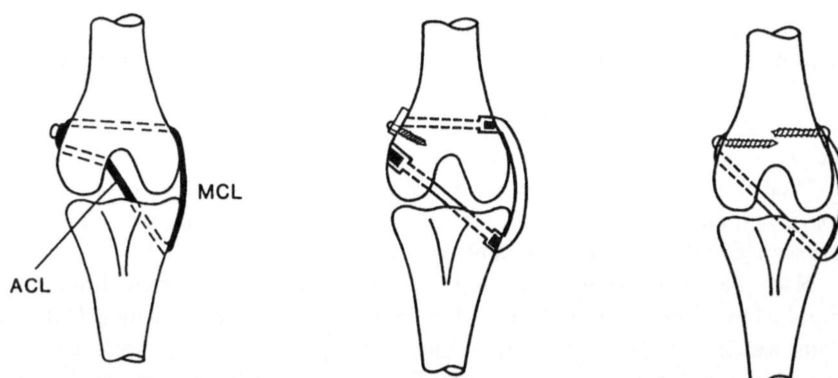

Abb. 2. Schema des kombinierten Ersatzes von vorderem Kreuzband und medialem Seitenband. *Links:* Standardtechnik, *Mitte und rechts:* Technik für Leeds-Keio- und GORE-TEX-Prothesen

folgte die Befestigung mit Knochenklammern (Typ CC1A XSMO Richards, Memphis, TN), bei dem GORE-TEX-Ligament mit speziellen Schrauben, die in die Prothesenösen paßten und beim Leeds-Keio-Band mit Knochenblöcken, die mit dem speziellen Instrumentarium gewonnen wurden.

Tiermodell

Die Bandprothesen wurden in 40 ausgewachsene männliche Schafe mit einem durchschnittlichen Gewicht von 55 kg und einem Alter von 2 Jahren implantiert.

Alle Operationen erfolgten in Intubationsnarkose unter sterilen Bedingungen. Bei den rechten Kniegelenken wurde die Haut lateral und das Gelenk medial parapatellar eröffnet und die Patella nach lateral luxiert. Das vordere Kreuzband und das mediale Seitenband wurden vollkommen reseziert und durch eine der Prothesen ersetzt.

Für die Implantation der Prothesen wurden Bohrkanäle mit 4,5-mm-Bohrern (Ausnahme 6,0-mm-Bohrer für die GORE-TEX-Prothesen) zu den anatomischen Insertionsstellen der Bänder mit Hilfe von Bohrlehren, wie in der Abb. 2 dargestellt gesetzt. Für die Leeds-Keio Bandprothese wurden zusätzlich an peripheren Bohrlocheingängen mit einem speziellen Hohlbohrer (OEC Ltd, London, GB) Knochendübel hergestellt, die zur Verankerung der schlauchförmigen Bandprothesen dienten (Abb. 2).

Der tibiale Bohrkanal wurde vom natürlichen medial-distalen Insertionspunkt des medialen Seitenbandes (MCL) zum tibialen Insertionspunkt des vorderen Kreuzbandes gebohrt. Der 2. Bohrkanal wurde vom proximalen Ansatz des vorderen Kreuzbandes (ACL) zu einem Punkt proximal-lateral des Ursprunges des lateralen Seitenbandes gerichtet (Abb. 2). Bei allen Prothesentypen mit Ausnahme der GORE-TEX-Prothese wurde ein 3. Bohrkanal in den Femurkondylus von medial nach lateral gebohrt (Abb. 2). Alle intraartikulären Bohrlochausgänge wurden mit einem Fräser abgerundet. Die Bandprothesen wurden durch diese Bohrkanäle gezogen und unter einer Vorspannung von ca. 10 N am Knochen befestigt.

Die Befestigung erfolgte mit den beschriebenen Methoden (s. S. 175) und Implantaten entsprechend den Empfehlungen der Hersteller. Die Fixation erfolgte in einem Kniebeugewinkel von 90°. Das Lafilkohlenstoffaserband wurde so eingezogen, daß der mit Dura umscheidete Bereich das vordere Kreuzband ersetzte und ca. 10 mm in die proximale und distale Bohrung hineinreichte.

Weil die y-förmige Xenograftprothese sehr groß im Durchmesser ist, wurde sie vorsichtig, entsprechend dem Faserverlauf, in 2 Teile getrennt, was zu 2 Bandersatzteilen zu jeweils ca. 4 mm Durchmesser führte.

Nach der Prothesenimplantation wurde das Gelenk mehrschichtig mit Einzelknopfnähten verschlossen. Um eine temporäre Entlastung der Kniegelenke zu erreichen, wurde eine Tenotomie der rechten Achillessehne durchgeführt, die erfahrungsgemäß in 4–6 Wochen spontan wieder heilt. Um die knöcherne Integration der Bandprothesen zu beurteilen, führten wir eine polychrome Sequenzmarkierung der Knochenneubildung mit Xylenolorange, Calceingrün und Reverin im 2., 9. und 11. Monat post operationem durch. 3 Monate post operationem wurden die Tiere auf die Weide gelassen, wo sie sich bis zur Tötung 1 Jahr lang frei bewegen konnten.

Nach der Tötung der Tiere wurden die Kniegelenke entnommen und für die biomechanischen und histomorphologischen Untersuchungen präpariert. Dabei erfolgte eine Inspektion der Gelenkflüssigkeit, des Gelenkknorpels und des Bandersatzes.

Biomechanische Untersuchungen

Tibia und Femur der Kniegelenke mit dem kompletten Kapsel-Band-Apparat wurden an den Diaphysenenden mit Kunststoff (Technovit 3040, Kulzer, Wertheim) in Stahlzylinger eingebettet. Mit diesen Stahlzylindern erfolgte die Fixation der Gelenke in 90°-Flexionsstellung (Abb. 3) in einer Materialprüfmaschine (Zwick, Typ 1454, Ulm).

Zur Prüfung der a.-p.-Stabilität der Gelenke wurde die Tibia mit einer Geschwindigkeit von 10 mm/min nach beiden Richtungen verschoben. Dieser Test wurde 5mal, jeweils bis zu einer Kraft von ± 50 N durchgeführt. Dabei wurde sowohl die Kraft als

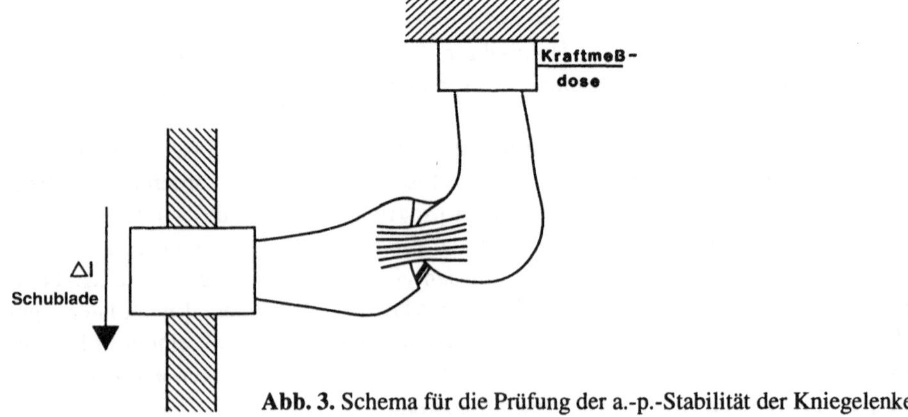

Abb. 3. Schema für die Prüfung der a.-p.-Stabilität der Kniegelenke

auch die Verschiebung der Tibia relativ zum Femur gemessen und aufgezeichnet. Aus dem Kraft-Verschiebungsdiagramm des 5. Zyklus wurde die vordere Schublade ermittelt (Abb. 4). Die vordere Schublade wurde als der Weg definiert, der zwischen dem Wendepunkt des Kraft-Weg-Diagrammes und dem maximalen Weg bis 50 N Zugkraft zurückgelegt wird (Abb. 4).

Nach dem Schubladentest wurden die Kapsel und alle Ligamente mit Ausnahme des vorderen Kreuzbandersatzes durchtrennt. Vom medialen Seitenbandersatz entnahmen wir Teile für Paraffinhistologie und Elektronenmikroskopie ca. 5 mm proximal des distalen Ansatzes (Abb. 5). Für die Untersuchung der knöchernen Verankerung der Bandprothesen in den Bohrkanälen wurden Knochenproben an der distalen Verankerung entnommen. Dazu wurden 2 Osteotomien, eine davon 15 mm parallel zum Tibiaplateau durchgeführt (Abb. 5). Nach diesen Probenentnahmen waren Tibia und Femur noch über den vorderen Kreuzbandersatz verbunden. Zur Vorbereitung des Zugversuches am vorderen Kreuzbandersatz wurden alle Befestigungsimplantate der Bandersatzprothesen (mit Ausnahme der proximal-medialen Schraube der GORE-TEX-Prothese) entfernt und 100 mm proximal und distal des Kniegelenkspaltes Löcher von medial nach lateral durch die Diaphysen von Tibia und Femur gebohrt.

Abb. 4. Charakteristisches Kraft-Weg-Diagramm für den Stabilitätstest und die Bestimmung der vorderen Schubladenwerte

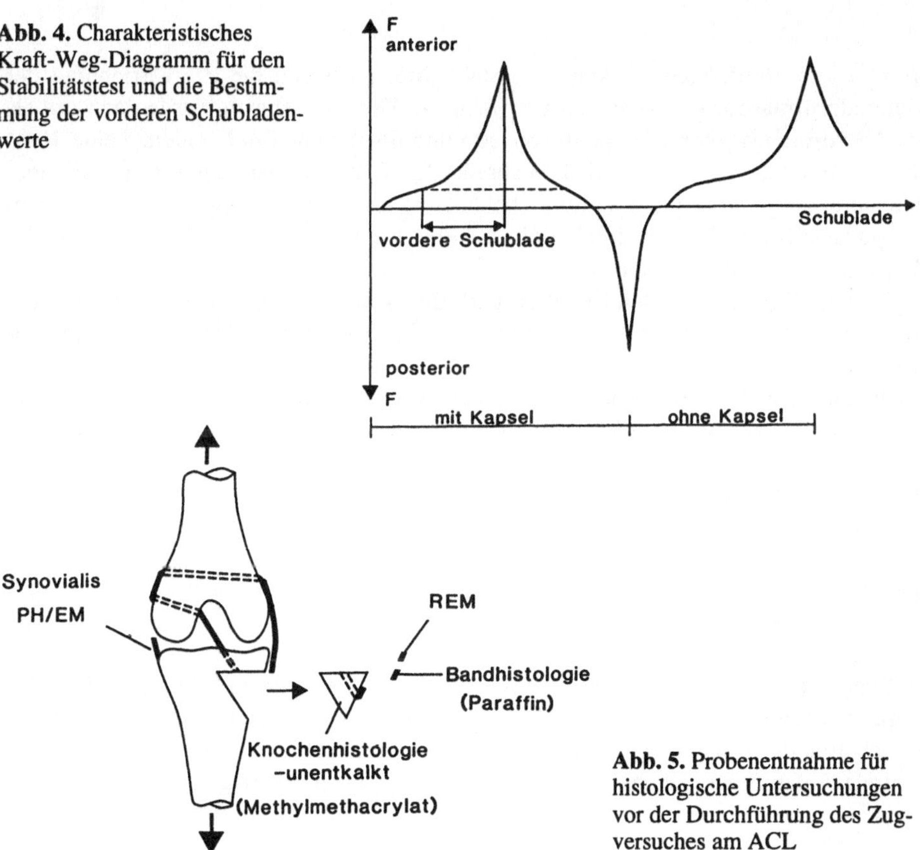

Abb. 5. Probenentnahme für histologische Untersuchungen vor der Durchführung des Zugversuches am ACL

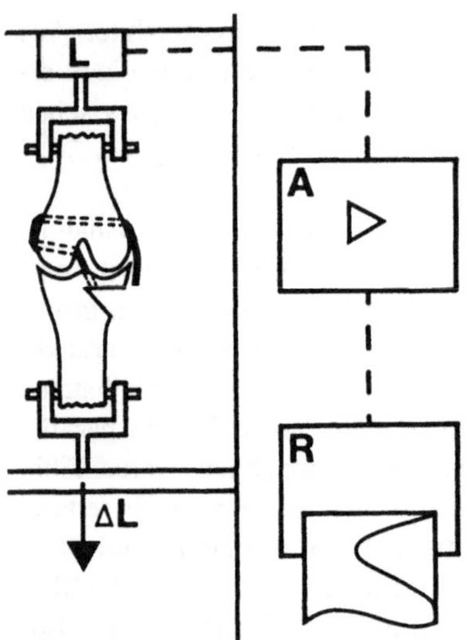

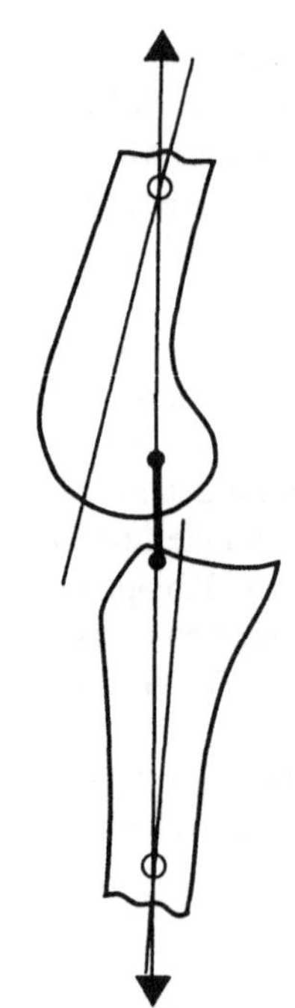

Abb. 7. Orientierung des vorderen Kreuzbandes zu Femur und Tibia während des Zugversuches

Abb. 6. Schematische Darstellung des Zugversuches am isolierten Kreuzbandersatz in der Materialprüfmaschine *L* Lastmeßdose, *R* Schreiber, *A* Verstärker, ΔL Elongation

Durch diese Bohrungen steckten wir Stahlstifte, an denen die Zugvorrichtung der Materialprüfmaschine angebracht war (Abb. 6). Der Zugversuch wurde dann mit einer Verformungsgeschwindigkeit von 10 mm/min durchgeführt, indem beide Knochen auseinandergezogen wurden. Während des Tests wurden Zugkraft und Elongation simultan gemessen und aufgezeichnet. Tibia und Femur konnten sich um die Befestigungsstifte drehen, wodurch sich ein Flexionswinkel von ca. 25° während des Zugversuches einstellte (Abb. 7).

Die Steifigkeit des Bandersatzes und der kontralateralen Kontrollbänder bestimmten wir aus der Kraft-Elongationskurve. Als Steifigkeit wurde die Steigung der Kurve zwischen den Kraftwerten von 10 N und 100 N und den dazugehörenden Längenänderungen definiert (Abb. 8). Der Zugversuch wurde bis zum kompletten Riß oder dem Herausrutschen des Bandersatzes aus dem Knochenkanal ausgeführt.

Danach wurden weitere Teile des femoralen Kniegelenkes für histologische Untersuchungen abgetrennt (Abb. 9). Am verbleibenden medialen Teil erfolgte eine Zugfestigkeitsprüfung des proximalen Ansatzes des medialen Seitenbandersatzes. Dazu wurde die Femurdiaphyse mit dem Stahlzylinder in die Materialprüfmaschine eingespannt und das distale, mit einer Klemmvorrichtung gefaßte Ende des medialen Seitenbandersatzes mit einer Geschwindigkeit von 10 mm/min von der Maschine nach distal gezogen.

Während des Versuches erfolgte die simultane Messung und Aufzeichnung des Zugkraft-Elongationsdiagramms. Als Vergleichswerte für die biomechanischen Eigenschaften der Bandersatzpräparate dienten 21 linke nicht operierte Kniegelenke der kontralateralen Seite, die analog zu den operierten Kniegelenken gemessen wurden.

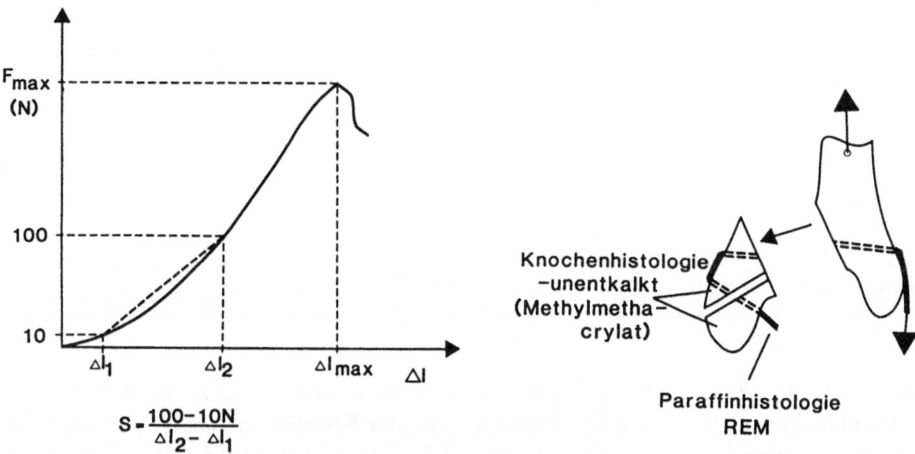

Abb. 8 *(links)*. Ermittlung der Steifigkeit (*S*) des Bandersatzes aus der Zugkraft-Elongations-kurve

Abb. 9 *(rechts)*. Probenentnahme für histologische Untersuchungen vor dem Zugversuch am isolierten medialen Seitenbandersatz

Histomorphologische Auswertung

Aus der Synovialmembran wurden ca. 5 x 10 mm große Proben entnommen und in Paraffin eingebettet. Die davon hergestellten Dünnschnitte von ca. 5 μm Dicke wurden mit Hämatoxilin und Eosin gefärbt und lichtmikroskopisch beurteilt.

Die Integration der Bandprothesen in die Knochenkanäle und die Histomorphologie des Bandersatzes wurden in Gewebeschliffen untersucht, die nach dem Einbetten der femoralen Knochenproben (Abb. 5, 9) in Methylmethacrylat hergestellt wurden. Die unentkalkten Schnitte legten wir durch die femoralen Knochenkanäle und die Ansatzstellen des Bandersatzes. Die Schnitte wurden auf 40 μm heruntergeschliffen und oberflächlich nach Paragon gefärbt. Die Beurteilung der Schliffe erfolgte lichtmikroskopisch, polarisationsoptisch und fluoreszensoptisch.

Zur Beurteilung möglicher Verschleppungen von Prothesenabriebpartikeln entnahmen wir die iliakalen Lymphknoten und betteten sie in Paraffin ein. Die Lymphknoten wurden in Serienschnitten auf Abriebpartikel und ihre zelluläre Gewebereaktion lichtmikroskopisch und polarisationsoptisch untersucht.

Ergebnisse

Makroskopische Befunde

1 Schaf der Versuchsgruppe mit einem Bandersatz aus Xenograft mußte wegen eines Infektes von der Studie ausgeschlossen werden.

Alle anderen Tiere liefen ohne Komplikationen bis zum Ende des Untersuchungszeitraums nach 1 Jahr. Die durchtrennten Achillessehnen heilten spontan zwischen

Tabelle 1. Ergebnis der makroskopischen Beurteilung des Bandersatzes

Prothesentyp	Anzahl	Totale Rupturen [%]	Partielle Rupturen [%]
I Lafil Kohlenstoffaserband	8	12,5	25
II Dacron Typ 130-20	6	50	12,5
III Xenograft, Modell CLR	8	12,5	12,5
IV GORE-TEX	6	16,6	50
V Leeds-Keio	6	0	50
VI Aramid Prototyp	6	66	34

der 4. und 6. postoperativen Woche. Nach 8–10 Wochen zeigten alle Schafe einen weitgehend normalen Gang. Die Begutachtung der Kniegelenke nach ihrer Explantation zeigte folgende Befunde: Die Synovialflüssigkeit erschien bei den meisten Kniegelenken unauffällig. Bei den Tieren, die einen Bandersatz aus glutaraldehydfixierter Rindersehne (Xenograft) erhalten hatten, war jedoch häufig eine vermehrte und gelb gefärbte Synovialflüssigkeit zu beobachten.

Unabhängig vom Bandersatz waren bei ca. 2/3 aller operierten Kniegelenke in der retropatellaren Gelenkfläche arthrotische Veränderungen des Knorpels zu beobachten. Partielle und totale Rupturen des vorderen Kreuzbandersatzes waren für nahezu alle Prothesentypen (Tabelle 1) zu beobachten. Der Verschleiß war am häufigsten an den Bohrkanaleingängen und hier überwiegend am Tibiaplateau zu sehen. Beim medialen Seitenbandersatz traten dagegen solche Verschleißerscheinungen nicht auf, jedoch waren vereinzelt Verkalkungen zu beobachten.

Die höchste Rupturrate aller Prothesen trat bei den Aramidfaserprothesen auf. 66% aller ACL-Prothesen waren nach 1 Jahr bereits gerissen und der Rest zeigte partielle Rupturen. Auch die Dacronprothesen erwiesen sich mit 50% totalen Versagern als sehr auffällig. Alle anderen Prothesentypen mit Ausnahme der Leeds-Keio-Prothesen zeigten jeweils einen Versagensfall auf. Die Leeds-Keio-Prothesen wiesen jedoch auch 50% partiell gerissene Prothesen auf (Tabelle 1), was ein Zeichen dafür ist, daß auch hier später mit totalen Rupturen zu rechnen ist. Makroskopisch war bei den Prothesen eine bindegewebige Umscheidung zu beobachten, die unterschiedlich stark ausgeprägt war. Grundsätzlich war diese Bindegewebeschicht beim ACL-Ersatz geringer als beim MCL-Ersatz. Das Bindegewebe um die Xenograftprothese war gelb verfärbt und ließ sich gegenüber der Prothese leicht verschieben.

Biomechanische Ergebnisse

Die Ergebnisse der biomechanischen Untersuchungen sind in Tabelle 2 zusammengestellt. Die Kniegelenke mit totalen Rupturen des vorderen Kreuzbandersatzes wurden nicht mit in die Auswertung einbezogen.

Keines der operierten Kniegelenke erreichte die Stabilität der normalen kontralateralen Kontrollkniegelenke, die eine vordere Schublade von im Mittel $1,1 \pm 0,4$ mm aufwiesen. Die niedrigste vordere Schublade wurde mit der GORE-TEX-Prothese

Tabelle 2. Ergebnisse der biomechanischen Tests, Mittelwerte ± Standardabweichungen

Prothesentyp	Vordere Schublade [mm]	Steifigkeit [N/mm]		Reißkraft [N]	
		ACL	MCL	ACL	MCL
I Lafil Kohlenstoff-faserband	4,2 ± 1,0	38 ± 18	48 ± 28	197 ± 77	362 ± 256
II Dacron Typ 130-20	4,6 ± 1,8	39 ± 7,5	47 ± 20	169 ± 79	243 ± 79
III Xenograft, Modell CLR	4,8 ± 1,1	38 ± 26	40 ± 36	160 ± 75	143 ± 30
IV GORE-TEX	2,8 ± 1,9	61,2 ± 11,5	–	488 ± 157	–
V Leeds-Keio	4,5 ± 0,8	44,5 ± 13,2	–	282 ± 133	–
VI Aramid Prototyp	4,4 ± 1,7	–	39 ± 7,4	–	172 ± 112
VII Kontrollgruppe	1,1 ± 0,4	101 ± 9	50 ± 10	1145 ± 242	873 ± 152

(2,8 ± 1,9 mm) erreicht, und die höchsten Werte wies der Ersatz mit der Xenograft-prothese auf (4,8 ± 1,1 mm).

Im Durchschnitt zeigten die operierten Kniegelenke eine ca. 3–4mal höhere vordere Schublade im Vergleich zu den nicht-operierten kontralateralen Kniegelenken. Korrelierend mit diesem Befund betrugen die Steifigkeiten des Kreuzbandersatzes im Durchschnitt nur ca. 40% jener der gesunden vorderen Kreuzbänder. Die höchsten Steifigkeitswerte wies der vordere Kreuzbandersatz mit GORE-TEX-Prothesen auf. Während sich die anderen Prothesen mit Ausnahme der Aramidgruppe nicht gravierend unterschieden.

Wegen der vielen totalen und partiellen Rupturen in der Gruppe mit Aramidfaser-prothesen und den sehr geringen Werten wurde hier auf eine Mittelwertbildung für die Reißfestigkeit und Steifigkeit verzichtet.

Die Bestimmung der Reißfestigkeit und Steifigkeit des MCL-Ersatzes war häufig technisch schwierig, da die distalen Enden manchmal kaum für den Zugversuch geklemmt werden konnten oder bei höheren Zugkräften aus der Klemme herausrutschten. Auf die Darstellung der Werte für den MCL-Ersatz mit GORE-TEX- oder Leeds-Keio-Prothesen wurde deshalb verzichtet. Die Werte lagen jedoch im Bereich der Werte der anderen Prothesen. Die Steifigkeiten des MCL-Ersatzes mit Lafil- oder Dacronprothesen erreichten annähernd die Werte der normalen medialen Seitenbänder, während Xenograft- und Aramidfaserprothesen etwa 80% aufwiesen.

Wie beim medialen Seitenbandersatz kam es auch beim vorderen Kreuzbandersatz während der Zugversuche überwiegend zu einem Herausrutschen der Bandprothesen aus dem Knochenkanal und nur selten, bei weitgehend vorgeschädigter Prothese, zu einem intraartikulären Zerreißen. Bedingt durch die Entnahme einer Knochenprobe an der Tibia und der damit verbundenen Verkürzung des tibialen Knochenkanals auf 1,5 cm trat das Herausrutschen der Bandprothese immer an der Tibia auf. Die Ausreißkräfte der vorderen Kreuzbandprothesen nach Entfernung der Fixationsimplantate und der Knochenproben für die Histologie geben ein Maß für die knöcherne Integration der Implantate und liegen verständlicherweise wesentlich niedriger als die Ausreißkräfte, die unter In-vivo-Bedingungen zu erwarten wären. Beim medialen Bandersatz bekamen wir die höchsten auswertbaren Ergebnisse für Lafilprothesen, Einzelbefunde von GORE-TEX und Leeds-Keio erreichten ähnliche Werte bevor sie aus der Einspannung rutschten. Xenograft- und Aramidfaserprothesen lagen im Mittelwert der Ergebnisse nur etwa 1/2 so hoch (Tabelle 2).

Histomorphologische Ergebnisse

Die Längsschnitte durch den vorderen Kreuzbandersatz zeigen die Bandprothesen umscheidet von lockerem Bindegewebe. Die Xenograftrindersehne ist teilweise abgebaut, weist Kalzifizierungen und Bereiche mit chondroiden Metaplasien auf. Nekrotische Fragmente waren von einer großen Anzahl Lymphozyten, Fremdkörperriesenzellen und Makrophagen umgeben (Abb. 10). Bei den Bandprothesen aus geflochtenen und gewobenen Textil- und Kohlenstoffasern war ein Eindringen von Bindegewebe zwischen die Faserbündel oder auch teilweise zwischen Einzelfasern zu beobachten (Abb. 11). Während an der Peripherie vereinzelt gerichtete kollagene Strukturen beobachtet werden konnten, befand sich im Zentrum der Prothesen überwiegend nekrotisches Narbengewebe. Bei allen Bandprothesentypen waren Abriebpartikel des Prothesenmaterials zu beobachten, die eine Fremdkörperreaktion hervorriefen (Abb. 11, 12).

Die zellulären Reaktionen schienen bei den Kohlenstoffasern am geringsten und bei den Polyesterfasern am stärksten ausgeprägt zu sein. Sie waren generell dort am stärksten, wo die meisten Abriebpartikel vorhanden waren.

In den Knochenkanälen, wo geringere mechanische Unruhe und dadurch weniger Abrieb vorlag, waren die Bandprothesen überwiegend in Bindegewebe eingehüllt und wiesen nur sehr geringe Fremdkörperreaktionen auf. Die ursprünglichen Bohrkanäle waren durch neue Knochenlamellen ausgekleidet.

Dort wo der neugebildete Knochen mit Kohlenstoffasern, Polyesterfasern und Teflonfasern in Kontakt kam, wurden diese Materialien knöchern eingebaut (Abb. 13). Im Unterschied dazu war dies bei der glutaraldehydfixierten Rindersehne nicht zu beobachten.

Die in den Bandersatzstrukturen gefundenen Prothesenabriebpartikel konnten ebenfalls in den Synovialmembranen beobachtet werden.

Die kleineren polymeren Abriebpartikel (1–30 µm) konnten häufig nur unter Verwendung von polarisiertem Licht dargestellt werden. Besonders viele Abriebpartikel wurden von den Kohlenstoffaserprothesen und den Polyesterfaserprothesen (Dacron und Leeds-Keio) gefunden. Die Reaktion auf die Kohlenstoffaserbruchstücke war mit einer leichten lymphoplasmazellulären Synovitis geringer als für die Polyesterfasern, wo eine ausgeprägte proliferative Synovitis diagnostiziert wurde (Abb. 14). Bei den Partikeln der Teflonfasern waren mengenmäßig nicht so viele, aber in der zellulären Reaktion ähnliche Ergebnisse zu sehen.

Die Partikel von Rindersehnenabrieb riefen ebenfalls erhebliche lymphoplasmazelluläre Entzündungen und Fremdkörpergranulome hervor (Abb. 14).

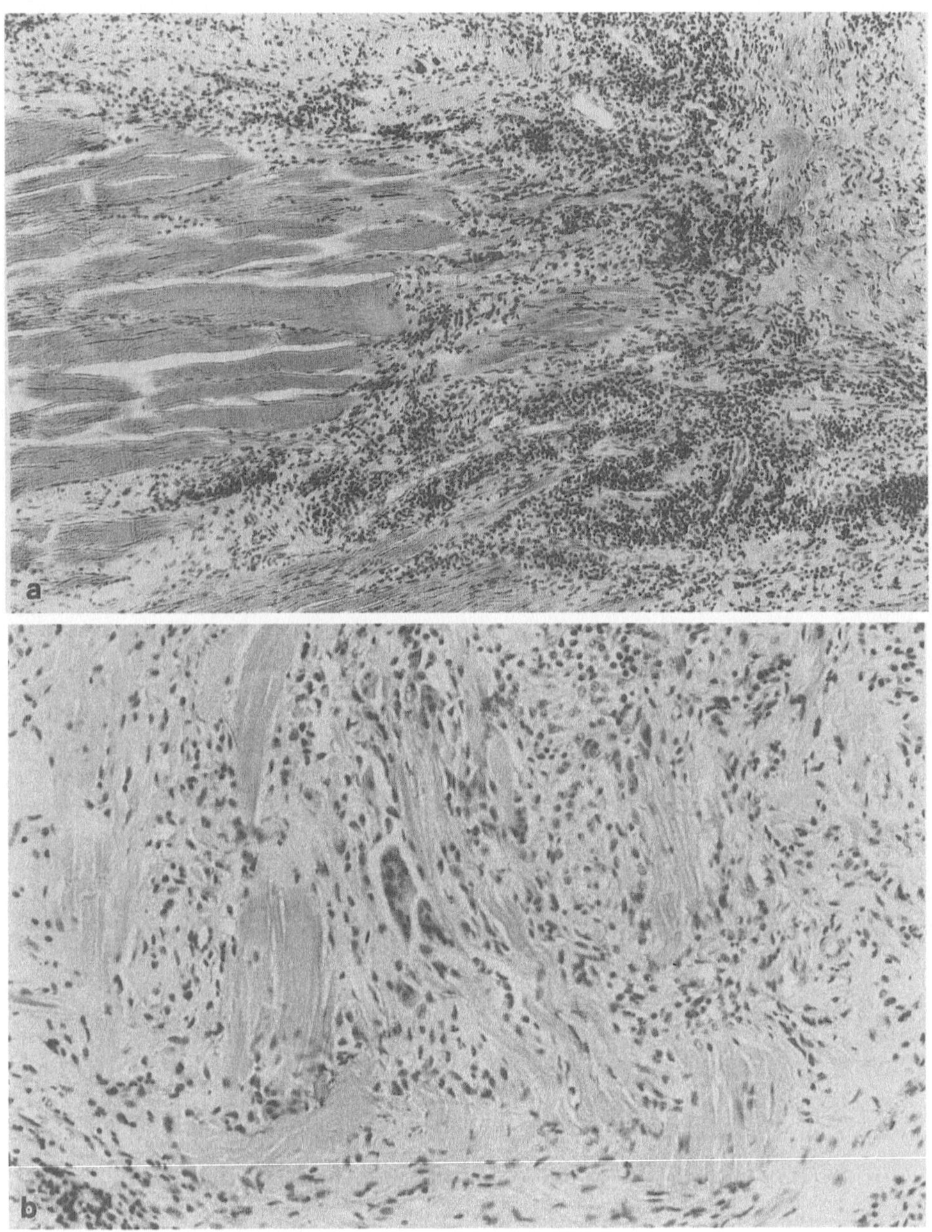

Abb. 10 a, b. Längsschnitt durch Xenograftprothese. **a** Fragmentierung und zelluläre Reaktion auf die Rindersehne in 25facher und **b** in 50facher Vergrößerung

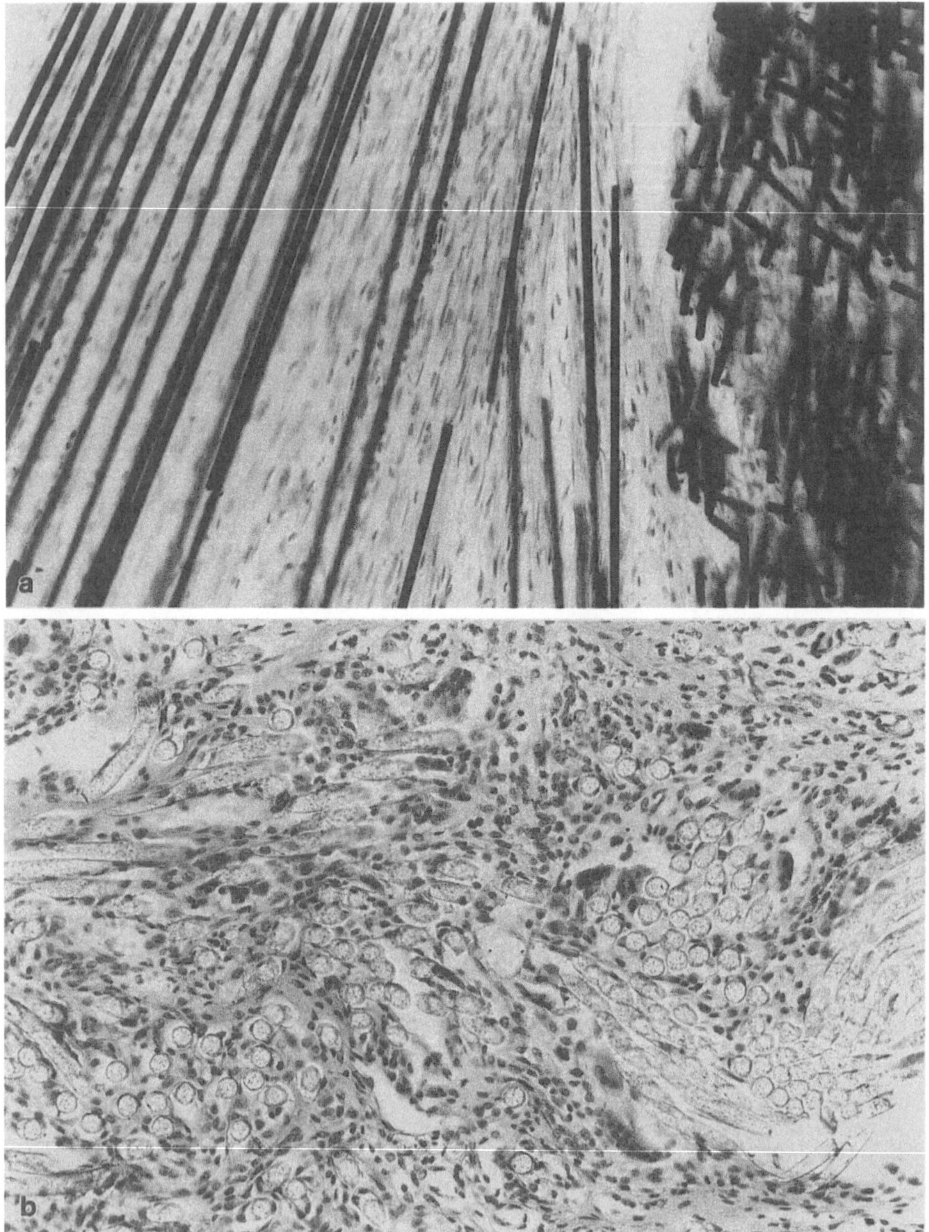

Abb. 11 a, b. Granulationsgewebe zwischen den Fasern von geflochtenen Bandprothesen. **a** Am Beispiel der Kohlenstoffaserbandprothese. **b** Am Beispiel einer Polyesterfaserbandprothese (Dacron, Stryker). Starke Fremdkörperreaktion vor allem zwischen den Polyesterfasern (Vergrößerung 50fach).

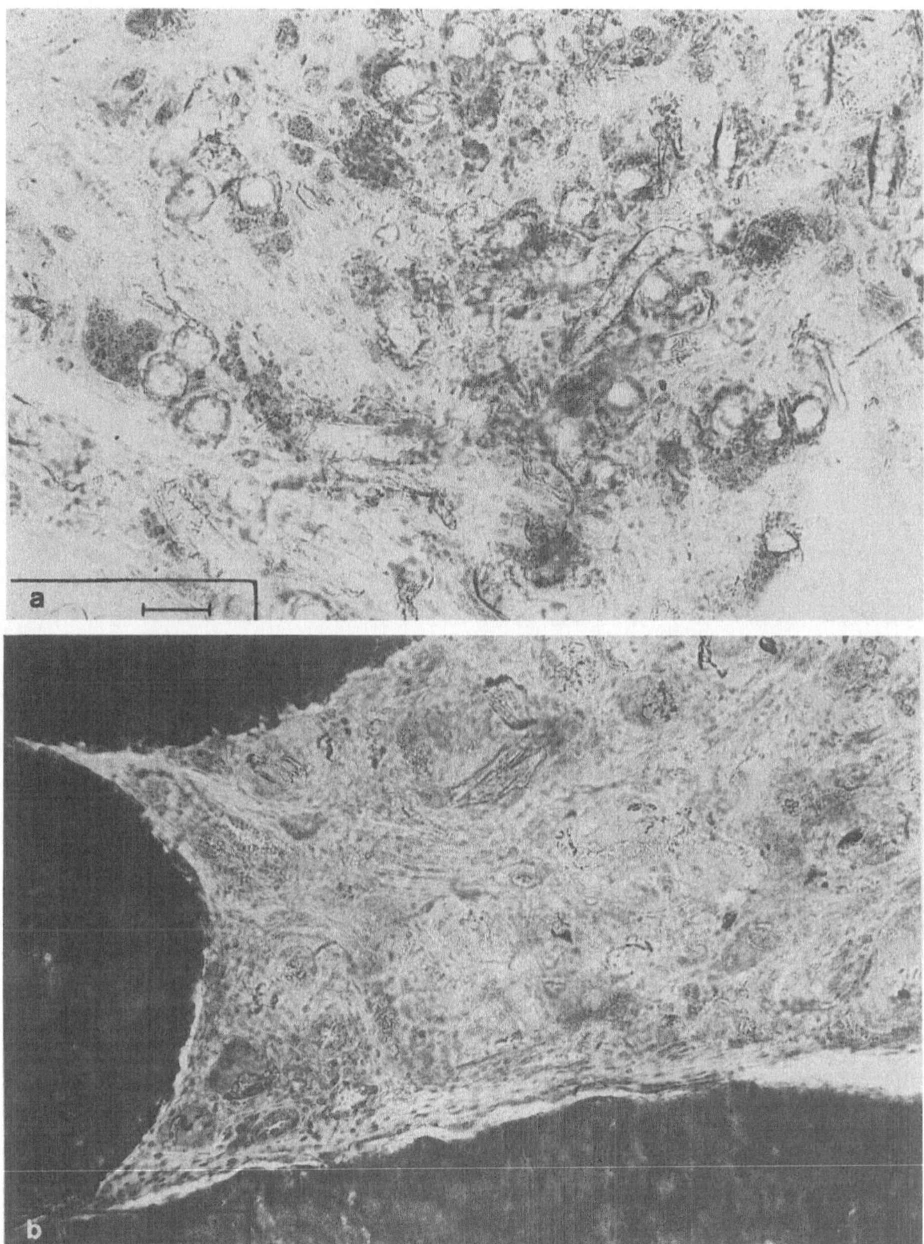

Abb. 12 a, b. Gewebereaktion auf die Oberflächen und Abriebpartikel von Polyesterfasern. **a** Leeds-Keio, **b** Teflon (GORE TEX). Starke Fremdkörperriesenzellreaktion bei beiden Materialien (Vergrößerung 100fach)

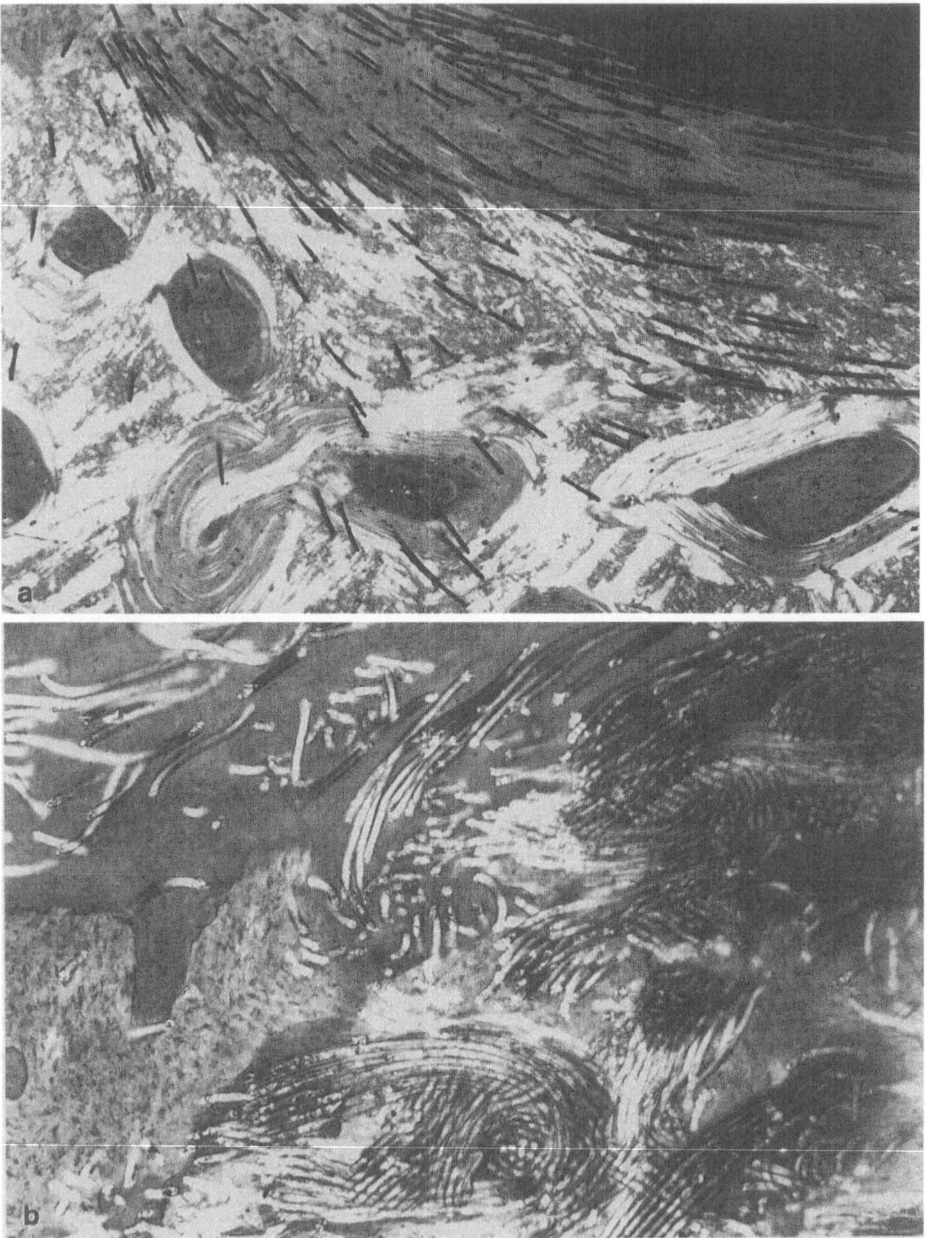

Abb. 13 a, b. Knöcherner Einbau der peripheren Fasern der Prothesen im Bohrkanal der Femurkondylen. **a** Integration der Kohlenstoffasern, **b** der Polyesterfasern (Dacron) in den neugebildeten Knochen (polarisiertes Licht, Vergrößerung 25fach)

Abb. 14 a–c. Reaktion der Synovialmenbran auf Prothesenabriebpartikel. **a** Geringe Reaktion auf Kohlenstoffaserbruchstücke. **b** Starke Reaktion auf Polyesterfaserabrieb, polarisiertes Licht, Vergrößerung 100fach. **c** Xenograftabrieb, Vergrößerung 50fach

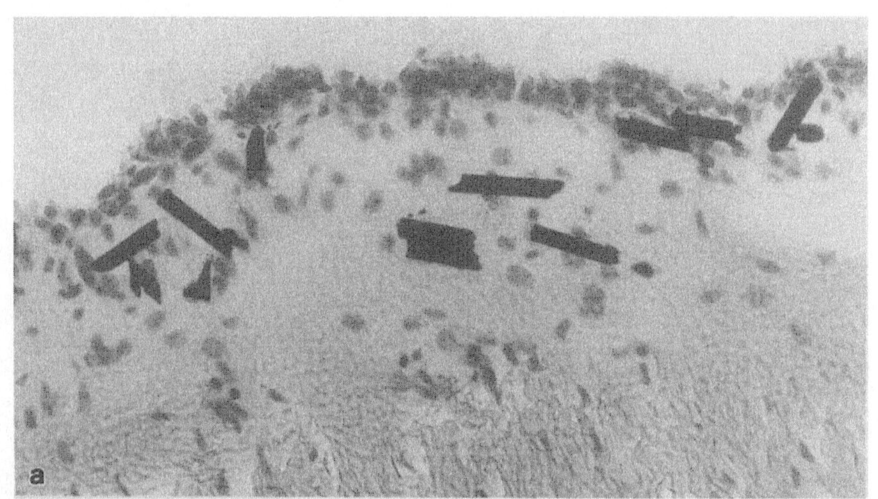

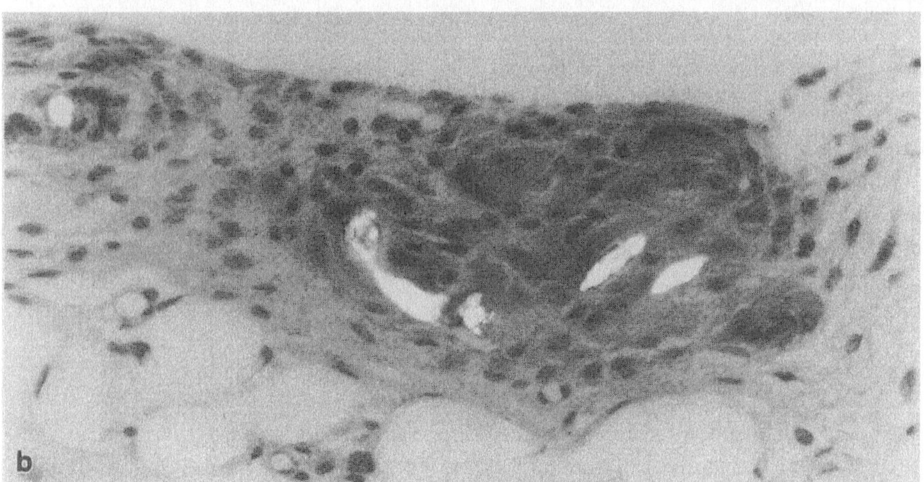

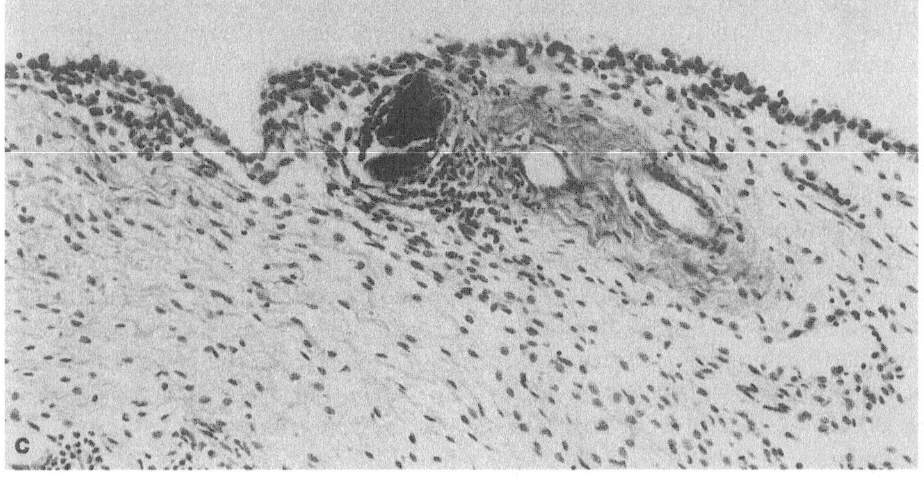

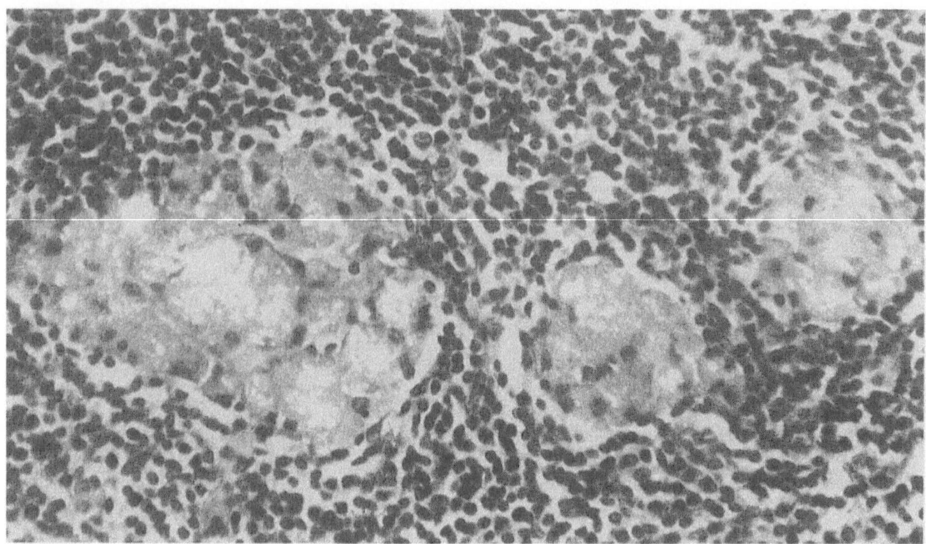

Abb. 15. Fremdkörpergranulome im Lymphknoten als Reaktion auf Abriebpartikel von Polyesterfasern (polarisiertes Licht, Vergrößerung 100fach)

Partikel < 20 µm wurden vereinzelt auch in den Lymphknoten gefunden. Vor allem die feinsten Abriebpartikel (< 5 µm) der polymeren Fasern riefen hier Fremdkörperreaktionen in Form von Granulomen hervor (Abb. 15).

Diskussion

Unter biomechanischen Gesichtspunkten sollte ein Bandersatz eine frühe und langanhaltende Wiederherstellung der Bandfunktion erreichen und damit eine gute Stabilisierung instabiler Kniegelenke gewährleisten.

Um diese Anforderungen zu erfüllen, muß eine primär gute Verankerung der Prothese am Knochen erreicht werden, eine Operationstechnik angewendet werden, die eine annähernd isometrische Implantation der Prothese erlaubt, und die verwendete Prothese mechanische Eigenschaften aufweisen, die bezüglich Elastizität, Reißfestigkeit und Verschleißfestigkeit geeignet sind.

In unserer vergleichenden Studie konnte keine der getesteten Prothesen diese Anforderungen ideal erfüllen.

Dies mag z.T. daran liegen, daß die Bandersatzoperation am Schafkniegelenk sich besonders schwierig gestaltet, da die Prothesen überproportional groß sind und damit eine annähernd isometrische Implantation nahezu unmöglich ist. Hinzu kommt, daß einige der Bandprothesen primär nicht dazu entwickelt wurden, um einen Bandersatz auch am medialen Seitenband durchführen zu können. Wir haben diese Bandprothesen jedoch wegen der Vergleichbarkeit mit den anderen Prothesentypen auch in der kombinierten Anordnung getestet. Man kann deshalb das Schafmodell generell und das gewählte Modell speziell als ein die Prothesen und Gelenke besonders hoch beanspruchendes Versuchsmodell betrachten.

Die Tenotomie der Achillessehne ist eine Möglichkeit, eine postoperative Entlastung beim Schaf zu erreichen, wie sie bei humanen Patienten üblich ist. Die Achillessehnen heilten nach 4–6 Wochen spontan und erlaubten danach eine zunehmende Belastung der operierten Extremität.

Die Zeit der Entlastung sicherte eine ungestörte bindegewebige Integration der Prothesen in die Bohrkanäle, hatte jedoch den Nachteil, daß die zu erwartenden funktionellen und biomechanischen Eigenschaften des Bandersatzes ungünstiger sind als bei einer frühen Belastung [22]. In dieser Studie wurde die temporäre Entlastung gewählt, da die Verankerungsmethode einiger Bandprothesen eine unmittelbar postoperative Belastung zu riskant erscheinen ließen.

Nach 1 Jahr Implantationszeit wiesen alle Prothesen Zeichen von mechanischem Verschleiß auf. Das Ausmaß des Verschleißes war abhängig vom Prothesenmaterial. Totale Rupturen traten bei der Aramidfaserprothese in 66% der Implantation und damit am häufigsten auf. Aber auch die Dacronprothese von Stryker wies mit 50% totalen Versagern eine extrem hohe Ausfallquote auf. Bessere Ergebnisse wurden mit den anderen Prothesen erzielt, wo keine oder jeweils nur 1 der eingesetzten Prothesen in vivo total gerissen war (Tabelle 1). Aber auch bei diesen Prothesentypen waren partielle Rupturen zu sehen, die darauf schließen lassen, daß bei längeren Implantationszeiten mit weiteren totalen Rupturen zu rechnen ist. Als Hauptursache für die mechanische Schädigung der Bandprothesen kommt die Reibung zwischen Prothese und Bohrkanalausgang in Frage, die aufgrund der nicht idealen Isometriebedingungen nicht vermieden werden kann. Aber auch die Reibung zwischen den Faserbündeln oder Einzelfasern in der Prothese selbst kommt als Ursache in Betracht. Diese Effekte wurden auch von anderen Autoren beschrieben [6, 11, 13–15, 16, 23–25]. Der Vergleich der vorderen Schubladen der nicht-operierten kontralateralen Kniegelenke mit den operierten Kniegelenken zeigte, daß keine der getesteten Prothesen eine normale a.-p.-Stabilität der Kniegelenke erreichte. Ähnliche Ergebnisse fanden sich für die Steifigkeiten des vorderen Kreuzbandersatzes. Die Prothesen erreichten ca. 40% der Werte (mit Ausnahme der sehr großen GORE-TEX-Prothese, die ca. 60% erzielte) der normalen vorderen Kreuzbänder. Der Vergleich der vorderen Schubladenergebnisse und der Ergebnisse der Bandersatzsteifigkeiten zeigt, daß ein Teil, aber nicht der gesamte Wert der vorderen Schubladen auf die reduzierten Bandersatzsteifigkeiten zurückgeführt werden kann. Ein zusätzlicher Faktor scheint die Abweichung der Prothesenimplantation von der Isometrie zu sein. Das vordere Kreuzband des Schafes besteht aus 2 Bündeln, die nur durch eine dazu noch zu groß dimensionierte Prothese ersetzt werden konnte.

Die unmittelbar postoperative Belastbarkeit eines Bandersatzes ist maßgeblich durch die Festigkeit der Prothesenfixation, wie z.B. Schrauben, Klammern und Platten beeinflußt [23]. Solche Befestigungsimplantate können sich jedoch lockern, weshalb für eine langfristige Verankerung von Bandprothesen die Integration der Bandenden in die knöchernen Bohrkanäle von großer Bedeutung ist [5]. Deshalb wurde ein Ausreißtest der ACL- und MCL-Verankerungen durchgeführt, um die Verbindung der Bandprothesen mit dem Gewebe im Bohrkanal zu bestimmen. Da für die histologischen Untersuchungen Teile des tibialen Bohrkanals der ACL-Verankerung und des proximalen Bohrkanales der MCL-Verankerung entfernt waren (Abb. 5 und 9), verblieben nur 2 cm gemeinsame Länge von ACL-Prothese und Tibiabohrkanal sowie 3 cm gemeinsame Länge von MCL-Prothese und Femurbohrkanal. In der überwiegenden Anzahl der Zugversuche war ein Herausrutschen der Bandprothesen aus ihren Knochenkanälen zu beobachten. Nur in wenigen Fällen, in denen eine erhebliche Vorschädigung der Bandprothesen durch Verschleiß vorlag, kam es zum intraartikulären Reißen der vorderen Kreuzbandprothesen.

Pro cm Knochenkanallänge wurden Ausreißkräfte zwischen 80 N und 240 N gemessen. Die niedrigsten Werte fanden sich für die Xenograftprothese, Aramidprothese und die Dacronprothese und die besten Werte für die GORE-TEX-, Leeds-Keio- und Lafilprothese. Für In-vivo-Bedingungen, d.h. ohne Entfernung von Knochenproben für die Histologie, kann man aufgrund der ca. doppelt so langen Knochenkanäle auch etwa 2mal so hohe Ausreißkräfte schätzen. Dies bedeutet für die schlecht eingewachsenen Prothesentypen ca. 300 N und für die gut integrierten Prothesen 400–800 N. Diese geschätzten Werte würden damit ca. 25–80% der Reißfestigkeit der normalen Bänder erreichen.

Neben den funktionellen und biomechanischen Anforderungen an Bandprothesen ist eine ausreichende Gewebeverträglichkeit zu fordern, um Kniegelenkschwellungen und -schmerzen zu vermeiden. Wie die makroskopischen Befunde, biomechanischen Untersuchungen und histologischen Schnitte jedoch zeigen, kommt es bei allen getesteten Prothesentypen zu einem Verschleiß, der mit Abrieb von Prothesenpartikeln verbunden ist.

Diese Abriebpartikel und weniger die soliden Bandprothesen sind hauptverantwortlich für die Fremdkörperreaktionen der umliegenden Bindegewebe. Die Abriebpartikel finden sich im Bereich des neugebildeten Gewebes um die Bandprothesen und v.a. in der Synovialmembran. Dort rufen sie zelluläre Reaktionen mit dem Auftreten von Lymphozyten, Makrophagen und Riesenzellen hervor. Das Ausmaß der Fremdkörperreaktion scheint dabei nicht nur von der Menge der Abriebpartikel, sondern auch vom Prothesenmaterial abhängig zu sein.

Während auf Kohlenstoffasern nur eine leichte lymphoplasmazelluläre Reaktion beobachtet wurde, war bei den Polyesterfasern und bei der Rindersehne eine ausgeprägte proliferative Synovitis zu sehen. Partikel < 20 µm wurden vereinzelt auch in Lymphknoten gefunden, wo sie bei polymeren Partikeln auch erhebliche Fremdkörpergranulome hervorriefen.

Die bindegewebige Einscheidung und Durchwachsung der textilen Bandprothesen führt nicht zu einer mechanischen Verstärkung des Bandersatzes, kann jedoch den Prothesen mehr viskoelastische Eigenschaften verleihen [5] und einen Schutz vor Reibung zwischen den Fasern und an den Bohrlochausgängen bieten.

Zusammenfassend kann man sagen, daß von den getesteten Bandprothesen keine die Anforderungen an gewünschte biomechanische Eigenschaften und Gewebeverträglichkeiten erfüllt hat. Prothesen aus Aramid und Dacron weisen geringe Dauerfestigkeiten auf, und Prothesen aus glutaraldehydfixierten Rindersehnen führten zu Gelenkerguß und starker Gewebereaktion. Bei diesen Prothesetypen muß deshalb bereits nach wenigen Jahren mit hohen Komplikationsraten gerechnet werden.

Aber auch die 3 anderen Prothesen (Lafil-, Leeds-Keio- und GORE-TEX-) zeigen im Schaf nach 1 Jahr bereits erhebliche Verschleißzeichen, die auf eine begrenzte

Funktionsdauer schließen lassen. Um die Funktion solcher Bandprothesen zu verbessern, müssen deshalb alle jene Faktoren verbessert werden, die einen Einfluß auf den Verschleiß des Prothesenmaterials haben. Dazu gehört eine verbesserte Operationstechnik sowie ein geeignetes Prothesenmaterial und -design.

Literatur

1. Feagin JJ (1988) The crucial ligament. Churchill Livingstone, New York
2. Clancy W, Narechania R, Rosenberg T (1981) Anterior and posterior cruciate ligament reconstruction in Rhesus monkeys. J Bone Joint Surg [Am] 63:1270
3. Decker B, Bosch U, Kasperczyk W, Oestern H, Reale E (1991) Ultrastructural changes of the patellar tendon as a cruciate ligament substitute (one year and two year results). J Submicrosc Cytol Pathol 23
4. Claes L, Wolter D, Gistinger G, Rose P, Hüttner W, Fitzer E (1978) Physical and biological aspects of Carbon fibre in the ligament prosthesis. Third Conference on Mechanical Properties of Biomaterials, Keele University
5. Claes L, Neugebauer R (1985) In vivo and in vitro investigation of the long-term behavior and fatigue strength of Carbon fibre ligament replacement. Clin Orthop Relat Res 196:99
6. Jenkins DHR (1978) The repair of cruciate ligaments with flexible Carbon fibre. J Bone Joint Surg [Br] 60:520
7. Ascherl R, Siebels W, Geissdörfer K, Kobor B, Hölldobler G, Blümel G (1986) Vergleichende experimentelle Untersuchungen zum alloplastischen Ersatz des vorderen Kreuzbandes. In: Streicher H-J (Hrsg) Chirurgisches Forum '86 für experimentelle und klinische Forschung. Springer, Berlin Heidelberg New York, S 5
8. Bolton CW, Bruchman WC (1985) The Gore-tex expanded Polytetrafluoroethylene prosthetic ligament. Clin Orthop Relat Res 196:203
9. Emery MA, Rostrup O (1960) Repair of the anterior cruciate ligmanet with 8 mm tube Teflon in dogs. Can J Surg 4:111
10. Gort J, Rostrup O (1959) Teflon fabric for ligament reconstructions: An experimental study. Can J Surg 3:75
11. Grood ES, Noyes FR (1976) Cruciate ligament prosthesis: Strength creep and fatigue properties. J Bone Joint Surg [Am] 58/8:1083
12. Gupta BN, Brinker AH, Brinker WO (1969) Anterior cruciate ligament prosthesis in dog. JAVMA 154:1057
13. Jelinek R, Gruber P, Siepen M (1962) Der plastische Ersatz der Kniegelenkbänder mit Kunststoffarterien. Zentralbl Chir 25:1037
14. McPherson GK, Mendehall HV, Gibbons DF et al. (1985) Experimental mechanical and histological evaluation of the Kennedy Ligament augmentation device. Clin Orthop Relat Res 196:186
15. Rubin RM, Marshall JL, Wang J (1975) Prevention of knee instability. Clin Orthop Relat Res 113:212
16. Winston LA, Terry AF, Jardine JH, Parrish FF (1978) The result of replacement of partial or total collateral ligament with Marlex mesh in the knees of dogs. Clin Orthop Relat Res 137:287
17. Abbink EP, Kramer FJK (1984) Preliminary report on the use of bovine xenograft in knee instability problems. Proc Eur Soc Knee Surg Arthrosc 1:111
18. McMater WC, Jaffe NR (1985) Ligament injuries and their treatment. In: Jenkins DHR (ed) Ligament injuries and their treatment. Chapman & Hall, London, pp 319–343
19. Webster D, Werner F (1983) Freeze-dried flexor tendons in anterior cruciate ligament reconstruction. Clin Orthop 181:238
20. Wirth C (1985) Experimentelle Untersuchungen zum Kreuzbandersatz am Schaf mit Dura mater in Kombination mit einem synthetischen Band. Unfallchirurgie 11:230

21. Jackson D, Grood E, Wilcox P, Butler C, Simon T, Holden J (1988) The effects of processing techniques on the mechanical proper ties of bone-anterior cruciate ligament-bone allografts. An experimental study in goats. Am J Sports Med 16:101
22. Kaspeczyk W, Bosch U, Oestern H, Tscherne H (1991) Influence of immobilization on autograft healing in the knee joint. Arch Orthop Trauma Surg 110:158
23. Siebels W (19929 Optimierung von Werkstoffen für die Bandersatzchirurgie. Dissertation, Technische Universität München
24. Claes L, Dürselen L, Kiefer H, Mohr W (1987) The combined anterior cruciate and medial collateral ligament replacement by various materials: A comparative animal study. J Biomed Mat Res 21:319
25. Dittel K, Dauner M, Planck H, Syre I (1990) Treatment of ligamentous instabilities of the knee-joint under the special aspect of prosthetic ligament reconstruction. In: Planck H, Dauner M, Rendardy M (eds) Medical textiles for implantation. Springer, Berlin Heidelberg New York Tokyo, p 111
26. Jerusalem C, Dauner M, Plank H, Dittel K (1990) Histology of Aramide cords (Kevlar (R)) used as a cruciate knee ligament substitute in the sheep. In: Planck H, Dauner M, Renardy M (eds) Medical textiles for implantation. Springer, Berlin Heidelberg New York Tokyo, p 123
27. Johnson RJ (1982) Instrumented testing of knee instability. Int J Sports Med 3:71–79
28. Jackson DW, Grood ES, Arnoczyk SP, Butler DL, Simon TM (1987) The effects of in situ freezing on the anterior cruciate ligament. Am J Sports Med 15/4:295–303

Scoring von Fremdkörperreaktionen

B. Güssregen[1], R. Ascherl[2], A. Liebendörfer[1], S. Kerschbaumer[1], K. Herfeldt[1],
H. Mau[1] und G. Blümel[1]

[1] Institut für Experimentelle Chirurgie der Technischen Universität München,
Ismaninger Straße 22, D-81675 München
[2] Orthopädische Universitätsklinik Lübeck, Ratzeburger Allee 160, D-23538 Lübeck

Die Einführung neuer Biomaterialien setzt eine sorgfältige Eignungsprüfung des verwendeten Werkstoffes voraus. Neben den technischen Anforderungen, stellt die lokale und systemische Biokompatibilität, d.h. die Körperbeständigkeit und- verträglichkeit eines Implantatmaterials in solider und partikulärer Form die wichtigste Voraussetzung für seine Eignung als Biomaterial dar. Im Gegensatz zu den technischen Belangen gibt es für biologische Testverfahren noch keine allgemein anerkannten und verbindlichen Richtlinien. Der Ausschuß „Biologische Prüfung von Implantatwerkstoffen" des Arbeitskreises Biomaterial der Deutschen Gesellschaft für Orthopädie und Traumatologie (DGOT) hat inzwischen einen „Vorschlag für die stoffliche und biologische Prüfung von Implantatwerkstoffen und Implantaten für die orthopädische Chirurgie" ausgearbeitet, nach denen Biomaterialien getestet werden sollten, um die Grundlage für eine standardisierte Prüfung und Qualitätskontrolle zu schaffen. Danach werden die Werkstoffe in einem stufenförmigen Ablauf getestet und die Ergebnisse im Vergleich zu den bekannten Materialien ausgewertet: In-vitro-Testungen (Zytotoxizität, genetische Toxizität) und auf diesen aufbauend In-vivo-Untersuchungen, v.a. der akuten systemischen Toxizität eines Werkstoffes, der von ihm ausgehenden intrakutanen Irritation, Sensibilisierung, Kanzerogenität sowie Implantationsversuche (lokale und systemische Verträglichkeit).

Neben der Problematik hinsichtlich der Übertragbarkeit experimentell gewonnener Testresultate wird die Vergleichbarkeit der biologischen Gewebereaktionen um Fremdkörper durch mangelhafte Standardisierung der Versuchsbedingungen erschwert, obwohl insbesondere unter dem Aspekt neuer Implantatmaterialien – nicht nur für den Kreuzbandersatz – derartige Untersuchungen um so mehr gefordert sind, als für die klinische Anwendung ein Höchstmaß an Unbedenklichkeit und Sicherheit gefordert wird.

Allgemeines zur Gewebereaktion

Von Mohr u. Kirkpatrick (1983) sowie Williams (1987) stammen hervorragende Beschreibungen der Gewebereaktion nach Implantation eines Fremdkörpers, wobei das mikromorphologische Erscheinungsbild im Sinne einer Entzündungsreaktion gedeutet wird.

Die *Fremdkörperreaktion* stellt nach Mohr u. Kirkpatrick (1983) eine besondere Form der chronischen Entzündung dar, ausgelöst von nicht abbaubarem, inertem

Hefte zu der Unfallchirurg, Heft 234
L. Claes (Hrsg.)
© Springer-Verlag Berlin Heidelberg 1994

Material. Der Ablauf der morphologischen Veränderungen nach der Implantation von Fremdmaterial umfaßt das *initial akute Stadium* mit Exsudation und Ödematisierung des Gewebes. Im Idealfall stabilisiert sich die Fremdkörperreaktion und das Implantat wird durch eine zellarme, narbenähnliche Bindegewebemembran zum umgebenden Gewebe abgegrenzt. Der Übergang in das *chronisch-proliferative Entzündungssta-dium* erfolgt fließend und findet seinen Abschluß in der Ausbildung eines Narbengewebes.

Williams (1987) legt besonderen Wert auf die Beständigkeit des Implantates im Körpermilieu. Als Folge der wechselseitigen Auseinandersetzung zwischen Implantat und umgebendem Gewebe kann es zur Bildung von Abrieb-, Verschleiß- und Korrosionsprodukten kommen. Sofern sich diese Substanzen im implantatnahen Gewebe nicht anreichern, bleiben die morphologisch erfaßbaren Gewebereaktionen auf vereinzelt auftretende Entzündungsstellen und eine geringgradige Steigerung der Bindegewebeneubildung beschränkt. Zu starke Akkumulation biologisch aktiver Degradationsprodukte kann eine gesteigerte zelluläre Reaktion in der Implantatumgebung nach sich ziehen.

Nach Williams (1987) wird die systematische und lokale Biokompatibilität von folgenden Wechselwirkungen zwischen Implantat und Gewebe beeinflußt:

- initiale Auseinandersetzung am Grenzbereich zwischen Implantat und Gewebe (Interface),
- Korrosions- und Degradationsprodukte,
- lokale Fremdkörperreaktion,
- systemische Gewebereaktion.

Grading und Scores – Spezielles

Mirra et al. (1976) haben zur quantitativen Beurteilung der Gewebereaktion bei Versagensfällen in der Alloarthroplastik einen Score erstellt. Die Auswertung der histologischen Schnitte berücksichtigt neben der *zellulären Gewebereaktion* (akute, chronische Entzündungszellen, Fremdkörperriesenzellen, mononukleäre Histiozyten) die *Abrieb- bzw. Verschleißrate* des verwendeten Werkstoffes. Intensität und Zusammensetzung der Gewebereaktion auf die Implantation des Fremdmaterials werden anhand eines definierten Punkteschemas bewertet (0/1 + /2 + /3 +), wobei die Präparate semiquantitativ bei einer bestimmten Vergrößerung ausgezählt und klassifiziert werden.

Vernon-Roberts u. Freeman (1976) wie auch Willert et al. (1976) beschreiben die Reaktion um Fremdkörperoberflächen (Knochenzemente) hinsichtlich:

- Kontaktfläche (glatt, rauh),
- Interface (Bindegewebe, Breite, Knochenneubildung),
- zellulärer Infiltrate (Granulozyten, Rundzellen, Fremdkörperriesenzellen),
- Nekrosen und Partikeln.

Ein von dieser Arbeitsgruppe modifiziertes Punkteschema beurteilt jeden histologischen Schnitt in einer 5stufigen Bewertungsskala, wobei die zelluläre und gewebliche Reaktion ebenfalls semiquantitativ erfaßt werden.

In gewisser Abwandlung wurde dieses Schema auch von Skinner u. Mabey (1987) übernommen und im Sinne eines „grading" das Ausmaß der feingeweblichen Reaktion beschrieben. Für die Punktebewertung kommen in Betracht:

- akute / chronische Entzündungszellen (Art und Zahl),
- Fremdkörperriesenzellen,
- Abriebpartikel (Form und Zahl).

Von 0–3 haben Escalas et al. (1976) die Gewebereaktion um ein Implantat beschrieben und dabei auf die *bindegewebige Membran,* den *Zellgehalt,* die *Zellart* und das *Ausmaß der Entzündungsreaktion* sowie auf *Abrieb und Gefäßneubildung* geachtet.

Neben der semiquantitativen Beurteilung der Gewebereaktion können die jeweiligen Parameter darüber hinaus hinsichtlich ihrer Qualität gewichtet werden. Dabei sollen Granulozyten, Lymphozyten, Plasmazellen, Makrophagen und Fremdkörperriesenzellen differenziert werden, wobei jeder Zellart eine Gewichtung zukommt. Eine derartige Beurteilung erlaubt außerdem die zusätzliche Objektivierung in sog. *Entzündungsindizes.*

Schlußfolgerung

Die Implantation eines Fremdkörpers wird vom Gewebe nie reaktionslos akzeptiert, höchstens toleriert, wobei das induzierte Fremdkörpergranulationsgewebe nicht für bestimmte Werkstoffe spezifisch ist. Art und Ausmaß der Gewebereaktion geben Aufschluß über die lokale und systematische Biokompatibilität eines Implantatmaterials. Die vorgestellten Scores erlauben einerseits aufgrund des semiquantitativen Auswertungsmodus eine in Grenzen „objektive" Bewertung der Fremdkörperreaktion, andererseits nur bedingt eine Aussage hinsichtlich der Biokompatibilität eines neuen Werkstoffes. Erst durch den Vergleich der Gewebereaktion neuer Werkstoffe im Vergleich zu klinisch bewährten Implantatmaterialien läßt sich die Fremdkörperreaktion interpretieren und letztlich eine Aussage hinsichtlich der lokalen und systemischen Biokompatibilität des Werkstoffes feststellen.

Willert et al. (1978) formulierten folgende Reaktion auf die Implantation des Fremdmaterials als zufriedenstellendes Ergebnis:

- geringgradige zelluläre Reaktion,
- Abtransport der Partikel über Lymphgefäße,
- wenige oder keine Gewebenekrosen,
- schnelles Abklingen der Fremdkörperreaktion,
- Vernarbung und geringe Fibrose.

Trotz der bestehenden Schwierigkeiten hinsichtlich der Interpretation der biologischen Testergebnisse sind diese als „screening" vor der Einführung eines Werkstoffes in der Klinik unerläßlich, um die biochemische Inertheit auch von Abriebpartikeln und ihre Wechselwirkung mit dem Gewebe zu überprüfen.

Literatur

Escalas F, Galante J, Rostocker W, Coogan P (1976) Biocompatibility of materials for total joint replacement. J Biomed Mater 10:175–195

Mirra JM, Amstutz HC, Matos M, Gold R (1976) The pathology of the joint tissue and its clinical relevance in prosthesis failure. Clin Orthop 117:221–240

Mohr W, Kirkpatrick CJ (1983) Biokompatibilität von Polymeren. Aktuel Probl Chir Orthop 25:20–25

Skinner HB, Mabey MF (1987) Soft-tissue response to total hip surface replacement. J Biomed Mater 21:569–584

Vernon-Roberts B, Freeman MAR (1976) Morphological and analytical studies of the tissues adjacent to joint prostheses: Investigations into the causes of loosening of prostheses. In: Schaldach M, Hohmann D (eds) Advances in artificial joint hip and knee joint technology. Springer, Berlin Heidelberg New York, pp 148–186

Willert HG (1976) Kunststoffe als Implantatwerkstoffe. Med Orthop Tech 4:94–98

Willert HG, Buchhorn G, Ungethüm M, Kriete U (1978) Materialverschleiß und Gewebereaktion bei künstlichen Gelenken. Orthopäde 7:62–83

Williams DF (1987) Tissue – biomaterial interactions (Review). J Mater Sci 22:3421–3445

Tierexperimentelle Untersuchungen über die Nervenversorgung allogen transplantierter vorderer Kreuzbänder

B. Fromm[1], W. Kummer[2] und J. Graf[1]

[1] Orthopädische Universitätsklinik Heidelberg, Schlierbacher Landstraße 200 a,
D-69118 Heidelberg
[2] Anatomisches Institut I der Universität Heidelberg, Im Neuenheimer Feld 307,
D-69120 Heidelberg

Einleitung

Zur Aufrechterhaltung der normalen Kniegelenkkinematik kommt den Kreuzbändern eine Doppelfunktion zu. Zum einen wirken sie als passive Stabilisatoren und schützen aufgrund ihrer Haltefunktion das Kniegelenk gegen widernatürliche Scher- und Translationskräfte, andererseits üben sie wesentliche Funktionen bei der dynamischen Führung des Kniegelenks aus.

Grundlegende Arbeiten zur Funktion der Kreuzbänder als passive Führungselemente der Kniegelenkkinematik haben Frankel et al. (1971) und Müller (1982) mit ihrem Modell der sich überschlagenden Viergelenkkette geleistet. Kennedy et al. (1982) konnten jedoch feststellen, daß die anfänglich erzielten guten klinischen Ergebnisse nach vorderen Kreuzbandrupturen sich schon bald deutlich verschlechterten; er führte dieses Versagen auf die Unterbrechung eines neurophysiologischen Regelkreises durch das initiale Kniegelenktrauma zurück.

Konzepte dieser Art sind nicht neu. 1944 erkannten Abbott et al. die reichhaltige sensorische Innervation der Kreuz- und Seitenbänder und beschrieben sie als erstes Glied einer „kinetischen Kette", an deren anderen Ende sich die knieumgreifende „Effektor"-Muskulatur befinde. Dieses Konzept konnte durch Grüber et al. (1986) experimentell bestätigt werden; die Autoren fanden nach mechanischer Reizung des vorderen Kreuzbandes eine muskuläre Reflexantwort des Bizeps femoris und des Semimembranosus.

Erste lichtoptische Untersuchungen über Mechanorezeptoren im menschlichen vorderen Kreuzband wurden von Schultz et al. (1984) und Zimny et al. (1986) geführt; deren Ergebnisse wurden jedoch aufgrund von Fixationsartefakten und der verwendeten Färbemethoden z.T. kritisch diskutiert. Erst aktuell durchgeführte elektronenoptische Untersuchungen konnten den sicheren Nachweis über die Präsenz von Mechanorezeptoren führen (Halata u. Haus 1989).

Seit den Arbeiten von Jones (1963) und Brückner (1966) wird das rupturierte vordere Kreuzband durch autologes Patellarsehnengewebe ersetzt. Die damit verbundene weitere Schädigung des knieumgreifenden Weichteilmantels stellt die Frage nach einem Allotransplantat zum Ersatz des vorderen Kreuzbandes, um einer weiteren Schwächung des bereits geschädigten Gelenks entgegenzuwirken. Solche Allotransplantate müssen spender-kompatibel sein und den Aufbereitungs- und Aufbewahrungsprozeß ohne größere Schäden überstehen. Durch Tieffrieren kann die Antigen-

Hefte zu der Unfallchirurgie, Heft 234
L. Claes (Hrsg.)
© Springer-Verlag Berlin Heidelberg 1994

struktur von Knochen- und Bindegewebe soweit verändert werden, daß die Voraussetzungen zu deren Transplantation gegeben sind (Gresham 1964; Langer et al. 1975; Friedlaender et al. 1976).

Diese Studie hat sich daher zum Ziel gesetzt, die nervale Versorung allogen transplantierter vorderer Kreuzbänder aufzuzeigen.

Material und Methodik

Anzahl der Tiere

Bei 12 Tieren wurde das transplantierte vordere Kreuzband und das nicht-operierte kontralaterale vordere Kreuzband immunhistochemisch mittels monoklonaler Antikörper auf neu eingewachsene Nervenfasern hin untersucht. Der Nachuntersuchungszeitraum betrug 3, 6, 12, 24 und 52 Wochen.

Immunhistochemie

Das entnommene Knochen-Band-Knochen-Präparat wurde über Nacht in Zamboni-Fixierlösung immersionsfixiert, danach mehrmals in 0,1 M Phosphatpuffer (pH 7,4) gewaschen und für mindestens 12 h in den gleichen Puffer unter Zugabe von 18% Saccharose eingelegt. Das Kreuzband und der angrenzende Gelenkknorpel wurden dann mit einem Skalpell von den knöchernen Insertionen gelöst, mit OCT-Eindeckmedium für die Gefriermikrotomie in Längsrichtung auf Filterpapier geklebt und in Flüssigstickstoff eingefroren. Komplette Längsschnittserien mit einer Schnittdicke von 20 µm wurden mit einem Kryostaten (Frigocut 2800 E, Fa. Reichert, Nussloch) angefertigt und auf mit Chromalaungelatine beschichtete Objektträger aufgezogen.

Immunhistochemische Inkubation

Vor der immunhistochemischen Reaktion wurden unspezifische Proteinbindungsstellen des Gewebeschnittes durch Inkubation in 10%igem Schweineserum in 0,1 M Phosphatpuffer abgesättigt. Diesem Medium wurde zusätzlich 0,5% Tween 20 zugegeben, dessen Eigenschaften als Detergens den Schnitt permeabilisieren und damit das Eindringen der nachfolgend applizierten Antikörper in das Gewebe erleichtern. Anschließend wurden die Schnitte in einer feuchten Kammer über Nacht bei Raumtemperatur mit dem primären Antikörper überschichtet. Die Schnitte der Serie wurden dabei alternierend mit monoklonalen Antikörpern gegen Neurofilament$_{160kD}$ (Nf), Substanz-P (SP) und Tyrosinhydroxylase (TH) inkubiert. Im Fall einer fluoreszenzmikroskopischen Darstellung wurden die Schnitte am nächsten Tag zunächst 3mal für 5 min in 0,1 M Phosphatpuffer gewaschen und dann für 1 h in Anti-Maus- (bei Nf und TH), beziehungsweise in Anti-Ratte-Immunglobin (bei SP) konjugiert an Fluoreszeinisothiocyanat (FITC) inkubiert. Es folgte ein erneutes Waschen in 0,1 M Phosphatpuffer für 3mal 5 min und das Eindecken der Schnitte in karbonatgepuffertes Glycerol bei pH 8,6. Die Schnitte wurden mittels eines Epifluoreszenzmikroskopes

(Fa. Reichert, Nussloch) ausgewertet und photographiert. Die Anregung von FITC erfolgte über einen Bandpass-Erregungsfilter von 450–495 nm, die Betrachtung des emittierten Lichtes durch einen 520–560 nm Sperrfilter (Filtermodul B2 des Polyvar).

Kontrollen

Als Kontrollen für den positiven Ausfall der Reaktion wurden gleichartig hergestellte Gewebeschnitte von sensiblen und sympathischen Ganglien benutzt. Nach Evaluierung der normalen Innervation unbehandelter kontralateraler Kreuzbänder bei operierten Tieren dienten auch solche Gewebe als positive Kontrollen bei der Inkubation transplantierter Bänder.

Ergebnisse

Kontrolltiere

Neurofilamenthaltige Nervenfasern begleiten in Bündeln die arteriellen Gefäße, selten liegt ein Bündel separat ohne ein Gefäß zu begleiten. Die Fasern sind mit Perineurium umgeben, sie umgeben die Gefäße jedoch nicht im Sinne einer Gefäßinnervation. Die Bündel spleißen sich auf, bis nur noch einzelne Fasern übrigbleiben. Diese verlaufen stets zwischen dem „Kern" des Kreuzbandes aus straffem kollagenem Bindegewebe und der synovialen Oberfläche. Sie enden frei oder seltener in doldenförmigen Verzweigungen im Sinne von Ruffini-Körperchen (Abb. 1). Andere spezialisierte Endformationen waren nicht sichtbar.

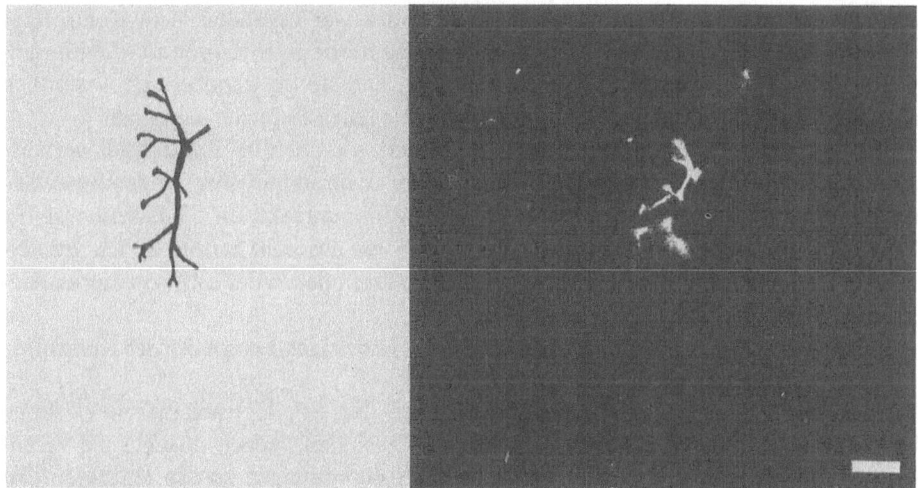

Abb. 1. Neurofilament-immunreaktives Axon, das in einem sensorischen Endorgan (Ruffini-Körperchen) endet. Die Zeichnung zeigt ein solches Endorgan auf einer singulären fokussierenden Ebene graphisch rekonstruiert, *Balken* µm

Tyrosinhydroxylasehaltige Nervenfasern umspinnen wie ein Geflecht die größeren arteriellen Blutgefäße. Diejenigen Blutgefäße, die in den „Kern" des Bandes eintreten, zeigen keine immunreaktiven Fasern. Außer der Gefäßinnervation sind keine TH-immunreaktiven Fasern zu finden.

SP-immunreaktive Fasern treten sowohl mit den Nervenbündeln als auch als perivaskuläres Geflecht in das Kreuzband ein. Perivaskuläre Fasern sind weniger zahlreich als die TH-immunreaktiven. Außer der Gefäßinnervation finden sich innerhalb der lockeren Bindegewebeschicht zwischen Kollagen und Synovia einige freie Fasern. SP-immunreaktive Fasern treten z.T. bis unmittelbar unter die Synovialzellen an die Oberfläche.

3-Wochen-Tiere. 3 Wochen nach vorderer Kreuzbandtransplantation waren keine immunreaktiven Nervenfasern nachweisbar.

6-Wochen Tiere. Nur einmal waren in einem Präparat 2 einzelne Neurofilamentimmunreaktive Fasern sichtbar; Tyrosinhydroxylasehaltige- oder Substanz-P-Fasern waren in den untersuchten Präparaten nicht nachweisbar. Die Qualität der nachgewiesenen Nervenfasern (Nf-) erlaubte aber keine photographische Dokumentation. Letztlich kann ein mitteilbarer Nachweis damit nicht geführt werden.

12-Wochen-Tiere. Im Randbereich des Präparates fanden sich Neurofilament- und Substanz-P-Fasern in Bündeln, die von einem Perineurium umgeben waren. Endaufzweigungen oder Endorgane waren nicht nachweisbar.

24-Wochen-Tiere. Neurofilamenthaltige Nervenfasern fanden sich wie bei den 12-Wochen-Tieren. Sonst treten die Fasern wie beim Kontrolltier in das Band ein und verzweigen sich in einzeln verlaufende Axone. Die Endigungen sind aber stets frei, Ruffini-Körperchen oder andere spezialisierte Endorgane ließen sich nicht nachweisen. Die Gewebetextur des transplantierten Bandes war gegenüber dem Kontrolltier verändert, so daß es nicht exakt möglich war, eine bevorzugte Region für die immunreaktiven Fasern anzugeben. Generell galt aber, daß sie im Randbereich wesentlich häufiger anzutreffen sind und die zentralwärts gelegenen Bereiche aussparen.

Immunreaktive Substanz-P-haltige Fasern sind wie auch im Kontrolltier perivaskulär, in Bündeln und einzeln im Bindegewebe sowie unmittelbar an der Synovialmembran nachweisbar (Abb. 2). Die Menge an immunreaktiven SP-Fasern war bei den einzelnen Tieren unterschiedlich; bei 1 Tier war die Zahl gering, in den verbleibenden Tieren war die Zahl höher als im Kontrolltier oder in der nicht-operierten Gegenseite.

Im Gegensatz dazu entsprach der Anteil der TH-haltigen Fasern der der Kontrolle.

36- und 52-Wochen Tiere. Bei allen 3 Antigenen (Nf, SP, TH) war prinzipiell keine Änderung im Vergleich mit den Kontrollen festzustellen, jedoch erlaubte die veränderte Gesamtstruktur des Bandes keine sicheren Zuordnungen zu den einzelnen Gewebeanteilen. Nf-haltige immunreaktive Fasern verzweigen sich im Bindegewebe, spezialisierte Endigungsbereiche (wie z.B. Ruffini- oder Pacini-Körperchen) waren weiterhin nicht zu finden.

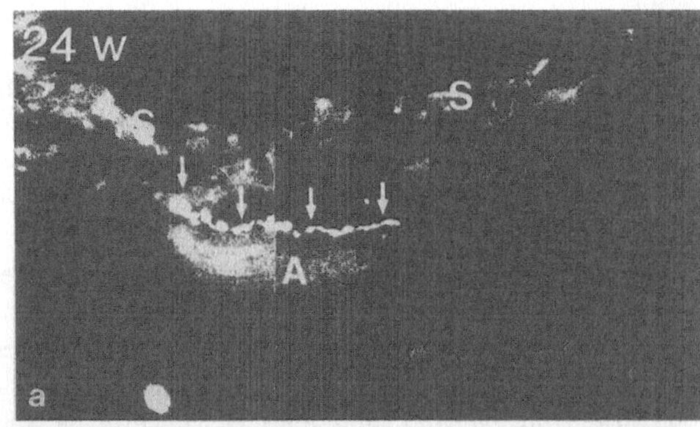

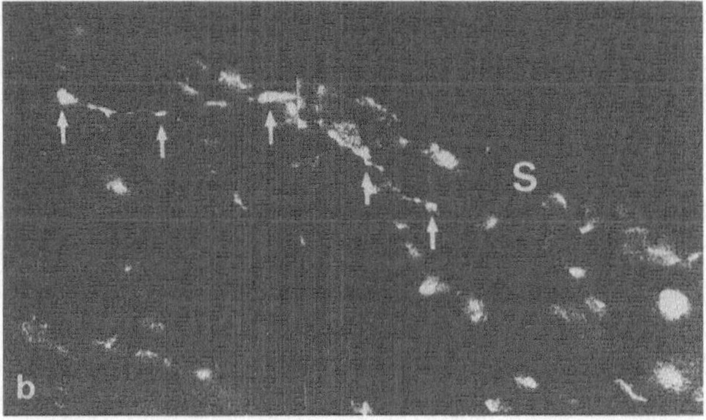

Abb. 2 a, b. 24 Wochen postoperativ innervieren die neu eingewachsenen perlschnurartigen substanz-P-immunreaktiven Fasern (*Pfeile*) im subsynovialen Gewebe (**a**) eine Arteriole (*A*), (**b**) verlaufen aber auch frei im lockeren subsynovialen Bindegewebe. *S* Synovialzellen

Diskussion

Innervation der nicht-transplantierten vorderen Kreuzbänder. In neuroanatomischen (Heppelmann u. Schaible 1990) und neurophysiologischen (Grigg u. Hoffmann 1984) Studien artikulärer Nerven können sensorisch-afferente und -sympathische Nervenfasern nachgewiesen werden, wobei die sensorisch-afferenten Fasern nochmals in 2 Gruppen zu unterteilen sind: in schnelleitende mechanorezeptive A-Fasern und nozizeptive C-Fasern.

Entsprechend dieser Dreiteilung der nervalen Versorgung artikulärer Strukturen lassen sich in unseren Experimenten im vorderen Kreuzband 3 neurochemisch unterschiedliche Nervenfasern aufzeigen: Fasern, in denen mit immunhistochemischen Methoden Tyrosinhydroxylase, Substanz-P und Neurofilament nachzuweisen ist. Diese neurochemischen Unterschiede entsprechen im wesentlichen den differenzierten Funktionsbereichen der einzelnen Nervenfasern.

Die symphathische Innervation des Kniegelenks dient vor allem der Vasokonstriktion (Sato und Schaible 1987). Wie die meisten postsynaptischen sympathischen Neurone verwenden auch diese Nervenzellen Noradrenalin als Neurotransmitter. Daher können deren Axone immunhistochemisch durch die Reaktion von Antiseren gegen eines ihrer wesentlichen Enzyme der Noradrenalinsynthese, nämlich Tyrosinhydroxylase kenntlich gemacht werden. Wir betrachten deshalb die von uns im vorderen Kreuzband aufgefundenen *tyrosinhydroxylaseimmunreaktiven Nervenfasern als sympathische noradrenerge Vasokonstriktoren*. Ihr isoliert perivaskuläres Erscheinen um die das vordere Kreuzband versorgenden Arteriolen steht mit diesem Befund in Einklang.

Mechanorezeptive A-Fasern niedriger Hemmschwelle sind myelinisierte Nervenfasern mit relativ großem Faserdurchmesser. Es gibt Hinweise darauf, daß der Axonendurchmesser vom neurofilamentären Anteil dieser Nervenfasern abhängt und daß ihre Myelinisation durch die Axonengröße ausgelöst wird (Cleveland u. Hoffman 1991). Dementsprechend sollte eine nachzuweisende Neurofilamentimmunreaktivität in schnelleitenden myelinisierten A-Fasern aufzufinden sein. Dies konnte kürzlich im menschlichen Karotiskörperchen nachgewiesen werden, wo eine Immunreaktivität gegen neurofilamentäres Protein ausschließlich in A-Faser-Chemorezeptoren aufzufinden war, bei deren völligem Fehlen in sensorischen C-Fasern und in sympathischen Axonen (Kummer und Habeck, im Druck). Für Mechanorezeptoren konnte diese Neurofilamentimmunreaktivität in Ruffini-ähnlichen Körperchen des Lig. periodontoideum nachgewiesen werden (Sato et al. 1989). Unsere Ergebnisse stehen in Übereinstimmung mit diesen Berichten; die von uns nachgewiesenen neurofilamenthaltigen Axone des vorderen Kreuzbandes zeigten alle einen relativ großen Faserdurchmesser und endeten zumindest teilweise an Ruffini-Körperchen. Diese stellen in Gelenkkapseln langsam reagierende Dehnungsrezeptoren dar (McCloskey 1978). Wir betrachten daher die von uns gefundenen neurofilamentimmunreaktiven Nervenfasern des vorderen Kreuzbandes als Teil des Mechanorezeptorsystems.

Substanz-P ist ein Neuropeptid, welches in einer Vielzahl sensorischer C-Nervenfasern enthalten ist, die zumindest teilweise der Schmerzübermittlung dienen. In einer kürzlich veröffentlichten Studie an Katzen konnten diese Nervenfasern retrograd von den Kniegelenknerven bis in die lumbalen Hinterhornganglien verfolgt werden (Hanesch et al. 1991). Eine elektronenoptische Studie von Wiesenfeld-Hallin et al. (1984) zeigte diese Nervenfasern unmyeliniert. Wir halten daher in Übereinstimmung mit den zuvor zitierten Autoren die von uns nachgewiesenen Substanz-P-immunreaktiven Nervenfasern für sensorische C-Fasern. Sie können den nicht-myelinisierten freien Nervenendigungen entsprechen, die in konventionellen elektronenoptischen Untersuchungen im menschlichen vorderen Kreuzband nachgewiesen wurden (Halata u. Haus 1989). Die von uns aufgezeigte relative Nähe dieser Fasern zur Synovialmembran deckt sich mit Beobachtungen von Yaksh (1988), der aufzeigen konnte, daß größere Mengen an Substanz-P von Nervenendigungen in die Synovialflüssigkeit abgegeben werden. Zusammenfassend können wir die 3 Arten von Nervenfasern, die bekanntermaßen Gelenke innervieren, immunhistochemisch im vorderen Kreuzband des Kaninchens nachweisen, wobei jeder Faserart ein artspezifisches Verteilungsmuster zukommt.

Innervation der transplantierten vorderen Kreuzbänder. Die Zellkörper der das Kniegelenk innervierenden Nervenzellen liegen in den paravertebralen sympathischen Grenzsträngen und den Spinalganglien (Hanesch et al. 1991). Die von uns transplantierten vorderen Kreuzbänder enthielten damit nur noch abgetrennte terminale Axone, die der Waller-Degeneration unterworfen waren. Diese Umbauvorgänge beinhalten den Abbau der Myelinscheide und des Achsenzylinders, beginnen Stunden nach Abtrennung des distalen Abschnitts vom Perikaryon und sind nach 14 Tagen im wesentlichen abgeschlossen (Morris et al. 1972). Alle Nervenfasern, die wir innerhalb des Transplantates nachgewiesen haben, stammen daher vom Wirtsgewebe und stellen axonale Aussprossungen wirtseigener neuraler Zellkörper dar.

Die ersten Nervenfasern, die in dem das transplantierte Kreuzband umhüllenden kollagenen Bindegewebe nachweisbar waren, konnten 6 Wochen nach erfolgter Transplantation gefunden werden, die ersten Endaufzweigungen nach 24 Wochen. Da mindestens 3 neurochemisch und funktionell unterschiedliche Nervenfasern ein gesundes vorderes Kreuzband innervieren, war es notwendig festzustellen, welche dieser Faserarten das transplantierte Band reinnervierten. Nach unseren immunhistochemischen Ergebnissen sind alle 3 von uns auch im gesunden vorderen Kreuzband nachgewiesenen Nervenfaserarten in der Lage, sich an der nervalen Versorgung des transplantierten vorderen Kreuzbandes zu beteiligen. Das transplantierte vordere Kreuzband wird nach unseren Untersuchungen nach einer Latenzzeit von mindestens 6 Wochen von sympathischen, schnelleitenden mechanorezeptiven A-Fasern und langsamleitenden sensorisch-afferenten C-Fasern neu versorgt.

Der anatomisch geführte Nachweis neu eingewachsener Nerverfasern muß jedoch nicht notwendigerweise bedeuten, daß damit auch die normale neurale Funktion des vorderen Kreuzbandes wiederhergestellt ist. Insbesondere für die neurofilamentimmunreaktiven Axone, welche unter Normalbedingungen mechanorezeptive Funktionen innehaben, sind 2 Fragenkomplexe nicht geklärt:

1. Inwieweit kann die neu ausgebildete Endaufzweigung wieder mechanorezeptive Funktionen aufnehmen?
2. Ist der Zellkörper des in das allogen transplantierte Band eingewachsenen Axons wieder in der Lage, sich im Rückenmark so zu verschalten, daß die physiologischen Reflexe wieder ausgelöst werden können, die auf Zug am vorderen Kreuzband auftreten?

Beide Fragen sind im Rahmen einer morphologischen Studie nicht nachweisbar; es ist jedoch anzunehmen, daß das transplantierte vordere Kreuzband aus Nerven seiner unmittelbaren Nähe, d.h. über die artikulären Nerven wieder Anschluß an höher liegende sensorische Nervenzellen erhält und sich damit wieder an kreuzbandtypischen Reflexmustern beteiligen kann.

Die mechanorezeptiven Eigenschaften der hier nachgewiesenen sensorisch-afferenten Bahnen sind aber auch wesentlich von den mechanischen Eigenschaften des das Axon umgebenden Bindegewebes abhängig. In dieser Hinsicht weichen die allogenen Kreuzbandtransplantate von den gesunden Kontrollbändern ab; der bindegewebige Kern ist aufgequollener und lockerer, spezialisierte Endorgane wie Ruffini-Körperchen waren in den Transplantaten nicht auffindbar. Es ist somit wahrscheinlich, daß abzuleitende Nervenimpulse sensorisch-afferenter Fasern aus den transplantierten Kreuzbändern ein unterschiedliches Signalmuster zu gesunden Kontrollbändern aufweisen werden; dies kann jedoch nur durch weiterführende neurophysiologische Untersuchungen geklärt werden.

Literatur

Abbott LC, Saunders JB, Bost FC, Anderson CE (1944) Injuries to the ligaments of the knee joint. J Bone Joint Surg 26:503–521

Brückner H (1966) Eine neue Methode der Kreuzbandplastik. Chirurg 37:413–414

Cleveland DW, Hoffman PN (1991) Neuronal and glial cytoskeletons. Cur Opin Neurobiol 1:346–353

Frankel VH, Burstein AH, Brooks DB (1971) Biomechanics of internal derangment of the knee. Pathomechanics as determined by analysis of instant centers of motion. J Bone Joint Surg [Am] 53:945–962

Friedlaender GE, Strong DM, Sell KW (1976) Studies on the antigenicity of bone. I: Freeze-dried and deep-frozen bone allografts in rabbits. J Bone Joint Surg [Am] 58:854–858

Gresham RB (1964) Freeze-drying of human tissue for clinical use. Cytobiology 1:150–156

Grigg P, Hoffman AH (1984) Ruffini mechanoreceptors in isolated joint capsule: response correlated with strain energy density. Somatosens Res 2:149–162

Grüber J, Wolter D, Lierse W (1986) Der vordere Kreuzbandreflex (LCA-Reflex). Unfallchirurg 89:551–554

Halata Z, Haus J (1989) The ultrastructure of sensory nerve endings in human anterior cruciate ligament. Anat Embryol 179:415–421

Hanesch U, Heppelmann B, Schmidt RF (1991) Substance P- and calcitonin gene-related peptide immunoreactivity in primary afferent neurons of the cat's knee joint. Neuroscience 45:185–193

Heppelmann B, Schaible H-G (1990) Origin of sympathetic innervation of the knee joint in the cat: a retrograde tracing study with horseradish peroxidase. Neurosci Lett 108:71–75

Jones KG (1963) Reconstruction of the anterior cruciate ligament. A technique using the central one-third of the patellar ligament. J Bone Joint Surg [Am] 45:925–931

Kennedy JC, Alexander IJ, Hayes KC (1982) Nerve supply of the human knee and its functional importance. Am J Sports Med 10:329–335

Kummer W, Habeck J-O (in press) Chemoreceptor A-fibres in the human carotid body contain tyrosine hydroxylase- and neurofilament-immunoreactivity. Neuroscience

Langer F, Czitrom A, Pritzker KP, Gross AE (1975) The immunogenicity of fresh and frozen allogeneic bone. J Bone Joint Surg [Am] 57:216–220

McCloskey DI (1978) Kinesthetic sensibility. Physiol Rev 58:763–820

Morris JA, Hudson AR, Weddell G (1972) A study of degeneration and regeneration in the divided rat sciatic nerve based on electron microscopy. Z Zellforsch 124:76–203

Müller W (1982) Das Knie. Form, Funktion und ligamentäre Wiederherstellungschirurgie. Springer, Berlin Heidelberg New York

Sato O, Maeda T, Iwanaga T, Kobayashi S (1989) Innvervation of the incisors and periodontal ligament in several rodents: an immunohistochemical study of neurofilament protein and glia-specific. S-100 protein. Acta Anat 134:94–99

Sato Y, Schaible H-G (1987) Discharge characteristics of sympathetic efferents to the knee joint of the cat. J Auton Nerv Syst 19:95–103

Schultz RA, Miller DC, Kerr C, Micheli L (1984) Mechanoreceptors in human cruciate ligaments. J Bone Joint Surg [Am] 66:1072–1076

Wiesenfeld-Hallin Z, Hökfelt T, Lundley JM, Forssmann WG, Reinecke M, Tschopp FA, Fischer JA (1984) Immunoreactive calcitonin gene-related peptide and substance P coexist in sensory neurons to the spinal cord and interact in spinal behavioural responses of the rat. Neurosci Lett 52:199–204

Yaksh TL (1988) Substance P release from knee joint afferent terminals: modulation by opioids. Brain Res 458:319–324

Zimny ML, Schutte M, Dabezies E (1986) Mechanoreceptors in the human anterior cruciate ligament. Anat Rec 214:204–209

Zusammenfassung der Diskussion

L. Claes

Abteilung für Unfallchirurgische Forschung und Biomechanik, Universität Ulm,
Helmholtzstraße 14, D-89081 Ulm

Empfehlungen für die mechanische Prüfung der Bandprothesen

Es wurde eine allgemeine Übereinstimmung darüber erzielt, daß es erforderlich ist,
eine Vereinheitlichung der Testverfahren an Bandersatzmaterialien zu erreichen, um
die Ergebnisse der verschiedenen Arbeitsgruppen miteinander vergleichen zu können.
Hier stehen die Einfachheit und Vergleichbarkeit im Vordergrund. Je nach Operationstechnik kann in ergänzenden Tests zur Erreichung der klinischen Relevanz von
diesen Empfehlungen abgewichen werden. Die Experten für die mechanische Testung
von alloplastischen Bandersatzmaterialien geben folgende Empfehlungen für zukünftige Testungen:

Zugprüfung

Bandfixation über Zylinder, Einspannlänge 100 mm = Abstand von Zylindermittelpunkt zu Zylindermittelpunkt (Zylinderdurchmesser: 20 mm), Belastungsgeschwindigkeit 1 mm/s

Kriechtest

Bandlänge: 100 mm,
Last: 200 N,
Dauer: 48 h,
trocken (wahlweise in Aqua destillata)

Dauerbiegetest

Für die Dauerbiegeprüfung von alloplastischen Bandersatzmaterialien wurden folgende Testkonditionen vereinbart:

1. Prüfzuglast F: 40 N, 120 N,
2. Prüffrequenz: 2 Hz,
3. Biegewinkel α-zyklisch wechselnd zwischen ca. 0° und 60°,
4. Medium: Aqua destillata, 37 °C,

Hefte zu der Unfallchirurg, Heft 234
L. Claes (Hrsg.)
© Springer-Verlag Berlin Heidelberg 1994

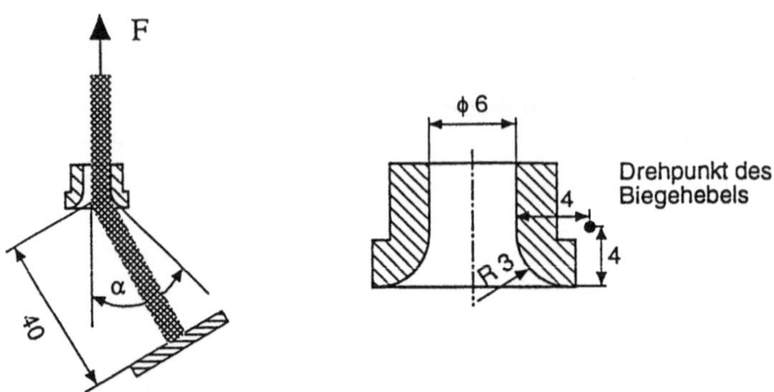

Abb. 1. Geometrische Größen für die Dauerfestigkeitstestung von Bandprothesen

5. Material der Biegestelle: Al_2O_3-Keramik, Standard 6 mm Ø, (bei Bedarf größer) (SPK-Fadenführung aus Textiltechnik),
6. Geometrie der Biegestelle (Abb. 1).

Empfehlungen für tierexperimentelle Untersuchungen zum Bandersatz

Von allen tierexperimentell arbeitenden Gruppen wurde das Schaf als das geeignetste Tiermodell angesehen. Untersuchungen zum Bandersatz sollten eine Mindestversuchszeit von 1 Jahr haben. Bei Augmentationsplastiken und reinen Sehnentransplantaten sind wegen der langsamen Umbauvorgänge in den Transplantaten Versuchszeiten von 2 Jahren und länger wünschenswert. Die Tiere sollten zum Versuchsbeginn je nach Typ 2–3 Jahre alt sein.

Die Epiphysenfugen sollten auf jeden Fall geschlossen sein. Operationen sollten nur an 1 Extremität erfolgen. Die Implantation und Befestigung der Bandersatzmaterialien ist vorteilhaft in ca. 45°-Kniebeugung vorzunehmen, da in dieser Stellung die geringste Abweichung zur Isometrie vorliegt. Die Vorspannung der Bandersatzmaterialien sollte gemessen und protokolliert werden. Die Höhe der Vorspannkraft hängt vom Bandersatztyp und der Operationstechnik ab.

Die meisten Experimentatoren wählten 50 N als Vorspannung.

Das Geschlecht der Tiere sollte innerhalb eines Versuches gleich sein und die Tiere aus einer Zucht kommen. Schafe sind nicht zur Einzeltierhaltung geeignet, sie sollten immer in Gruppen gehalten werden. Im Hinblick auf eine statistische Auswertung ist es sinnvoll, mindestens 7 Tiere pro Versuchsvariante zu operieren. Wenn möglich, sollte eine Immobilisierung der operierten Extremität vermieden werden, da sie eine atrophierende Wirkung auf die beteiligten Bindegewebe hat. Ist eine volle Belastung von Beginn an nicht möglich, weil die Bandersatzoperation keine primäre Belastbarkeit erlaubt, so kann durch eine Tenotomie der Achillessehne eine temporäre Entlastung des Kniegelenkes erreicht werden. Die spontanheilende Achillessehne erlaubt nach ca. 6 Wochen wieder ein Vollbelastung der Extremität.

Empfehlungen zur biomechanischen Prüfung des Bandersatzes

Um die Untersuchungen der verschiedenen Arbeitsgruppen besser vergleichen zu können, wird eine Vereinheitlichung der Testmethoden angestrebt. Bei Untersuchungen an Kniegelenkpräparaten gilt die Verwendung von frischen Präparaten als das beste Material. Dies ist jedoch aus organisatorischen Gründen kaum möglich. Es werden deshalb überwiegend bei – 20 °C tiefgefrorene Präparate verwendet. Die Lagerung sollte in luftdicht verschlossenen Folien erfolgen, um eine Austrocknung zu vermeiden. Die Präparate dürfen nicht mehrmals tiefgefroren und aufgetaut werden, da damit erhebliche Veränderungen der biomechanischen Eigenschaften verbunden sind. Die Feuchthaltung soll zur Vermeidung osmotischer Vorgänge prinzipiell mit Ringer- oder Kochsalzlösung (0,9%ige NaCl) erfolgen. Geschieht die Feuchthaltung mit getränkten Tüchern, so muß das Tuch nach jedem Befeuchten gewechselt werden (Vermeidung einer Zunahme der Salzkonzentration). Geschieht die Feuchthaltung durch ein Bad, so muß der verdunstete Anteil durch Aqua destillata ergänzt werden (Vermeidung einer Zunahme der Salzkonzentration). Erfahrungsgemäß können auch unter günstigen Bedingungen Präparate nicht länger als ca. 12 h bei Raumtemperatur verwendet werden, da danach autolytische Prozesse die Eigenschaften der kollagenen Gewebe wesentlich verändern.

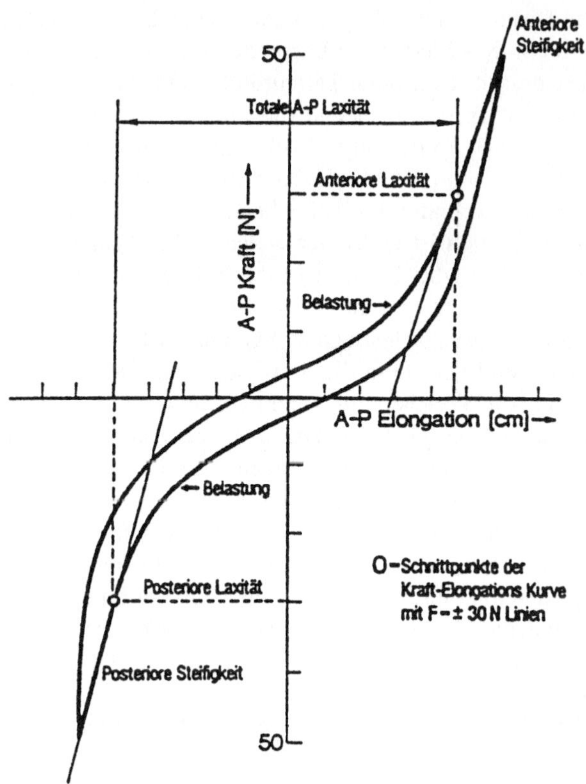

Abb. 2. Kraft-Deformationsdiagramm zur Bestimmung der vorderen Schublade

208

Stabilitätstest der Kniegelenke

Schubladentest in 90°-Beugestellung des Kniegelenks als Knochen-Kapselband-Knochen-Präparat ohne Arthrotomie und ohne Zugkrafteinwirkung auf Patella. Verschiebung der Tibia bei feststehendem Femur mit 50 N in Richtung proximal und distal mit einer Geschwindigkeit von 10 mm/min. Bestimmung verschiedener Größen aus dem Kraft- Verformungsdiagramm (Abb. 2, Holden et al., JOR, 6, 639, 1988).

Reißfestigkeitsuntersuchung des vorderen Kreuzbandes

Fixation von Femur und Tibia in 90°-Beugung so zueinander, daß das zu testende vordere Kreuzband annähernd parallel zur Zugrichtung liegt (Belastungsgeschwindigkeit 10 mm/min). Protokollierung der Zugkraft-Verformungskurve. Ermittlung der maximalen Reißkraft (F_R), der Steifigkeit (S) (Steigung des linearen Kurventeils), der Kraft an der Linearitätsgrenze und der dazugehörigen Längenänderungen. Außerdem ist es sinnvoll, den Kurvenabschnitt bis zum Beginn des linearen Kurventeiles auszumessen und die Fläche unter der Kurve als Maß für die Reißenergie zu bestimmen.

Zusammenfassung der Diskussion zu den tierexperimentellen Studien

Die Diskussion zur Augmentationstechnik macht deutlich, daß es sich hierbei um ein theoretisches Modell der Lastverteilung zwischen Transplantat und Implantat handelt, über dessen technische Durchführbarkeit und biologische Wirkung kaum etwas bekannt ist. In den bisher vorliegenden experimentellen Ergebnissen zur Augmentationstechnik konnte übereinstimmend kein Nachweis dafür gefunden werden, daß postoperativ eine Umwandlung des Sehnentransplantates in eine neue ligamentäre Struktur stattfindet. Es ist bis heute nicht bekannt, ob eine solche Umwandlung überhaupt möglich ist und unter welchen Bedingungen sie erzielt werden könnte. Insbesondere sind die biomechanischen Bedingungen, wie z.B. der erforderliche Dehnungsreiz, nicht bekannt. Ohne dieses Wissen sind jedoch keine gezielten Augmentationsbedingungen festlegbar. Für die Lastverteilung zwischen Transplantat und Implantat sind vor allem die Steifigkeit der beteiligten Materialien, die Operationstechnik und die Vorspannung verantwortlich. Implantate, deren Steifigkeit wesentlich niedriger liegt als jene des Transplantates, sind biomechanisch nahezu wertlos, da sie kaum Lasten übernehmen können. Um die Ergebnisse der tierexperimentellen Untersuchungen noch besser auswerten zu können, wird vorgeschlagen, zusätzlich zu den biomechanischen und histologischen Untersuchungen auch noch elektronenmikroskopische Bestimmungen der Kollagenfibrillendurchmesser und Analysen des Kollagentyps durchzuführen. Voraussetzung sowohl für kontrollierte tierexperimentelle Untersuchungen als auch für klinische Studien ist jedoch die Kontrolle der Lastverteilungsbedingungen bei der Durchführung der Augmentationstechnik. Zur Zeit gibt es kein geeignetes Meßverfahren, das es erlaubt, intraoperativ die Lastverteilung zwischen den beiden beteiligten Bandersatzmaterialien gleichzeitig zu bestimmen. Es ist deshalb sehr wichtig, die in vitro angewendeten Meßtechniken so weiter zu entwikkeln, daß sie intraoperativ eingesetzt werden können.

Übereinstimmend wurde bei konservierten allogenen und xenogenen Sehnentransplantaten über einen Abbau der Transplantate berichtet. Der narbige Bindegewebeersatz erreichte nie die Festigkeit des zu ersetzenden Bandes. Ähnlich wie beim Umbau der Sehnen bei der Augmentationstechnik bleibt es deshalb fraglich, ob mit dieser Technik die Bedingungen für eine Neoligamentbildung erzielt werden können. Bei autogenen und allogenen Transplantaten wird die Bedeutung von Mechanorezeptoren diskutiert. Dem Erhalt oder der Wiederherstellung der Funktion dieser Rezeptoren wird erhebliche Bedeutung im Hinblick auf eine aktive, muskuläre Stabilisierung des Kniegelenks beigemessen, was gleichbedeutend mit einer Entlastung der Bandersatzstrukturen wäre. Erste Untersuchungen deuten darauf hin, daß solche Rezeptoren in allogenen und autogenen Transplantaten funktionsfähig bleiben können. Weitere Untersuchungen sind jedoch zur Abklärung der noch offenen Fragen notwendig.

Bei den Anforderungen an die primären Verankerungskräfte der Bandersatzmaterialien konnte keine Übereinkunft erzielt werden. Sie hängt von der Verankerungstechnik ab, die wiederum auf das Implantatmaterial und Design abgestimmt sein muß. Es ist jedoch nicht sinnvoll und technisch kaum möglich, die Verankerungsfestigkeiten höher zu wählen als die Reißfestigkeit der Implantate. Im Fall eines Traumas käme es sonst zur Zerstörung des Implantates und evtl. von Gelenkanteilen. Liegen die Verankerungsfestigkeiten unter den Reißfestigkeiten der Implantate, kommt es zum Herausrutschen des Implantates aus der Verankerung. Dies macht eine einfachere Refixation oder Neuimplantation möglich.

Die Diskussion zu den experimentellen und klinischen Erfahrungen mit Bandprothesen kommt übereinstimmend zu dem Ergebnis, daß ein Verschleiß der heutigen alloplastischen Prothesen nicht vollkommen vermieden werden kann. Der Verschleiß führt zum einen zum mechanischen Versagen der Bandprothesen und damit zum Verlust ihrer Funktion und zum anderen zur synovialen Entzündungsreaktion auf die Verschleißpartikel. Wie lange eine Bandprothese hält und wie ausgeprägt eine Entzündungsreaktion auf Abrieb ausfällt, hängt von der Operationstechnik und vom Prothesenmaterial ab. Entzündliche Reaktionen treten v.a. wegen der sich in der Synovialmembran ansammelnden Abriebpartikel auf. Diese haben in Abhängigkeit vom Prothesenmaterial unterschiedliche Größenverteilungen und geometrische Gestalt. Die objektive Quantifizierung der Gewebereaktion auf Prothesenabriebpartikel ist eine wesentliche Voraussetzung für den Vergleich und die Bewertung der Biokompatibilität von Bandprothesen. Für die Auswertung der histologischen Befunde sollten Vorschläge erarbeitet werden. Aufgrund der aufwendigen und schwer zu standardisierenden In-vivo-Biokompatibilitätstests wird als In-vitro-Screeningtest die Makrophagenkultur vorgeschlagen. Dieser Test macht allerdings nur sichere Aussagen hinsichtlich der Toxizität.

Zusammenfassung der Diskussion zur klinischen Problematik des Bandersatzes

Als erstes stellt sich die Problematik einer objektiven Diagnose zum Ausmaß einer Bandverletzung. Als Standardmethode sind die manuelle Stabilitätstestung des verletzten Kniegelenkes und zunehmend auch die apparative Messung der Kniestabilität anerkannt. Anzustreben ist die apparative, weil besser zu standardisierende Messung. Fehlermöglichkeiten sind bei beiden Prüfmethoden vor allem in der Muskelanspannung des Patienten zu sehen. Mehrfachmessungen und Maßnahmen zur Muskelrelaxation sollten in Betracht gezogen werden. Wenn keine Kontinuitätsdurchtrennung der Bänder, sondern eine interligamentäre Strukturverletzung der Bänder vorliegt, helfen die bildgebenden Verfahren (NMR) und auch die Arthroskopie nicht zuverlässig weiter, da eine klare Aussage über die mechanische Belastbarkeit des verletzten, aber nicht total gerissenen Bandes mit diesen Methoden nicht möglich ist. Die Entwicklung neuer, zuverlässiger Diagnoseverfahren scheint dringend notwendig.

Bei der Behandlung von frischen Bandrupturen hat sich gerade in letzter Zeit ein Wandel der Vorgehensweise durchgesetzt. Die über viele Jahre als Standardbehandlung geltende Bandnaht wird aufgrund der größtenteils unbefriedigenden Ergebnisse weitgehend verlassen und häufig mit einer Augmentation oder primären Sehnenplastik kombiniert. Bei chronischen Bandinstabilitäten bleibt nur der Bandersatz. Hier stehen im Prinzip 3 Möglichkeiten zur Auswahl: a) der autogene Bandersatz durch kniegelenknahe Sehnen, b) die Bandprothese aus alloplastischen Materialien und c) die Augmentationstechnik mit Sehnen und degradierbaren oder dauerhaften Kunststoffbändern. Die Teilnehmer des Workshops waren sich darin einig, daß der Bandersatz mit dem mittleren Drittel der Patellarsehne heute als der Standard anzusehen ist, auch wenn die Langzeitergebnisse nicht überzeugend sind und nicht selten neue Instabilitäten beobachtet werden. Bei der Augmentationstechnik bestehen noch Unsicherheiten in bezug auf die Lastverteilung zwischen Sehne und Kunstband, sowohl was die intraoperativen als auch die biologisch wünschenswerten Bedingungen angeht. Ein prothetischer Bandersatz aus alloplastischem Material wird nur für mehrfach voroperierte Fälle und in Ausnahmen für vollständig aufgeklärte Leistungssportler in Erwägung gezogen. Da jedoch die Anzahl der voroperierten Patienten ständig steigt, wird die Verbesserung der Bandprothesen für diese Patientengruppe für sinnvoll erachtet.

Sachverzeichnis

Hefte zur
Unfallheilkunde

Beihefte zur Zeitschrift »Der Unfallchirurg«. Herausgeber: J. Rehn, L. Schweiberer, H. Tscherne

Heft 233: K. Wenda, G. Ritter (Hrsg.)

Neue Aspekte der Marknagelung Akutversorgung von Wirbelsäulenverletzungen

Mainzer Symposium in Zusammenarbeit mit der Arbeitsgemeinschaft für Osteosynthesefragen am 7. und 8. Februar 1992

1993. Brosch. DM 68,-; öS 530,40; sFr. 75,-
ISBN 3-540-57099-3

Heft 232: **K.E. Rehm** (Hrsg.)

56. Jahrestagung der Deutschen Gesellschaft für Unfallchirurgie e.V. 18.-21. November 1992, Berlin

1993. Brosch. DM 148,-; öS 1154,40; sFr. 148,-
ISBN 3-540-56782-8

Heft 229: **M. Börner, E. Soldner** (Hrsg.)

20 Jahre Verriegelungsnagelung Eine Standortbestimmung

1993. Brosch. DM 126,-; öS 982,80; sFr. 126,-
ISBN 3-540-56557-4

Heft 228:

W. Schlickewei (Hrsg.)

Behandlungskonzept bei Schenkelhalsfrakturen

Mit einem Geleitwort von M. Allgöwer
1993. Brosch. DM 78,-; öS 608.40; sFr 86.00.
ISBN 3-540-56268-0

Heft 227:

B.-D. Partecke

Arteriovenöse Anastomosen am arteriellen Durchstromlappen
Eine experimentelle und klinische Studie

Mit einem Geleitwort von D. Wolter
1993. Brosch. DM 136,-; öS 1060.80; sFr 136.00.
ISBN 3-540-56230-3

Heft 226:

H. Breitfuß, G. Muhr

Kronenfortsatzbrüche und Ellenbogenstabilität
Eine biomechanische und klinische Studie

1992. Brosch. DM 64,-; öS 499.20; sFr 70.50.

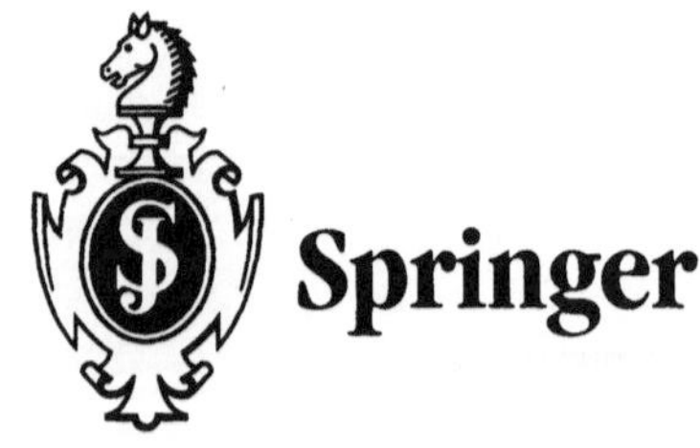

Springer